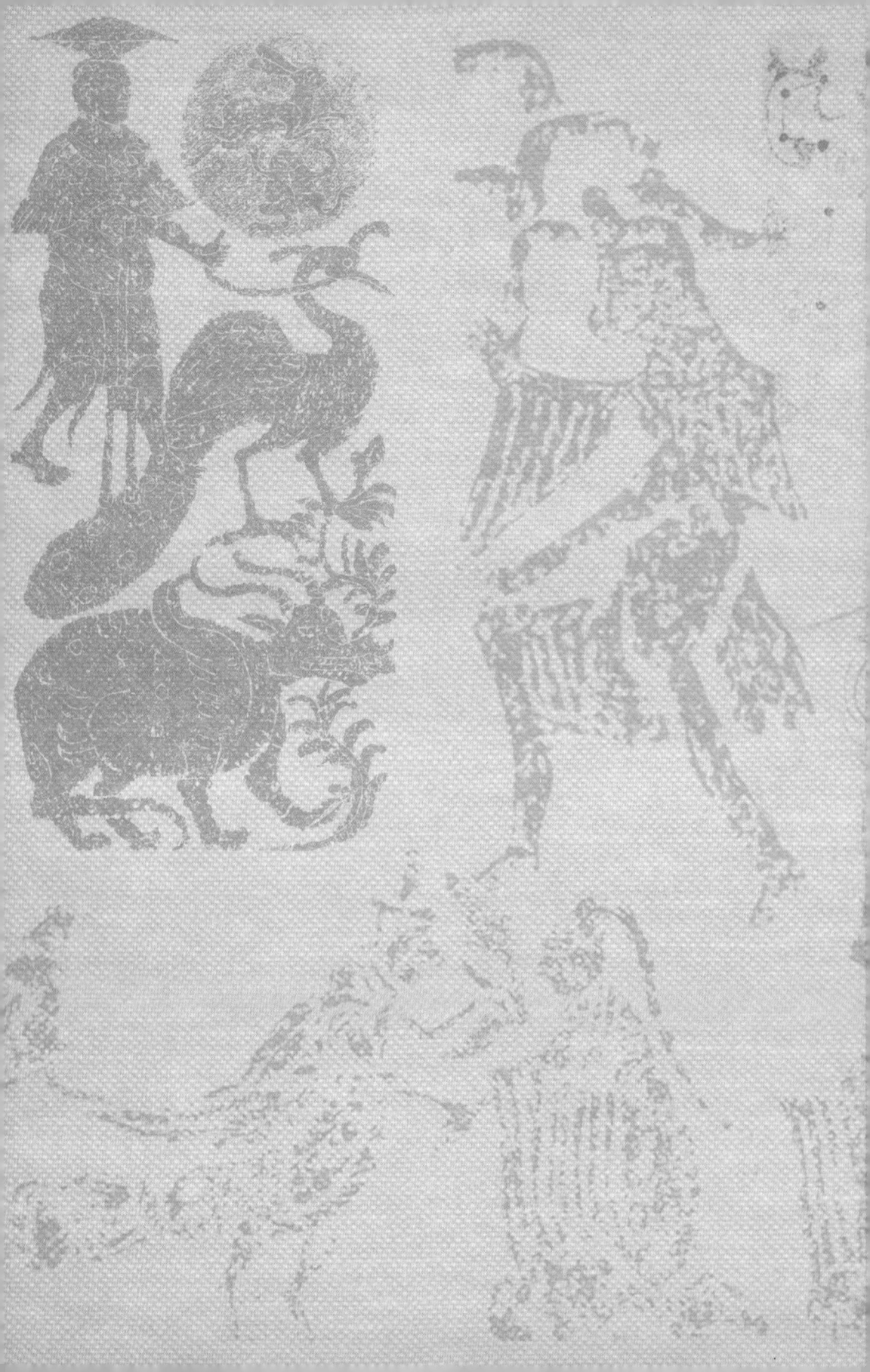

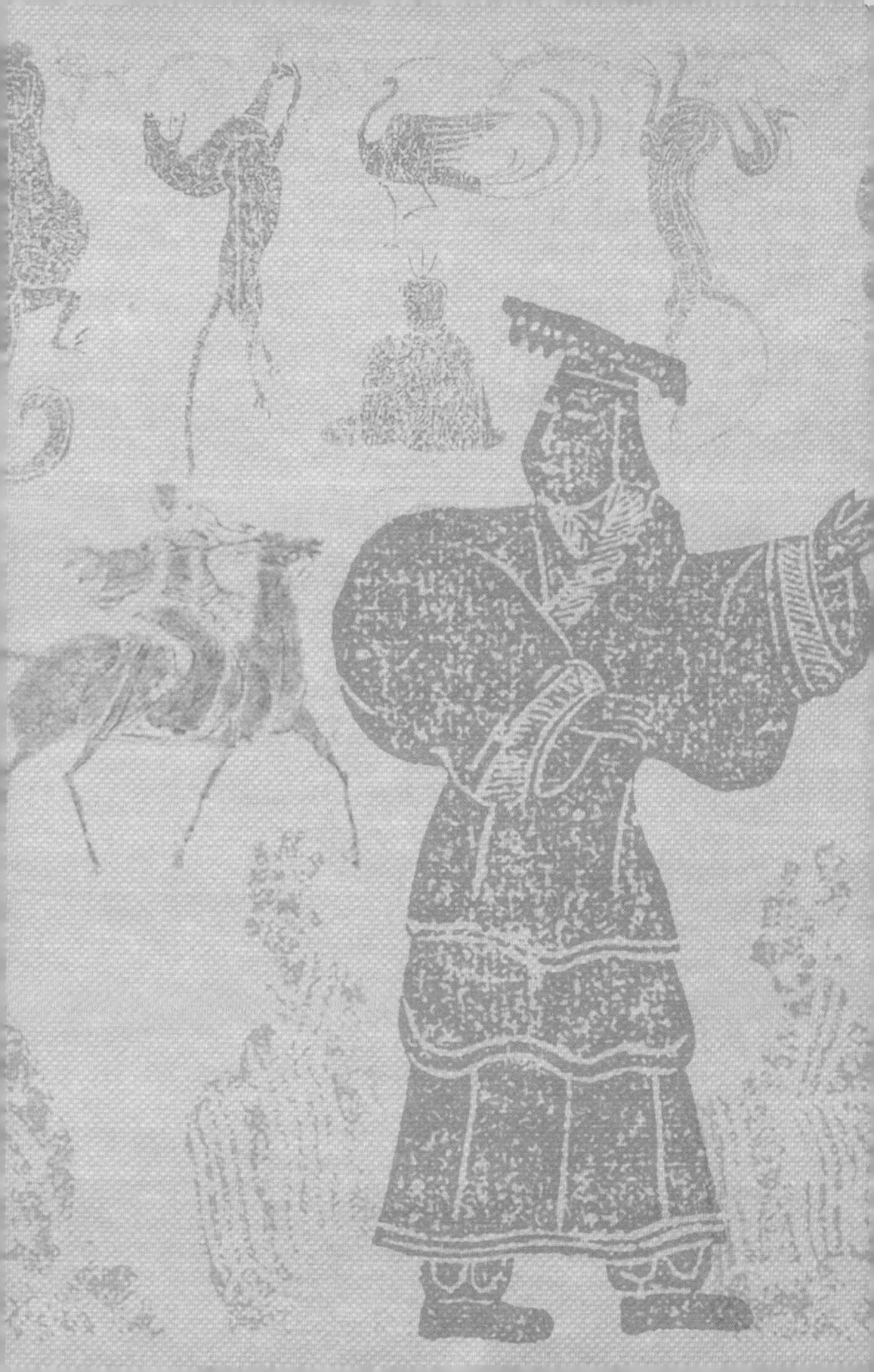

中国古医籍整理丛书

圣济总录

（第一册）

宋·赵佶　敕编

主　校　王振国　杨金萍

校注者（按姓氏笔画排序）

王飞旋　王春燕　田丹枫　刘　鹏　李怀芝

李建业　李绍林　何　永　张丰聪　陈　聪

范　磊　周　扬　金秀梅　孟　玺　郭君双

路明静　臧守虎

中国中医药出版社

·北　京·

图书在版编目（CIP）数据

圣济总录 /（宋）赵佶敕编；王振国，杨金萍主校 . —北京：中国中医药出版社，2018.12（2023.10重印）
（中国古医籍整理丛书）
ISBN 978 – 7 – 5132 – 3940 – 0

Ⅰ . ①圣…　Ⅱ . ①赵…②王…③杨…　Ⅲ . ①方书 – 中国 – 宋代　Ⅳ . ①R289.344

中国版本图书馆 CIP 数据核字（2016）第 312837 号

中国中医药出版社出版

北京经济技术开发区科创十三街31号院二区8号楼
邮政编码　100176
传真　010 64405721
保定市中画美凯印刷有限公司印刷
各地新华书店经销

开本 710×1000　1/16　印张 281.5　字数 3005 千字
2018 年 12 月第 1 版　2023 年 10 月第 2 次印刷
书号　ISBN 978 – 7 – 5132 – 3940 – 0

定价　2980.00 元
网址　www.cptcm.com

服 务 热 线　010-64405510
购 书 热 线　010-89535836
侵 权 打 假　010-64405753

微信服务号　zgzyycbs
微商城网址　https://kdt.im/LIdUGr
官 方 微 博　http://e.weibo.com/cptcm
天猫旗舰店网址　https://zgzyycbs.tmall.com

如有印装质量问题请与本社出版部联系（010 64405510）
版权专有　侵权必究

国家中医药管理局
中医药古籍保护与利用能力建设项目
组织工作委员会

主 任 委 员 王国强

副 主 任 委 员 王志勇 李大宁

执行主任委员 曹洪欣 苏钢强 王国辰 欧阳兵

执行副主任委员 李 昱 武 东 李秀明 张成博

委　　　员

各省市项目组分管领导和主要专家

（山东省）武继彪 欧阳兵 张成博 贾青顺

（江苏省）吴勉华 周仲瑛 段金廒 胡 烈

（上海市）张怀琼 季 光 严世芸 段逸山

（福建省）阮诗玮 陈立典 李灿东 纪立金

（浙江省）徐伟伟 范永升 柴可群 盛增秀

（陕西省）黄立勋 呼 燕 魏少阳 苏荣彪

（河南省）夏祖昌 刘文第 韩新峰 许敬生

（辽宁省）杨关林 康廷国 石 岩 李德新

（四川省）杨殿兴 梁繁荣 余曙光 张 毅

各项目组负责人

王振国（山东省） 王旭东（江苏省） 张如青（上海市）

李灿东（福建省） 陈勇毅（浙江省） 焦振廉（陕西省）

蔡永敏（河南省） 鞠宝兆（辽宁省） 和中浚（四川省）

前　言

前
言

　　中医药古籍是传承中华优秀文化的重要载体，也是中医学传承数千年的知识宝库，凝聚着中华民族特有的精神价值、思维方法、生命理论和医疗经验，不仅对于传承中医学术具有重要的历史价值，更是现代中医药科技创新和学术进步的源头和根基。保护和利用好中医药古籍，是弘扬中国优秀传统文化、传承中医学术的必由之路，事关中医药事业发展全局。

　　1949 年以来，在政府的大力支持和推动下，开展了系统的中医药古籍整理研究。1958 年，国务院科学规划委员会古籍整理出版规划小组在北京成立，负责指导全国的古籍整理出版工作。1982 年，国务院古籍整理出版规划小组召开全国古籍整理出版规划会议，制定了《古籍整理出版规划（1982—1990）》，卫生部先后下达了两批 200 余种中医古籍整理任务，掀起了中医古籍整理研究的新高潮，对中医文化与学术的弘扬、传承和发展，发挥了极其重要的作用，产生了不可估量的深远影响。

　　2007 年《国务院办公厅关于进一步加强古籍保护工作的意见》明确提出进一步加强古籍整理、出版和研究利用，以及

"保护为主、抢救第一、合理利用、加强管理"的方针。2009年《国务院关于扶持和促进中医药事业发展的若干意见》指出，要"开展中医药古籍普查登记，建立综合信息数据库和珍贵古籍名录，加强整理、出版、研究和利用"。《中医药创新发展规划纲要（2006—2020)》强调继承与创新并重，推动中医药传承与创新发展。

2003~2010年，国家财政多次立项支持中国中医科学院开展针对性中医药古籍抢救保护工作，在中国中医科学院图书馆设立全国唯一的行业古籍保护中心，影印抢救濒危珍本、孤本中医古籍1640余种；整理发布《中国中医古籍总目》；遴选351种孤本收入《中医古籍孤本大全》影印出版；开展了海外中医古籍目录调研和孤本回归工作，收集了11个国家和2个地区137个图书馆的240余种书目，基本摸清流失海外的中医古籍现状，确定国内失传的中医药古籍共有220种，复制出版海外所藏中医药古籍133种。2010年，国家财政部、国家中医药管理局设立"中医药古籍保护与利用能力建设项目"，资助整理400余种中医药古籍，并着眼于加强中医药古籍保护和研究机构建设，培养中医古籍整理研究的后备人才，全面提高中医药古籍保护与利用能力。

在此，国家中医药管理局成立了中医药古籍保护和利用专家组和项目办公室，专家组负责项目指导、咨询、质量把关，项目办公室负责实施过程的统筹协调。专家组成员对古籍整理研究具有丰富的经验，有的专家从事古籍整理研究长达70余年，深知中医药古籍整理研究的重要性、艰巨性与复杂性，履行职责认真务实。专家组从书目确定、版本选择、点校、注释等各方面，为项目实施提供了强有力的专业指导。老一辈专家的学术水平和智慧，是项目成功的重要保证。项目承担单位山东中医药大学、南京中医药大学、上海中医药大学、福建中医药大学、浙江省中医药研究院、陕西省中医药研究院、河南省中医药研究院、辽宁中医药大学、成都中医药大学及所在省市中医药管理部门精心组织，充分发挥区域间互补协作的优势，并得到承担项目出版工作的中国中医药出版社大力配合，全面推进中医药古籍保护与利用网络体系的构建和人才队伍建设，使一批有志于中医学术传承与古籍整理工作的人才凝聚在一起，研究队伍日益壮大，研究水平不断提高。

本着"抢救、保护、发掘、利用"的理念，该项目重点选择近60年未曾出版的重要古医籍，综合考虑所选古籍的保护价值、学术价值和实用价值。400余种中医药古籍涵盖了医经、基础理论、诊法、伤寒金匮、温病、本草、方书、内科、外科、女科、儿科、伤科、眼科、咽喉口齿、针灸推拿、养生、医案医话医论、医史、临证综合等门类，跨越唐、宋、金元、明以迄清末。全部古籍均按照项目办公室组织完成的行业标准《中医古籍整理规范》及《中医药古籍整理细则》进行整理校注，绝大多数中医药古籍是第一次校注出版，一批孤本、稿本、抄本更是首次整理面世。对一些重要学术问题的研究成果，则集中收录于各书的"校注说明"或"校注后记"中。

"既出书又出人"是本项目追求的目标。近年来，中医药古籍整理工作形势严峻，老一辈逐渐退出，新一代普遍存在整理研究古籍的经验不足、专业思想不坚定等问题，使中医古籍整理面临人才流失严重、青黄不接的局面。通过本项目实施，搭建平台，完善机制，培养队伍，提升能力，经过近5年的建设，锻炼了一批优秀人才，老中青三代齐聚一堂，有效地稳定了研究队伍，为中医药古籍整理工作的开展和中医文化与学术的传承提供必备的知识和人才储备。

本项目的实施与《中国古医籍整理丛书》的出版，对于加强中医药古籍文献研究队伍建设、建立古籍研究平台，提高古籍整理水平均具有积极的推动作用，对弘扬我国优秀传统文化，推进中医药继承创新，进一步发挥中医药服务民众的养生保健与防病治病作用将产生深远影响。

第九届、第十届全国人大常委会副委员长许嘉璐先生，国家卫生计生委副主任、国家中医药管理局局长、中华中医药学会会长王国强先生，我国著名医史文献专家、中国中医科学院马继兴先生在百忙之中为丛书作序，我们深表敬意和感谢。

由于参与校注整理工作的人员较多，水平不一，诸多方面尚未臻完善，希望专家、读者不吝赐教。

国家中医药管理局中医药古籍保护与利用能力建设项目办公室
二〇一四年十二月

许 序

"中医"之名立，迄今不逾百年，所以冠以"中"字者，以别于"洋"与"西"也。慎思之，明辨之，斯名之出，无奈耳，或亦时人不甘泯没而特标其犹在之举也。

前此，祖传医术（今世方称为"学"）绵延数千载，救民无数；华夏屡遭时疫，皆仰之以度困厄。中华民族之未如印第安遭染殖民者所携疾病而族灭者，中医之功也。

医兴则国兴，国强则医强。百年运衰，岂但国土肢解，五千年文明亦不得全，非遭泯灭，即蒙冤扭曲。西方医学以其捷便速效，始则为传教之利器，继则以"科学"之冕畅行于中华。中医虽为内外所夹击，斥之为蒙昧，为伪医，然四亿同胞衣食不保，得获西医之益者甚寡，中医犹为人民之所赖。虽然，中国医学日益陵替，乃不可免，势使之然也。呜呼！覆巢之下安有完卵？

嗣后，国家新生，中医旋即得以重振，与西医并举，探寻结合之路。今也，中华诸多文化，自民俗、礼仪、工艺、戏曲、历史、文学，以至伦理、信仰，皆渐复起，中国医学之兴乃属必然。

迄今中医犹为国家医疗系统之辅，城市尤甚。何哉？盖一则西医赖声、光、电技术而于 20 世纪发展极速，中医则难见其进。二则国人惊羡西医之"立竿见影"，遂以为其事事胜于中医。然西医已自觉将入绝境：其若干医法正负效应相若，甚或负远逾于正；研究医理者，渐知人乃一整体，心、身非如中世纪所认定为二对立物，且人体亦非宇宙之中心，仅为其一小单位，与宇宙万象万物息息相关。认识至此，其已向中国医学之理念"靠拢"矣，虽彼未必知中国医学何如也。唯其不知中国医理何如，纯由其实践而有所悟，益以证中国之认识人体不为伪，亦不为玄虚。然国人知此趋向者，几人？

国医欲再现宋明清高峰，成国中主流医学，则一须继承，一须创新。继承则必深研原典，激清汰浊，复吸纳西医及我藏、蒙、维、回、苗、彝诸民族医术之精华；创新之道，在于今之科技，既用其器，亦参照其道，反思己之医理，审问之，笃行之，深化之，普及之，于普及中认知人体及环境古今之异，以建成当代国医理论。欲达于斯境，或需百年欤？予恐西医既已醒悟，若加力吸收中医精粹，促中医西医深度结合，形成 21 世纪之新医学，届时"制高点"将在何方？国人于此转折之机，能不忧虑而奋力乎？

予所谓深研之原典，非指一二习见之书、千古权威之作；就医界整体言之，所传所承自应为医籍之全部。盖后世名医所著，乃其秉诸前人所述，总结终生行医用药经验所得，自当已成今世、后世之要籍。

盛世修典，信然。盖典籍得修，方可言传言承。虽前此 50余载已启医籍整理、出版之役，惜旋即中辍。阅 20 载再兴整理、出版之潮，世所罕见之要籍千余部陆续问世，洋洋大观。

今复有"中医药古籍保护与利用能力建设"之工程，集九省市专家，历经五载，董理出版自唐迄清医籍，都400余种，凡中医之基础医理、伤寒、温病及各科诊治、医案医话、推拿本草，俱涵盖之。

噫！璐既知此，能不胜其悦乎？汇集刻印医籍，自古有之，然孰与今世之盛且精也！自今而后，中国医家及患者，得览斯典，当于前人益敬而畏之矣。中华民族之屡经灾难而益蕃，乃至未来之永续，端赖之也，自今以往岂可不后出转精乎？典籍既蜂出矣，余则有望于来者。

谨序。

第九届、十届全国人大常委会副委员长

许嘉璐

二〇一四年冬

王 序

　　中医学是中华民族在长期生产生活实践中，在与疾病作斗争中逐步形成并不断丰富发展的医学科学，是中国古代科学的瑰宝，为中华民族的繁衍昌盛作出了巨大贡献，对世界文明进步产生了积极影响。时至今日，中医学作为我国医学的特色和重要医药卫生资源，与西医学相互补充、相互促进、协调发展，共同担负着维护和促进人民健康的任务，已成为我国医药卫生事业的重要特征和显著优势。

　　中医药古籍在存世的中华古籍中占有相当重要的比重，不仅是中医学术传承数千年最为重要的知识载体，也是中医为中华民族繁衍昌盛发挥重要作用的历史见证。中医药典籍不仅承载着中医的学术经验，而且蕴含着中华民族优秀的思想文化，凝聚着中华民族的聪明智慧，是祖先留给我们的宝贵物质财富和精神财富。加强对中医药古籍的保护与利用，既是中医学发展的需要，也是传承中华文化的迫切要求，更是历史赋予我们的责任。

　　2010年，国家中医药管理局启动了中医药古籍保护与利用能力建设项目。这既是传承中医药的重要工程，也是弘扬优秀民族文化的重要举措，不仅能够全面推进中医药的有效继承和创新发展，为维护人民健康做出贡献，也能够彰显中华民族的璀璨文化，为实现中华民族伟大复兴的中国梦作出贡献。

相信这项工作一定能造福当今，嘉惠后世，福泽绵长。

国家卫生和计划生育委员会副主任

国家中医药管理局局长

中华中医药学会会长

王国强

二〇一四年十二月

马 序

新中国成立以来，党和国家高度重视中医药事业发展，重视古籍的保护、整理和研究工作。自 1958 年始，国务院先后成立了三届古籍整理出版规划小组，分别由齐燕铭、李一氓、匡亚明担任组长，主持制订了《整理和出版古籍十年规划（1962—1972)》《古籍整理出版规划（1982—1990)》《中国古籍整理出版十年规划和"八五"计划（1991—2000)》等，而第三次规划中医药古籍整理即纳入其中。1982 年 9 月，卫生部下发《1982—1990 年中医古籍整理出版规划》，1983 年 1 月，中医古籍整理出版办公室正式成立，保证了中医古籍整理出版规划的实施。2002 年 2 月，《国家古籍整理出版"十五"（2001—2005）重点规划》经新闻出版署和全国古籍整理出版规划领导小组批准，颁布实施。其后，又陆续制定了国家古籍整理出版"十一五"和"十二五"重点规划。国家财政多次立项支持中国中医科学院开展针对性中医药古籍抢救保护工作，文化部在中国中医科学院图书馆专门设立全国唯一的行业古籍保护中心，国家先后投入中医药古籍保护专项经费超过 3000 万元，影印抢救濒危珍、善、孤本中医古籍 1640 余种，开展了海外中医古籍目录调研和孤本回归工作。2010 年，国家财政部、国家中医药管理局安排国家公共卫生专项资金，设立了"中医药古籍保护与利用能力建设项目"，这是继 1982~1986 年第一批、第二批重要中医药古籍整理之后的又一次大规模古籍整理工程，重点整理新中国成立后未曾出版的重要古籍，目标是形成并普及规范的通行本、传世本。

为保证项目的顺利实施，项目组特别成立了专家组，承担咨询和技术指导，以及古籍出版之前的审定工作。专家组中的许多成员虽逾古稀之年，但老骥伏枥，孜孜不倦，不仅对项目进行宏观指导和质量把关，更重要的是通过古籍整理，以老带新，言传身教，培养一批中医药古籍整理研究的后备人才，促进了中医药古籍保护和研究机构建设，全面提升了我国中医药古籍保护与利用能力。

作为项目组顾问之一，我深感中医药古籍保护、抢救与整理工作的重要性和紧迫性，也深知传承中医药古籍整理经验任重而道远。令人欣慰的是，在项目实施过程中，我看到了老中青三代的紧密衔接，看到了大家的坚持和努力，看到了年轻一代的成长。相信中医药古籍整理工作的将来会越来越好，中医药学的发展会越来越好。

欣喜之余，以是为序。

中国中医科学院研究员

马继兴

二○一四年十二月

校注说明

一、成书情况

《圣济总录》，又名《政和圣济总录》，宋徽宗赵佶敕编，成书于北宋政和至宣和年间(1111~1125)。该书是北宋朝廷征集民间及医家所献医方，结合内府所藏整理编纂而成，是继《太平圣惠方》后宋代官修的又一部大型方书。该书镂版后尚未及刊印即遭逢靖康之变，书版随内府图籍被携往北方金人之地。金大定年间(1161~1189)和元大德四年(1300)曾2次刊印。其后，日本文化十一年甲戌(1814)亦有聚珍本刊行。目前金刻本已不存，元大德刻本也仅中国国家图书馆、中国中医科学院图书馆、中国医科大学(沈阳)图书馆及日本宫内厅书陵部尚藏部分残卷，而日本聚珍本则存完帙。此外，还有明抄本和清乾隆五十四年己酉(1789)刻本、日本抄本等多种版本。

二、内容结构

本书共200卷，录方近2万首，主要按病证分为66门。首之以风疾之变动，终之以神仙之服饵。卷1~4首列运气、叙例、补遗、治法，属于总论性质；卷5~184为临床各科病证的论治方药，首之以诸风门，终之以乳石发动门；卷185~190为补益门、食治门；卷191~194为针灸门；卷195~197为符禁门；卷198~200为神仙服饵门。本书以病分门，门各有方，据经立论，论皆有统。其内容极其丰富，包括运气、叙例、治法及临床各科病证，涉及内、外、妇、儿、五官、针灸诸科及养生之类。《圣济总录》是一部里程碑式的巨著，反映了《太平圣惠方》成书以后至北宋末年间的医学成就。

三、版本系统

《圣济总录》版本，可以分为3个系统：

1. 宋本系统

(1) 元大德四年庚子(1300)江浙等处行中书省刻本(简称"元刻本")，现存残卷。

(2) 日本文化十一年甲戌(1814)聚珍本,200 卷,内容完整。

(3) 日本抄本(称"日本抄本")由台湾中央研究院历史语言研究所藏。200 卷,内容较完整,与日本聚珍本相近,但亦有错讹脱漏情况,常有小字旁注。

(4) 1919 年上海文瑞楼据日本聚珍本刊行的石印本(简称"文瑞楼本"),200 卷,足本。

2. 明抄本

具体抄年不详(称"明抄本"),有多处脱漏,有后人补入的内容。其内容与宋本系统有较大差异。如脱卷 37、38、39、43、44,卷 173~177 为后世补入的内容。

3. 乾隆本

乾隆五十四年汪鸣珂补刻本(简称"乾隆本"),有多处残缺,也有后人补入的内容,其中儿科卷与宋本系统差异甚大。如脱卷 195、199、200,卷 173~177 及 180 为后世补入的内容,卷 145 残缺严重且有后世补入的内容。

本次整理以卷帙完备、板刻质量好、讹误较少的日本文化十一年甲戌(1814)聚珍本为底本,以元刻本、明抄本、乾隆本、日本抄本等为校本进行校勘。部分内容据《内经》《伤寒论》《诸病源候论》《千金要方》《千金翼方》《外台秘要》《医心方》《太平圣惠方》《幼幼新书》《医方类聚》及《永乐大典》等书进行他校。

四、校勘的方法和出校原则

本次整理以对校法为主,并结合理校、他校、本校,四校合参。具体方法如下:

1. 采用现代标点方法,对原书重新进行句读。

2. 原繁体竖排改为简体横排,原书中代表方位的"右""左"字,一律改为"上""下"字。

3. 底本中因简单笔划致误或明显错讹之处径改,不出校。

4. 底本中的异体字、古字、俗字等,统一以规范字律齐。异体字,如殠→馂、錬→炼、筍→笋、昬→昏,等。古今字,如写→泻、沈→沉,等。避讳字有碍文理者,回改后加注说明。

5. 通假字出注说明。

6. 药名尽量规范统一,如金薄→金箔、白殭蚕→白僵蚕、旋复花→旋覆花、青箱子→青葙子、科斗→蝌蚪,等。黄耆不改"黄芪"。

7. 对书中难解字词酌加注释。

8. 凡底本与校本不同,显系底本错误者,则据校本改,出校注说明;凡底本与校本不同而文义皆通者,出校注说明;凡底本引用他书之处有删节或改动,但不失原意者,不出校注。

9. 原书目录与正文不一致处,当互相补正,不出校。

10. 关于"诸校本"的提法,必须在诸校本皆备的情况下,才能作此称谓。由于元刻本是残卷,故在校语中如元刻本内容残缺,则不能称作"诸校本"。

11. 明抄本、乾隆本对方药的叙述、剂量单位及药物排列顺序与底本有差异,但不影响药物组成及剂量者,均依底本,一般不出校注。

12. 明抄本、乾隆本相对于底本方后多缺略药物的炮制方法,为避免繁琐,不出校;若确系炮制、剂量有异者,出校注说明。

13. 明抄本、乾隆本出现整卷脱漏或后世补入的情况,此部分不作校勘参考。

14. 由于明抄本、乾隆本与宋本系统差别较大,许多炮制法的差异重复出现,在此统一说明,文中不再出现这些校语,具体见下表。

明抄本、乾隆本与底本炮制法常见差异对照表

药名/炮制/煎服	底本	明抄本	乾隆本
枳实	去瓤	去白	去白
麻黄	去节	去根节	去根节
陈皮	汤浸去白,焙	炒	炒
半夏	汤洗七(十)遍,焙	姜汁炒	姜汁炒
厚朴	姜汁炙	姜汁炒	姜汁炒
乳香	研	去油	去油
没药	研	去油	去油

药名/炮制/煎服	底本	明抄本	乾隆本
朱砂	研	飞	飞
桂	去粗皮	桂心	桂心
生姜	一枣大	生姜二片,枣一枚	生姜二片,枣一枚
附子	二枚	二两	二两
天南星	天南星	胆南星	胆南星
丸如绿豆	丸如绿豆	丸如小豆	丸如小豆
山栀子仁	山栀子仁	黑山栀	黑山栀
熟干地黄	熟干地黄	熟地黄	熟地黄
煎服法	煎至七分	无	水煎三钱
	日三	日二	日二
	温服	温服日二	温服日二
	温服不拘时	温服日二	温服日二

聚珍版圣济总录序

《圣济总录》二百卷,宋政和①中奉敕撰。晁②、陈③二氏书目及马氏《通考》④无著录。《文渊阁书目》云:一部一百二十册,阙;一部九十五册,阙欠四十二卷。《内阁藏书目录》云:《圣济总录》二十六册,不全,元大德⑤间重校,莫详姓氏。意者此书刊版未遍行于世,靖康之变⑥,随内府图籍而北行。元之灭金也,复为元人之有,是以再刊于金大定⑦,三刊于元大德,而南宋诸家未能睹此书也。迨于明代,脱佚颇多,杨士奇⑧、张萱⑨等所录⑩可以证矣。清·程林⑪为之《纂要》,

---

① 政和:北宋徽宗赵佶的年号(1111—1117)。

② 晁:即晁公武(约 1101—1174),字子止,世称"昭德先生",南宋澶州清丰(今河南濮阳)人,一说山东巨野人。宋高宗绍兴二年(1132)进士,曾任四川转运司属官,恭、合、荣州知州,临安府少尹等。著有《郡斋读书志》,被誉为"私家目录之璧"。

③ 陈:即陈振孙(约 1179—1262),原名瑗,字伯玉,号直斋,南宋吴兴(今浙江湖州)人,一说安吉人。曾任鄞学教谕、南城县宰,知台州,升浙西提举,官国子监司业,以通奉大夫、宝章阁待制、某部侍郎致仕,著《直斋书录解题》,为私家目录版本方面的著作。

④ 马氏通考:即马端临的《文献通考》。马端临(约 1254—1340),字贵与,号竹洲,生活于南宋末至元代,饶州乐平(今江西乐平)人。

⑤ 大德:元成宗铁穆耳的年号(1298—1307)。

⑥ 靖康之变:北宋靖康二年四月(1127),金军攻破东京(今河南开封),掳走宋徽宗、宋钦宗父子及赵氏皇族宗亲、妃嫔、朝臣等北上金国,并劫走大量的财物及图籍,北宋灭亡。靖康,北宋钦宗赵桓(1126—1127)的年号。

⑦ 大定:金世宗完颜雍的年号(1161—1189)。

⑧ 杨士奇:杨寓(1366—1444),字士奇,号东里,明代江西泰和(今泰和县澄江镇)人。历仕建文、永乐、洪熙、宣德、正统五朝,仁宗时擢礼部侍郎,宣宗时为内阁辅臣,死后赠太师,谥文贞。著《东里全集》《文渊阁书目》《历代名臣奏议》等。

⑨ 张萱:张萱(约 1557—1641),字孟奇,号九岳山人,又号青真居士,自号园公,明代博罗(今属广东惠州)人。明万历十年(1582)举人,授殿阁中书,任吏部郎中、贵州平越府知府。著《内阁藏书目》《秘阁藏书录》《西园见闻录》等。

⑩ 杨士奇张萱等所录:即前文所述《文渊阁书目》及《内阁藏书目》。

⑪ 程林:字云来,别号静观居士,生卒年不详,清代新安(今安徽歙县)槐塘人,移家杭州,程衍道族孙,善画,精于篆刻。精研医学,撰《圣济总录纂要》《伤寒论集注》《金匮要略直解》等。

购求残帙，凡得三本，互相补苴①，尚阙一百七十三卷至一百七十七卷。而《四库全书总目》收载程林《纂要》，云未睹其原书，则其佚于彼，可推而知也。

我邦天文丁未②之岁，吉田宗桂意安从僧策彦入明，留居四年，其归也，赍《大德重校圣济总录》二百卷来，其家世世珍藏，不啻拱璧③也。是西土所佚而存于我东方，如有神物呵护，可谓医门一大幸矣。良因谓印本之全者，止此一部，倘罹祝融阳侯之厄④，则将如之何？癸酉⑤春，与山本锡侯、丹波绍翁谋，借之于吉田氏十世孙子颖，以为原本，以丹波氏家藏本及古写本校雠，活字刷印于医学，凡二百部，庶几古医方藉以不至堙没焉。斯举也，医官暨其子弟肄业于医学者若干人，分掌其役，不假手工人而竣其事。属叙于良。此书固不待良文而轻重，然不敢辞者，喜佚书独存于我而足以嘉惠后学也。聊书其概略，为之序。

文化十一年岁次甲戌春三月东都侍医兼医学提举司杉本良仲温撰

---

① 补苴(jū 拘)：即补缀、缝补，引申为弥补缺陷。唐·韩愈《进学解》："补苴罅漏，张皇幽眇。"苴，用草垫鞋底。《新序·刺奢》："今民衣敝不补，履决不苴。"

② 天文丁未：即日本后奈良天皇天文十六年，为明世宗嘉靖二十六年，即1547年。

③ 拱璧：古代大型玉璧，或称大璧，因需双手拱执，故名，后指异常珍贵之物。《左传·襄公二十八年》："与我其拱璧，吾献其柩。"唐·孔颖达疏："拱，谓合两手也，此璧两手拱抱之，故为大璧。"

④ 祝融阳侯之厄：水火之灾。祝融，古代火神，此指火灾。阳侯，古代波涛之神，此指水灾。

⑤ 癸酉：即日本文化十年，为公元1813年。

督刊：侍医法眼兼医学提举司　杉本良

提调：侍医法眼兼医学同提举　山本瑞

　　　西城侍医法眼兼医学同提举　千田恭

　　　内医熟药所辨验药材兼医学同提举　曲直濑正隆

　　　奉朝请医官医学同提举　丹波元胤

　　　内医熟药所辨验药材兼医学副提举　舟桥玄鼎

　　　奉朝请医官医学副提举　游佐审

校勘：外班直房医官兼医学副提举　平田信行

　　　外班直房医官　喜多村直

　　　外班直房医官　千贺辑

　　　外班直房医官　大八木高广

　　　外班直房医官　久志本常傅

　　　医学生　河野俊

校对：外班直房医官　胜本湛清

　　　散班医官医学施药局监理　冈温

　　　医学生医学施药局监理　高丽直展

　　　医学生医学施药局监理　舟桥玄恒

　　　医学生医学施药局监理　古田明

　　　散班医官医学施药局直事　小岛质

收掌：奉朝请医官医学施药局监理　井上玄方

　　　外班直房医官　武田信近

　　　外班直房医官　谷边辏

　　　外班直房医官　冈井道哉

　　　散班医官医学施药局监理　数原尚绹

摆印：奉朝请医官医学施药局直事　久志本常定

　　　奉朝请医官医学施药局直事　秦子明

　　　奉朝请医官医学施药局直事　久保德润

　　　外班直房医官　大渊常春

　　　散班医官医学教读　栗本元良

　　　医学生医学教读　笠原正豹

散班医官医学施药局直事　森正适

散班医官医学施药局直事　数原元香

散班医官医学施药局直事　村上信厚

散班医官医学施药局直事　大膳亮道一

散班医官医学施药局直事　森春元

散班医官医学施药局直事　山田正直

医学生医学施药局直事　吉益忠良

散班医官　片山玄幸

医学助教兼医学施药局直事　小野职孝

监造：医学典簿　大野世成

医学典簿　铃木贞好

大德重校圣济总录序

臣闻天地以溥生①为大德,所以曲成万物而不遗。圣人赞天地之化育,故敛时五福,以敷锡②于庶民。夫民之为物也,智者寡,愚者众。起居失常,食饮无节,外为寒暑燥湿风以贼其形,内为喜怒思忧恐以乱其气,形气乃伤,疾所由作。圣人有忧之,谓祝由不可以尽已也。遂制③药石针艾,以攻八风六气之邪,为汤液醪醴,以佐四时五行之正④,防其未然,救其已病,然后物各遂其生,民不夭其命矣。亦谓非立宪言,不可以福万世也。于是上法天道,下因地宜;究阴阳之本,明生死之由;考于古而验之今,取诸己而施之人;定为成书,著之玉版,藏之金匮;宣之于布政之堂,秘之于灵兰之室;以俟来哲,以施无穷。其为仁民爱物之心,斯可谓极矣!然其言至简,其论至要,其理至深,后世学者虽有上智,非研精核虑,则亦未易窥其奥也。故旷代之中,能以斯术鸣世者,时固有之。若夫神圣工巧,独得先世不传之秘,如和、缓、越人,亦不过十余人而已。况去圣已远,支分派别,析而为众科,业而为专门,所以人各拘其偏而莫肯究其全,则益不逮于古矣。积习成常,流弊滋甚,惧大道将遂⑤于湮微⑥,故《圣济总录》由是而作焉。上下凡二百余卷,始终几二百万言。逐病分门,门各有方;据经立论,论皆有统。盖将使读之者,观论以求病,因方以命药,则世无不识之病,病无妄投之药。唯法有逆从,治有先后,在乎智者择其所当,从其所宜而已。究而言之,实医经之会要,学者之指

---

① 溥(pǔ普)生:广生、大生。溥,广、大。
② 敷锡:施赐、布与。《尚书·洪范》:"敛时五福,用敷锡厥庶民。"唐·孔颖达疏:"当先敬用五事,以敛聚五福之道,用此为教,布与众民,使众民慕而行之。"锡,给予。《玉篇·金部》:"锡,与也。"
③ 制:日本抄本、文瑞楼本同,明抄本、乾隆本作"治"。
④ 正:日本抄本、文瑞楼本同,明抄本、乾隆本作"政"。
⑤ 遂:明抄本、日本抄本、文瑞楼本同,乾隆本作"坠"。
⑥ 湮微:没落衰微。汉·赵岐《〈孟子〉题辞解》"孟子闵悼尧舜汤文周孔之业将遂湮微",宋·孙奭疏引《正义》:"湮,沉也;微,小也。"

南,生民之司命也。惜其始成于政和,重刊于大定,既绵历①百年之久,不能无三豕之讹②。今主上神极御天,修饰制度,治具毕张,以谓是书所载,虽先圣之绪余,其所以康济斯民,亦致③治之一助也。乃诏江浙行省,刊于有司,布之天下。其或谬戾,随加厘正,复降德音,俾下臣为之序引。臣诚愚陋,窃不自量,仰惟圣德如天,甄陶④万类,爰自即位以来,于今七年,恩浃⑤飞沉,仁及草木,然犹夙夜孜孜,广求民瘼⑥,或一物不得其所,则必为之恻然。臣谓此书复出,则上可以辅相天地之宜,下可以永厎⑦蒸民⑧之生⑨,物无疵疠,咸济⑩于仁寿之域矣。

大德四年二月一日集贤学士嘉议大夫典瑞少监臣焦养直谨序

方技之书,尚之久矣。圣人治世,亦所不能后者也。若夫《黄帝内经》《神农本草》、秦越人之《八十一难经》、仲景之三百九十七法、王叔和之《脉诀》、朱奉议之《活人》,固在所勿论,其余千方万论,历

----

① 绵历:日本抄本、文瑞楼本同,明抄本、乾隆本作"经历"。绵历,指延续时间长久。《北史·于谨传》:"萧氏保据江南,绵历数纪。"

② 三豕之讹:比喻文字传写或刊刻致误。《吕氏春秋·察传》:"子夏之晋,过卫,有读史记者曰:'晋师三豕涉河。'子夏曰:'非也,是己亥也。夫己与三相近,豕与亥相似。'至于晋而问之,则曰晋师己亥涉河也。"

③ 致:日本抄本、文瑞楼本同,明抄本、乾隆本作"至"。

④ 甄陶:原指烧制瓦器,后指化育、造就。《文选·何晏〈景福殿赋〉》:"甄陶国风。"唐·李周翰注:"甄陶,谓烧土为器。言欲政化纯厚,亦如甄陶乃成。"

⑤ 浃(jiā 加):遍及。《楚辞·大招》:"冥凌浃行,魂无逃只。"王逸注:"浃,遍也。"

⑥ 瘼:疾苦。

⑦ 厎(dǐ 抵):原作"底",明抄本、乾隆本、日本抄本、文瑞楼本同,据《尚书·咸有一德》"永厎烝民之生"句改。厎,致。《尚书·舜典》"乃言厎可绩",孔安国传:"厎,致。"《玉篇·厂部》:"厎,致也。"

⑧ 蒸民:众民、百姓。蒸,通"烝",众多。《诗经·大雅·烝民》:"天生烝民,有物有则。"毛传:"烝,众。"又《孟子·告子上》作:"《诗》曰:天生蒸民,有物有则。"

⑨ 永厎蒸民之生:典出《尚书·咸有一德》,曰:"克绥先王之禄,永厎烝民之生。"孔安国传:"言为王而令万姓如此,则能保安先王之宠禄,长致众民所以自生之道,是明王之事。"

⑩ 济:日本抄本、文瑞楼本同,明抄本、乾隆本作"跻"。济,通"跻",登上、到达。《汉从事武君碑》:"大位不济,为众所伤。"黄公渚注:"济,读为跻,登也。"蔡邕《陈太丘碑》:'大位未跻。'"

世所传,诚不为不多,然得其全者或寡矣。故近代诸书,独不若《圣济总录》之详且备也。圣主以至仁为心,勤恤民隐,所以首命板行之于天下,非惟重下民今日之命,盖将有开于先而觉于后也。《书》曰:赞赞襄哉[①]。夫是书之行也,虽本于上意之所注[②],其所以始而终之者,亦近臣有以赞襄之也。故凡与斯议者,并附于下:

医愈郎诸路医学副提举臣　申甫

医效郎御药院副使臣　王希逸

承直郎太医院判官臣　和思诚

奉训大夫太医院判官臣　隋有

朝列大夫太医院副使臣　王佐

集贤直学士朝列大夫太医院副使臣　欧阳懋孙

中顺大夫太医院使臣　韩公麟

少中大夫同提点太医院事臣　汪斌

嘉议大夫提点太医院事臣　麻惟繇

正议大夫同签枢密院事左卫亲军都指挥使提点太医院事臣　郑忙古[③]仄

昭文馆大学士正奉大夫提点太医院事臣　李邦宁

荣禄夫夫平章政事大都护提点太医院事臣　脱因纳

---

① 赞赞襄哉:赞助辅佐。语出《尚书·皋陶谟》:"予未有知,思曰赞赞襄哉。"
② 注:日本抄本、文瑞楼本同,明抄本、乾隆本作"经"。
③ 古:日本抄本、文瑞楼本同,明抄本、乾隆本无。

政和圣济总录序

生者天地之大德,疾者有生之大患,方术者治疾之大法。昔者神农氏、黄帝氏独观太初[1],旁烛[2]妙有[3],味百药以辨物,审百疾以全生,其制名,其取类,其正君臣,其立佐使,其见于太素玉册之书,雷公、岐伯之问,盖皆开神明之蕴,穷阴阳之变,原性命之理,而与天地同其覆载。中古已还,镂之玉版,藏之金匮,功利及草木,惠泽被牛马,所以遗天下后世甚厚。历年既久,流弊滋甚,糟粕具在,而精意不传。《内经》有病名而莫之究,有治法而莫之习,极其妙至于通仙而莫之悟。人之生也,其位参于天地,其灵贵于万物,形不盈仞[4]而心侔[5]造化。昆仑[6]尺宅[7],修之可以长生;寸[8]田神牖[9],闲之可以反

----

[1] 太初:指天地未分之前的混沌状态。《列子·天瑞》:"太初者,气之始也。"

[2] 烛:洞察。《韩非子·孤愤》:"智术之士,必远见而明察,不明察,不能烛私。"

[3] 妙有:道家指超乎"有"和"无"以上的原始存在,或指虚无之中生有的状态。《文选·孙绰〈游天台山赋〉》:"太虚辽廓而无阂,运自然之妙有。"唐·李善注:"妙有,谓一也。言大道运彼自然之妙一,而生万物也……《老子》曰:'道生一。'王弼曰:'一,数之始而物之极也。'谓之为妙有者,欲言有,不见其形,则非有,故谓之妙;欲言其无,物由之以生,则非无,故谓之有也。斯乃无中之有,谓之妙有也。"

[4] 仞(rèn 刃):古代长度单位,七尺或八尺为一仞。《说文·人部》:"仞,伸臂一寻,八尺。"《广韵·震韵》:"仞,七尺曰仞。"

[5] 侔(móu 谋):齐等、等同。《说文·人部》:"侔,齐等也。"

[6] 昆仑:道家术语,头之别称,又名上丹田。《黄庭内景经·若得》:"若得三宫存玄丹,太一流珠安昆仑。"注曰:"《洞神经》云:头为三台君,又为昆仑。指上丹田也。"

[7] 尺宅:道家术语,面部别称。《黄庭内景经·脾部》"外应尺宅气色芳",注曰:"尺宅,面也。"

[8] 寸:日本抄本、文瑞楼同,明抄本、乾隆本作"丹"。

[9] 寸田神牖:道家指脐下三寸,又名下丹田。《黄庭内景经·上睹》:"方寸之中念深藏,不方不圆闭牖窗。"注曰:"方寸之中,谓下关元,在脐下三寸,方圆一寸,男子藏精之所,言谨闭藏之。"

照^①；天关^②神庐^③，息之可以召和。去土符^④，书金格^⑤，炼丹却粒^⑥，御气凌虚^⑦，不假于物而裕然自足。嗟夫！达士可以神解，昧者且不能养其形，而况于了其心乎！内之五脏六腑，外之九窍四关，著之于色，发之于声，寓之于三部九候^⑧，一失其平，则疾疢随至。神圣治于未兆，工巧救其已然。非天下之至精，孰能探天下之至赜^⑨？非天下之至粗，孰能祐天下之至神？朕悯大道之郁滞，流俗之积习，斯民之沉痼，庸医之妄作，学非精博，识非悟解。五行之数，六气之化，莫索其隐，莫拟其远。曰寒曰热，曰寒热之相搏，差之毫厘，失之千里。而有余者益之，不足者损之。率意用法，草石杂进，夭枉者半，可胜叹哉！万机之余，著书四十二章，发明《内经》之妙，曰《圣济经》。其意精微，其旨迈远^⑩，其所言在理，所以探天下之至赜。亦诏天下以方术来上并御府所藏^⑪颁之，为补遗一卷，治法一卷，卷凡二百，方几二万。以病分门，门各有论，而叙统附焉。首之以风疾之变动，终之以神仙之服饵，详至于俞穴经络、祝由符禁，无不悉备，名之曰《政和圣济总录》。其所载在事，所以祐天下之至神。盖圣人之骇^⑫世，本在于上，末在于下，无见于上则治之道不立，无见于下则治之具不行。经之所言者道也，医得之而穷神；《总录》之所载者具也，医用之而已病。汉·张仲景作《伤寒论》而杂之以方，唐·孙思邈作《千金方》而

---

① 反照：反观自照。李时珍《奇经八脉考》："内景隧道，唯反观者而照察之。"

② 天关：道家术语，口之别称。《黄庭内景经·脾长》："闭塞三关握固停。"注曰："文云：口为天关精神机，手为人关把盛衰，足为地关生命扉。"

③ 神庐：道家术语，鼻之别称。《云笈七签》卷六一："天关中为内气，神庐中为外气。"原注："神庐，鼻也。"《东医宝鉴》："神庐者，鼻也，乃神气出入之门户也。"

④ 土符：符书、符箓。

⑤ 格：法式。《字汇·木部》："格，格样，法则也。"

⑥ 却粒：指道家辟谷绝食以求长生的一类功法。

⑦ 御气凌虚：驾御云气，飞升上凌于太虚空中。

⑧ 候：日本抄本、文瑞楼本同，明抄本、乾隆本此后有"之间"。

⑨ 至赜(zé 责)：极其深奥玄妙。《易·系辞上》："言天下之至赜而不可恶也。"赜，深奥。《小尔雅·广诂》："赜，深也。"

⑩ 迈远：高远。迈，超过。

⑪ 御府所藏：官禁内府藏书。

⑫ 骇：同"骇"。《篇海类编·鸟兽类·马部》："骇，与骇同。"《周礼·夏官·大司马》："及所弊，鼓皆骇，车从皆噪。"郑玄注："疾雷击鼓曰骇。"唐·陆德明《经典释文》："骇，本亦作骇。"

继之以《翼》,以谓不如是,则世莫能用其术。然之①二人者,游于方术之内者也。彼超然独见于方术之外,下顾岐伯之流而与之议,始可谓知道。朕作《总录》,于以急世用而救民疾,亦斯道之筌蹄②云耳。天下后世宜致思于忘筌蹄而自得者,俯仰之间,嚬③笑之度,御五行之数,运六气之化,以相天地,以育万物,至于反营魂而起当生者,岂细事哉!盖将有来者焉。

---

① 之:日本抄本、文瑞楼同,明抄本、乾隆本作"斯"。
② 筌蹄:筌为捕鱼用的竹器,蹄是捕兔的网。比喻能达到目的的工具或手段。《庄子·外物》:"筌者所以在鱼,得鱼而忘筌;蹄者所以在兔,得兔而忘蹄。"唐·陆德明《经典释文》:"蹄,兔罥也。又云:兔弶也。系其脚,故曰蹄也。"
③ 嚬:同"颦",皱眉。

总目录

卷第四

卷第五

卷第六

卷第七

卷第八

卷第九

卷第十

第一册目录

卷第四

卷第一

运　气

卷第一之上

甲子岁　乙丑岁　丙寅岁　丁卯岁　戊辰岁　己巳岁　庚午岁　辛未岁　壬申岁　癸酉岁

甲子岁

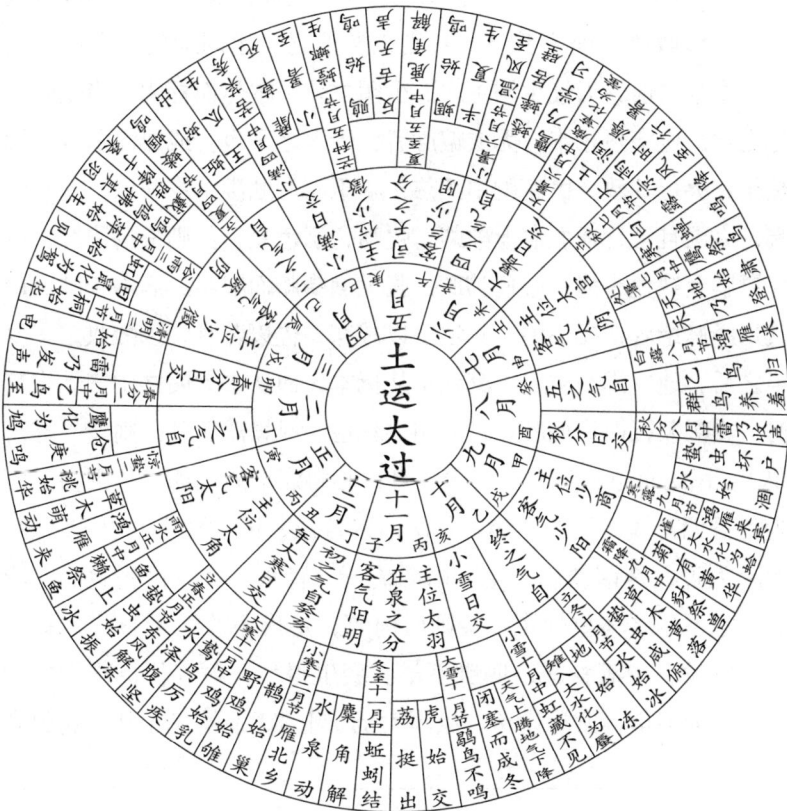

（图中心：土运太过）

少阴君火司天，阳明燥金在泉，中见太宫土运。岁土太过，气化运行先天。天地之气，上见少阴，左间太阴，右间厥阴，故天政所布其气明；下见阳明，左间太阳，右间少阳，故地气肃而其令切。交司之气寒交暑，天地之气热加燥。云驰雨府，湿化乃行，时雨乃降，金火合德，上应荧惑、太白，其谷丹白。水火寒热，持于气交，而为病始。热病生于上，清病生于下，寒热互作而争于中。民病咳喘，血溢血泄，鼽嚏，目赤眦疡，寒厥入胃，心痛腰痛腹大，嗌干肿上。是乃岁化之常。须候其气之至与不至，然后可名其病。是岁火为天气，金为地气，火能胜金，天气盈，地气虚。然中见土运，天气生运，运生地气，三气相得，地气虽虚，邪胜亦微，天气既盈，化源为实。当于年前大寒初，先取化源，使之适平。取化源者，平火气也。岁宜食白丹之谷，以全真气；食间气之谷，以辟虚邪。咸以软之而调其上，甚则以苦发之，以酸收之，而安其下，甚则以苦泄之。运同地气，当以温热化。岁半之前，天气少阴主之。少阴之化，本热而标阴。当是时本标之化，应寒热相半，无或偏胜者，天政之平也。或热淫所胜，怫热至，火行其政。民病胸中烦热，嗌干，右胠满，皮肤痛，寒热咳喘，大雨且至，唾血血泄鼽衄，嚏呕，溺色变，甚则疮疡胕肿，肩背臂臑及缺盆中痛，心痛肺膜，腹大满膨膨而喘咳，病本于肺。诊其尺泽脉绝者，死不治。其法平以咸寒，佐以苦甘，以酸收之。岁半之后，地气阳明主之。其化不从标本，而从乎太阴之中气。当其时，燥湿兼行而无偏胜者，阳明之化也。或燥淫所胜，则霿①雾清瞑②。民病喜呕，呕有苦，善太息，心胁痛不能反侧，甚则嗌干面尘，身无膏泽，足外反热。其法治以苦温，佐以甘辛，以苦下之。运土太过，是谓敦阜之纪。雨湿流行，肾水受邪。民病腹痛，清厥，意不乐，体重烦冤，甚则肌肉萎，足痿不收，行善瘈，脚下痛，饮发，中满食减，四肢不举。变生得位，藏气伏，化气独治之。泉涌河衍，涸泽生鱼，风雨大至，土溃③，鳞见于陆。病腹满

---

① 霿（méng 萌）：明抄本、文瑞楼本及《素问·至真要大论》同，乾隆本、日本抄本作"霜"。霿，天色昏暗，《说文·雨部》："天气下，地不应曰霿。霿，晦也。"《素问·六元正纪大论》："天气下降，地气上腾，原野昏霿。"
② 瞑：明抄本、乾隆本、日本抄本、文瑞楼本同，《素问·至真要大论》作"瞑"。义近，皆有昏暗之义。
③ 溃：明抄本、乾隆本、文瑞楼本同，日本抄本及《素问·气交变大论》作"崩溃"。

溏泄，肠鸣，反下甚，而太溪绝者，死不治。其治宜以苦热，所谓岁气之药食宜也。

初之气，始于癸亥岁十二月中气大寒日寅初，终于是年二月中气春分日子初，凡六十日八十七刻半。主位太角木，客气太阳水，中见太宫统之。风寒湿三气，奉少阴之政而行春令。地气迁，燥①将去，寒乃始，蛰复藏，水乃冰，霜复降，风乃至②，阳气郁。民反周密，关节禁固，腰脽③痛，炎暑将起，中外疮疡。宜治太阳之客，以苦补之，以咸泻之，以苦坚之，以辛润之，开发腠理致津液通气也。食丹谷以全真气，食稷以辟虚邪。虽有寒邪，不能为害。

二之气，自春分日子正，至小满日戌正，凡六十日有奇。主位少徵火，客气厥阴木，火木同德，中见土运，以奉少阴，行舒荣之化。时令至此，阳气布，风乃行，春气以正，万物应荣，寒气时至，民乃和。其病淋，目瞑目赤，气郁于上而热。宜治厥阴之客，以辛补之，以酸泻之，以甘缓之。食丹谷以全真气，食稻以辟虚邪。虽有风邪，不能为害。

三之气，自小满日亥初，至大暑日酉初，凡六十日有奇。主位少徵火，客气少阴火，中见土运，天政之所布也。时令至此，大火行，庶类蕃鲜，寒气时至。民病气厥心痛，寒热更作，咳喘目赤。宜治少阴之客，以咸补之，以甘泻之，以酸收之。食丹谷以全真气，食豆以辟虚邪。虽有热邪，不能为害。

---

① 燥：明抄本、乾隆本、日本抄本、文瑞楼本及《素问·六元正纪大论》同。《素问·六元正纪大论》林亿新校正谓为"暑"之误，云："按阳明在泉之前，岁为少阳，少阳者暑，暑往而阳明在地，太阳初之气，故上文'寒交暑'，是暑去而寒始也，此'燥'字乃是'暑'字之误也。"后文中凡涉及"少阴君火司天"篇中"燥将去"者，皆同此例。

② 风乃至：明抄本、乾隆本、日本抄本、文瑞楼本及《素问·六元正纪大论》同。《素问·六元正纪大论》林亿新校正谓当为"风乃冽"，云："按王注《六微旨大论》云：太阳居木位，为寒风切冽。此'风乃至'，当作'风乃冽'。"后文中凡涉及"少阴君火司天"篇中"风乃至"者，皆同此例。

③ 脽（shuí谁）：臀部。《广雅·释亲》："臀谓之脽。"《汉书·东方朔传》："结股脚，连脽尻。"颜师古注："脽，臀也。"

四之气，自大暑日西正，至秋分日未正，凡六十日有奇。主位太宫土，客气太阴土。运与气同，名为司气。溽暑至，大雨时行，寒热互作。民病寒热，嗌干，黄瘅，鼽衄，饮发。宜治太阴之客，以甘补之，以苦泻之，以甘缓之。食白谷以全真气，食麻以辟虚邪。虽有湿邪，不能为害。

五之气，自秋分日申初，至小雪日午初，六十日有奇。主位少商金，客气少阳火，中见土运。客火用事，畏火①临。暑反至，阳乃化，物乃生荣，民乃康，其病温。宜治少阳之客，以咸补之，以甘泻之，以咸软之。食白谷以全真气，食豆以辟虚邪。虽有火邪，不能为害。

终之气，自小雪日午正，至大寒日辰正，六十日有奇。主位太羽水，客气阳明金，中见土运。土能生金，金能生水，三气相得②，而行顺化。燥令③之行，余火内格。民病肿于上，咳喘，甚则血溢，寒气数举则雾霿④翳，病生皮腠，内舍于胁，下连少腹而作寒中。宜治阳明之客，以酸补之，以辛泻之，以苦泄之。食白谷以全真气，食黍以辟虚邪。虽有燥邪，不能为害。

然初气终三气，天气主之，胜之常也；四气尽终气，地气主之，复之常也。若岁半之前，司天少阴之气胜者，必有太阳之复；若在泉阳明之气胜者，必有少阳之复，其复皆在岁半之后。观其气胜之早晚，以验复气之迟速，各以胜复之法治之。有胜则复，无胜则已。

乙丑岁

太阴湿土司天，太阳寒水在泉，中见少商金运。岁运不及，

---

① 畏火：张介宾《类经》卷二十六第十七注《素问·六元正纪大论》："少阳相火用事，其气尤烈，故曰畏火。"

② 得：明抄本、乾隆本、文瑞楼本同，日本抄本作"传"。

③ 令：明抄本、乾隆本、文瑞楼本及《素问·六元正纪大论》同，日本抄本作"金"。

④ 雾霿：文瑞楼本同，明抄本及《素问·六元正纪大论》作"霿雾"，乾隆本作"霜雾"，日本抄本作"雾霜"。

気化运行后天。上见太阴，左间少阳，右间少阴，故地气上腾，阴专其政而其政肃；下见太阳，左间厥阴，右间阳明，故天气下降，阳气退辟①而其令寂。大风时起，原野昏霿，白埃四起，云奔南极，寒雨数至，湿寒合德，黄黑埃昏，流行气交，上应镇星、辰星，其谷齡玄，间谷命太角②者。物成于差夏，有余宜高，不及宜下；有余宜晚，不及宜早。土之利，气之化也，民气亦从之。故阴凝于上，寒积于下，寒水胜火，则为冰雹。阳光不治，杀气乃行。民病寒湿，腹满，身䐜愤，胕肿，痞逆，寒厥拘急。是岁

---

① 辟：明抄本、乾隆本、日本抄本、文瑞楼本同，《素问·六元正纪大论》作"避"。辟，通"避"，朱骏声《说文通训定声·解部》："辟，假借为避。"《左传·僖公二十八年》："微楚之惠不及此，退三舍辟之，所以报也。"

② 太角：乾隆本、日本抄本、文瑞楼本同，明抄本及《素问·六元正纪大论》作"其太"。

土为天气，水为地气，土能胜水，天气盈，地气虚。然中见金运，天气生运，运生地气，三气相得，而行顺化，邪气亦微，司天之气为有余。天气之盈，当取化源之实者，平土气也。岁宜食黅玄之谷，以全其真；食间气之谷，以保其精。以苦热治其上，以甘热治其下，以酸和调其中。所以燥之温之，甚则发之泄之。不发不泄，则湿气外溢，肉溃皮拆①而水血交流。必赞其阳火，令御甚寒。少商之运与寒化同，宜以热化。此药食宜也。然太阴司天之气，本标既同，其化从本，其气常主岁半之前。当其时，雨以时至者，天政之和而为雨化。若湿淫所胜，即沉阴且布，雨变枯槁。民病胕肿骨痛阴痹，阴痹者，按之不得，腰脊头项痛，时眩，大便难，阴气不用②，饥不欲食，咳唾则有血，心如悬，病本于肾。诊其足太溪脉绝者，死不治。其法平以苦热，佐以酸辛，以苦燥之，以淡泄之。岁半之后，地气太阳主之，其化从本③从标。当是之时，寒温适中④者，本标之化皆应也。若寒淫于内，即凝肃惨栗，民病少腹控睾，引腰脊，上冲心痛，血见，嗌痛颔肿。其法治以甘热，佐以苦辛，以咸泻之，以辛润之，以苦坚。金运⑤不及，是谓从革之纪，其运凉热寒。夏有光显郁蒸之令，则冬有严凝整肃之应。若夏有炎烁⑥燔燎之变，则秋有冰雹霜雪之复。火气胜，则炎火乃行。民病肩背瞀⑦重，鼽嚏，血便注下。收气乃后，寒气复，则寒雨暴至。民病阴厥且格，阳反上行，头脑户痛，延及囟⑧顶，发热口疮，甚则心痛。

---

① 拆：裂开，与"坼"同。《诗经·大雅·生民》："不坼不副，无灾无害。"阮元校勘记："唐石经、相台本'拆'作'坼'。"

② 阴气不用：阴痿。马莳注《素问·至真要大论》"阴气不用"曰："阴气不举。"

③ 从本：乾隆本、日本抄本、文瑞楼本同，明抄本无。

④ 适中：乾隆本、日本抄本、文瑞楼本同，明抄本作"失适"。

⑤ 运：日本抄本、文瑞楼本同，明抄本、乾隆本作"气"。

⑥ 烁：明抄本、乾隆本、文瑞楼本及《素问·气交变大论》同，日本抄本作"躁"。

⑦ 瞀：明抄本、乾隆本、日本抄本、文瑞楼本及《素问·气交变大论》同，日本抄本旁注"瞥乎？"

⑧ 囟：文瑞楼本同，明抄本、乾隆本、日本抄本作"脑"。

初之气，始于甲子年大寒日巳初，终于乙丑年春分日卯初，凡六十日八十七刻半。主位太角木，客气厥阴木，中见金运。风清同化，上奉太阴而行春令。时令至此，地气迁，寒乃去，春气正^①，风乃来，生布，万物以荣，民气条舒，风湿相薄，雨乃后^②。民病血溢，筋络拘强，关节不利，身重筋痿。宜治厥阴之客，以辛补之，以酸泻之，以甘缓之。食黅谷以全真气，食稻以保其精。虽有风化，莫能为邪。

二之气，自春分日卯正，至小满日丑正，凡六十日有奇。主位少徵火，客气少阴火，中见金运。岁金不及，与少徵同。又遇火当其位，君火之气，务以德化，故大火正，物承化，民乃和。其病温厉大至，远近咸若。湿蒸相薄，雨乃时降。法当治少阴之客，以咸补之，以甘泻之，以酸收之。食黅谷以全其真^③，食豆以保其精^④。虽有火化，莫能为邪。

三之气，自小满日寅初，至大暑日子初，凡六十日有奇。主位少徵火，客气太阴土，中见金运。天政布，雨乃时降，寒乃随之。民^⑤病身重胕肿，胸腹满。宜治太阴之客，以甘补之，以苦泻之，以甘缓之。食黅谷以全其真^⑥，食麻以保其精。虽有湿邪，莫能为害。

四之气，自大暑日子正，至秋分日戌正，凡六十日有奇。主位太宫土，客气少阳火，中见金运。地气始腾，天气否隔，寒风晓暮，蒸热相薄，草木凝烟。民^⑦病腠理热，血暴溢，疟，心腹满

---

① 正：明抄本、乾隆本、文瑞楼本及《素问·六元正纪大论》同，日本抄本作"至"。

② 后：乾隆本、日本抄本、文瑞楼本及《素问·六元正纪大论》同，明抄本作"复"。

③ 真：日本抄本、文瑞楼本同，明抄本、乾隆本作"真气"。

④ 精：日本抄本、文瑞楼本同，明抄本、乾隆本作"真精"。

⑤ 民：日本抄本、文瑞楼本同，明抄本、乾隆本此前有"有感于寒湿，则"，《素问·六元正纪大论》无"有"字。

⑥ 真：日本抄本、文瑞楼本同，明抄本、乾隆本此后有"气"。

⑦ 民：日本抄本、文瑞楼本同，明抄本、乾隆本及《素问·六元正纪大论》此前有"湿化不流，则白露阴布，以成秋令"句。

热胕胀，甚则胕肿。宜治少阳之客，以咸补之，以甘泻之，以咸软之。食玄谷以全其真，食豆以保其精。虽有火邪，莫能为害。

五之气，自秋分日亥初，至小雪日酉初，凡六十日有奇。主位少商金，客气阳明金，中见金运。金居金位，与岁运同，岁之司气也，是为素化。金气至此，秋气治正，惨令已行，寒露下，霜乃早①降，草木黄落，寒气及体。民病皮腠，君子所居，宜以周②密。其法宜治阳明之客，以酸补之，以辛泻之，以苦泄之。食玄谷以全其真，食黍以保其精。虽有司气之凉，莫能为邪。是气也，药食无犯司气之凉。

终之气，自小雪日酉正，至大寒日未正，凡六十日有奇。主位太羽水，客气太阳水，中见金运。水居水位，与金相得，以行顺化，冬令乃正。故寒大举，湿大化，霜乃积，阴乃凝，水坚冰，阳光不治。民感于寒，则病关节禁固，腰脽痛，寒湿持于气交而为疾也。其法宜治太阳之客，以苦补之，以咸泻之，以苦坚之，以辛润之。食玄谷以全其真，食稷以保其精。虽有寒化，莫能为邪。

是岁气之胜复，各候其至。若太阴气胜，厥阴必复之；太阳气胜，太阴必复之。其胜常在岁半之前，其复常在岁半之后。有胜则复，无胜则否。

丙寅岁

少阳相火司天，厥阴风木在泉，中见太羽水运。岁水太过，气化运行先天。相火在上，左间阳明，右间太阴，故天气正而其政严；厥阴在下，左间少阴，右间太阳，故地气扰而其令挠。风乃暴举，木偃沙飞，炎火乃流，阴行阳化，雨乃时应，火木同德，上应荧惑、岁星，其谷丹苍，风热参布，云物沸腾，太阴横流，

---

① 早：日本抄本、文瑞楼本及《素问·六元正纪大论》同，明抄本、乾隆本无。

② 周：日本抄本、文瑞楼本及《素问·六元正纪大论》同，明抄本、乾隆本作"固"。

水运太过

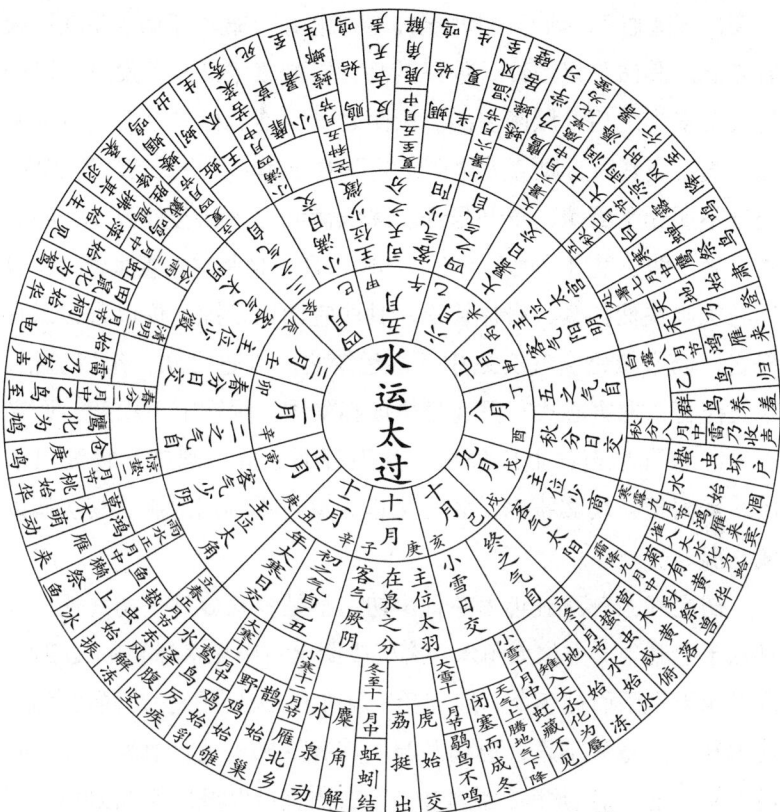

寒乃时至，凉雨并起。民病寒中，外发疮疡，内为泄满。圣人遇
之，和而不争。往复之作，民病寒热疟泄，聋瞑呕吐，上①怫肿色
变。是岁阳为天气，阴为地气，天气盈，地气虚，当取火之化源。
然水运在中，火气自抑，不必取也。唯宜抑其运水，则暴过不生，
苛疾不起。岁宜以咸寒调上，以辛温调下，以咸温调中，渗之、
泄之、渍之、发之。观气寒温，以调其过。运异风热，少用寒化。
食宜同法。岁半之前，相火主之。相火之气，其化从本。若火淫
所胜，则温气流行，金政不平。民病头痛，发热恶寒而疟，热上
皮肤痛，色变黄赤，传而为水，身面胕肿，腹满仰息，泄注赤白，

---

① 上：明抄本、乾隆本、文瑞楼本及《素问·六元正纪大论》同，日本抄
本无，"怫"下旁注"一本有'上'字。"

疮疡，咳唾血①，烦心，胸中热，甚则鼽衄，病本于肺，诊在手天府之脉。其法平以咸冷，佐以苦甘，以酸收之，以苦发之，以酸复之。岁半之后，厥阴主之。厥阴之气，不从标本，而从乎少阳之中气。当其时，风从火化，二气得中，其化和也。若风淫于内，地气不明，平野昧，草乃早秀。民病洒洒振寒，善伸数欠，心痛支②满，两胁里急，饮食不下，膈咽不通，食则呕，腹胀善噫，得后与气则快然如衰，身体皆重。其法宜治以辛凉，佐以苦，以甘缓之，以辛散之。气交之中，水运统之。太过之水，纪曰流衍，寒气流行，邪害心火。民病身热烦心躁悸，阴厥上下中寒，谵妄心痛。寒气早至，上应辰星。甚则腹大胫肿，喘咳，寝汗出憎风。大雨至，埃雾朦郁，齐土化也。诊在手神门之脉。其法调以咸③温。

初之气，自乙丑年大寒日申初，至是岁春分日午初，凡六十日八十七刻半。主位太角木，客气少阴火，中见水运。木火相加，以奉司天少阳而行春令。地气迁，风胜乃摇，寒乃去，候乃大温，草木早荣，寒来不杀，温病乃起。其病气怫于上，血溢目赤，咳逆头痛，血伤④，胁满，肤腠中疮。其法宜治少阴之客，以咸补之，以甘泻之，以酸收之。岁谷宜丹，间谷宜豆。

二之气，自春分日午正，至小满日辰正，凡六十日有奇。主位少徵火，客气太阴土，中见水运。火土相加，上见⑤少阳。火反郁，白埃四起，云趋雨府，风不胜湿，雨乃零，民乃康。其病热郁于上，咳逆呕吐，疮发于中，胸嗌不利，头痛身热，昏愦脓疮。其法宜治太阴之客，以甘补之，以苦泻之，以甘缓之。岁谷宜丹，

---

① 血：日本抄本、文瑞楼本及《素问·至真要大论》同，明抄本、乾隆本无。

② 支：原作"肢"，文瑞楼本同，明抄本误作"友"，日本抄本作"时"，据乾隆本及《素问·至真要大论》改。后文中凡"支满"误作"肢满"者，皆依此例改。

③ 咸：乾隆本、日本抄本、文瑞楼本同，明抄本此前有"寒"。

④ 伤：乾隆本、日本抄本同，明抄本、文瑞楼本及《素问·六元正纪大论》作"崩"。

⑤ 见：日本抄本、文瑞楼本同，明抄本、乾隆本作"应"。

间谷宜麻。

三之气，自小满日巳初，至大暑日卯初，凡六十日有奇。主位少徵火，客气少阳火，中见水运。火居火位，夏气乃正。天政布，炎暑至，少阳临上，雨乃涯。民病热中聋瞑，血溢脓疮，咳①呕鼽衄，嚏②欠，喉痹目赤，善暴死。其法宜治少阳之客，以咸补之，以甘泻之，以咸软之。岁谷宜丹，间谷宜豆。

四之气，自大暑日卯正，至秋分日丑正，凡六十日有奇。主位太宫土，客气阳明金，中见水运。土金水相得，以行秋令。秋气正，凉乃至，炎暑间化，白露降，民气和平。其病满，身重。宜治阳明之客，以酸补之，以辛泻之，以苦泄之。岁谷宜苍，间谷宜黍。

五之气，自秋分日寅初，至小雪日子初，凡六十日有奇。主位少商金，客气太阳水，中见水运。水金相和，又气与运同，岁之司气，是为元化。时令至此，阳乃去，寒乃来，雨乃降，气门乃闭，刚木早凋。民避寒邪，君子周密。其法宜治太阳之客，以苦补之，以咸泻之，以苦坚之，以辛润之。岁谷宜苍，间谷宜稷。是气也，司气既寒，慎无犯寒，所谓用寒远寒也。

终之气，自小雪日子正，至大寒日戌正，凡六十日有奇。主位太羽水，客气厥阴木，中见水运。水当其位，与木相得，以行顺化。地气正，风乃至，万物反生，霿雾以行。其病关闭不禁，心痛，阳气不藏而咳。其法宜治厥阴之客，以辛补之，以酸泻之，以甘缓之。岁谷宜苍，间谷宜稻。

此六气之大常也。岁气火木同德，其气专，其化淳，胜气自微，不必纪其复。

---

① 咳：日本抄本、文瑞楼本及《素问·六元正纪大论》同，明抄本、乾隆本作"咳逆"。

② 嚏：明抄本、乾隆本、日本抄本、文瑞楼本同，《素问·六元正纪大论》此前有"渴"。

圣济总录

木运不及

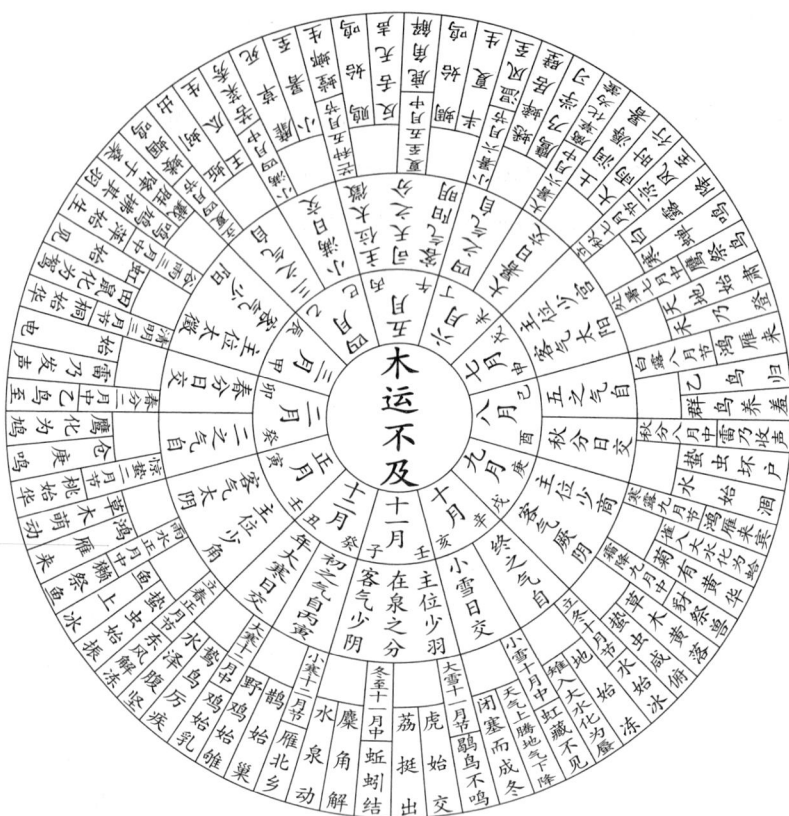

　　阳明燥金司天，少阴君火在泉，中见少角木运。岁运不及，气化运行后天。木运临卯，是谓岁会，气之平也。平气之岁，气化运行同天，命曰敷和之纪。木德周行，阳舒阴布，五化宣平，其气端，其性随，其用曲直，其化生荣，其政发散，其候温和，其令风，其类草木，其应春，其谷麻，其果李，其实核，其虫毛，其畜犬，其色苍，其味酸，其音角，其数八，其物中坚。其在人也，其脏肝，其主目，其养筋，其病里急支满。此岁运之化也。天地之气，上见阳明，左间太阳，右间少阳，故天气急而其政切；下见少阴，左间太阴，右间厥阴，故地气明而其令暴。阳专其令，炎暑盛行，物燥以坚，淳风乃治，风燥横运，流于气交，多阳少

阴，云趋雨府，湿化乃敷，燥极而泽，清先而劲，毛虫乃死，热后而暴，介虫乃殃。金火合德，上应太白、荧惑，其谷白丹，间谷命太微①者，其耗白甲品羽，蛰虫出见，流水不冰，清热之气，持于气交。民病咳、嗌塞，寒热发暴，振栗，癃闭。然阳明燥金在上，少阴君火在下，火能胜金，天气虚，地气盈，天气不足，当资化源，以助金气，运木既平，天气上商与正商同，不必资也。岁宜食白丹之谷，以安其气；食间气之谷，以去其邪。以苦、小②温调上，以咸寒调下，以辛和调中，汗之、清之、散之。运同热气，宜多天化。

初之气，自丙寅岁大寒日亥初，终于是年春分日酉初，凡六十日八十七刻半。主位少角木，客气太阴土，中见木运。风湿相遇，上应司天之阳明，以行春令。地气迁，阴始凝，气始肃，水乃冰，寒雨化。民病中热胀，面目浮肿，善眠，衄衊，嚏欠，呕，小便黄赤，甚则淋。然是岁木运统之，又临木位，风木得位，其气和平，湿化乃微，其病亦少。宜调太阴之客，以甘补之，以苦泻之，以甘缓之。食白谷以安其气，食麻以去其邪。虽有湿化③，不能为邪。

二之气，自春分日酉正，至小满日未正，凡六十日有奇。主位太微火，客气少阳火，中见木运。木火相得，上应阳明。阳乃布，民乃舒，物乃生荣，厉大至，民善暴死。是岁天气岁运皆平，厉疾自微。宜调少阳之客，以咸补之，以甘泻之，以咸软之。食白谷以安其气，食豆以去其邪。虽有火化，不能为邪。

三之气，自小满日申初，至大暑日午初，凡六十日有奇。主位太微火，客气阳明金，中见木运。天政布，凉乃行，燥热交合，燥极而泽，民病寒热。宜调阳明之客，以酸补之，以辛泻之，以

---

① 太微：乾隆本、日本抄本、文瑞楼本同，明抄本及《素问·六元正纪大论》作"太"，张介宾《类经》卷二十六第十七注《素问·六元正纪大论》："太，气之有余也。"

② 小：日本抄本、文瑞楼本及《素问·六元正纪大论》同，明抄本、乾隆本作"辛"。

③ 化：明抄本、日本抄本、文瑞楼本同，乾隆本作"热"。

苦泄之。食白谷以安其气，食黍以去其邪。虽有燥化，不能为邪。

四之气，自大暑日午正，至秋分日辰正，凡六十日有奇。主位少宫土，客气太阳水，中见木运。寒雨降，民病暴仆振栗，谵妄少气，嗌干引饮，及为心痛、痈肿疮疡、疟寒之疾，骨痿血便。宜调太阳之客，以苦补之，以咸泻之，以苦坚之，以辛润之。食丹谷以安其气，食稷以去其邪。虽有寒化，不能为邪。

五之气，自秋分日巳初，至小雪日卯初，凡六十日有奇。主位太商金，客气厥阴木，中见木运。木运与厥阴相符，是谓司气，名曰苍化。时令至此，春令反行，草乃生荣，民气和，自无疾病。然厥阴之客，宜以辛补之，以酸泻之，以甘缓之。岁谷宜丹，间谷宜稻。虽有风化，不能为邪。是气也，司气以温，用温无犯，所谓用温远温也。

终之气，自小雪日卯正，至大寒日丑正，凡六十日有奇。主位少羽水，客气少阴火，中见木运。水能生木，木能生火，而行顺化。当阳气布，候反温，蛰虫来见，流水不冰，民乃康平，其病温。宜调少阴之客，以咸补之，以甘泻之，以酸收之。食丹谷以安其气，食豆以去其邪。虽有热化，不能为邪。

是岁重遇平气，四时之气，皆德化政令之施，而无淫邪胜复之变，民乃和而物乃舒，平之至也。

戊辰岁

太阳寒水司天，太阴湿土在泉，中见太徵火运。岁火太过，气化运行先天。上见太阳，左间厥阴，右间阳明，故天政所布其气肃；下见太阴，左间少阳，右间少阴，故地气静而其令徐。寒临太虚，寒政大举，阳气不令，泽无阳焰，则火发待时，少阳①中治，时雨乃涯，止极雨散，还于太阴，云朝北极，湿化乃布，泽流万物，寒敷于上，雷动于下，寒湿之气，持于气交，水土合德，

① 少阳：《吴注素问·六元正纪大论》作"少阴"，注："所谓太阳之上，寒气治之，中见少阴也。旧作少阳非也。"后文中凡涉及"太阳寒水司天"篇中"少阳中治"者，皆依此例解。

圣济总录

一四

火运太过

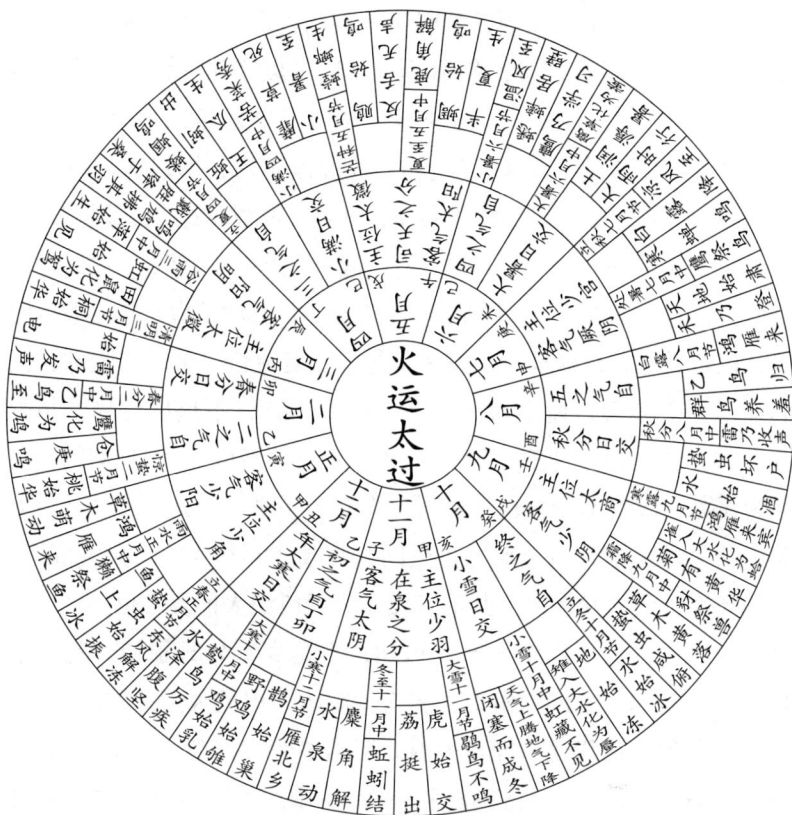

上应辰星、镇星，其谷玄黅。民病寒湿发，肌肉萎，足痿不收，濡泻血溢。是岁水为天气，土为地气，土胜水，天气虚。当于年前九月，先资化源，以助水化，扶其不胜。岁宜以苦温调上，以甘温调下，以甘和调中，燥之温之，无使暴过而生疾病。食玄黅之谷，以全其真；避寒湿虚邪，以安其正。运异寒湿，宜燥湿化。此治之常也。岁半之前，太阳主之。其化从本从标，本寒而标阳，即寒热得中，其气乃和。若寒淫所胜，则寒气反至，水①且冰。血变于中，发为痈疡，民病厥心痛，呕血血泄鼽衄，善悲，时眩仆。运火炎烈，雨暴乃雹。胸腹满，手热肘挛腋肿，心澹澹大动，胸

---

① 水：原无，文瑞楼本同，据明抄本、乾隆本、日本抄本及《素问·至真要大论》补。

胁胃脘不安，面赤目黄，善噫嗌干，甚则色炱①，渴而欲饮，病本于心。诊其神门脉绝者，死不治。其法平以辛热，佐以甘苦，以咸泻之。太阴之化从本，其令湿。今司岁半之后，又火运统之，其气相得，湿燥兼行，则其气和。若湿淫于内，即埃昏岩谷，黄反见黑，至阴之交。民病饮积心痛，耳聋，浑浑焞焞②，嗌肿喉痹，阴病血见，少腹痛肿，不得小便，病冲头痛，目似脱，项似拔，腰似折，髀不可以回③，腘如结，腨如别④。其法治以苦热，佐以酸淡，以苦燥之，以淡泄之。岁火太过，炎暑流行，金肺⑤受邪，民病疟，少气咳喘，血溢血泄注下，嗌燥耳聋，中热肩背热，甚则胸中痛，胁支满，胁痛，膺背肩胛间痛，两臂内痛，身热骨痛⑥，而为浸淫。收气不行，长气独明，雨水⑦霜寒，上见太阳，名为上羽。故赫曦之纪，曰上羽与正徵同，其收齐，其病痓。天气刑运，岁运既郁，则火发待时。其治宜发之，经所谓火郁发之也。

初之气，自丁卯年大寒日寅初，至是岁春分日子初，凡六十日八十七刻半。主位少角木，客气少阳火，中见火运。岁之司气，名曰丹⑧化。地气迁，气乃大温，草乃早荣。民乃厉，温病乃作，身热，头痛，呕吐，肌腠疮疡。宜治少阳之客，以咸补之，以甘泻之，以咸软之。岁谷宜玄，间谷宜豆。是气也，用热无犯，以

---

① 炱（tái 抬）：烟尘色。《集韵·咍韵》："炱，《说文》：'灰，炱煤也。'或书作'炲'。"

② 浑浑焞（tūn 吞）焞：不清明。焞焞，光暗弱貌。《左传·僖公五年》："鹑之贲贲，天策焞焞，火中成军，虢公其奔。"杜预注："焞焞，无光耀也。"

③ 回：文瑞楼本及《素问·至真要大论》同，明抄本、乾隆本、日本抄本作"曲"。

④ 别：明抄本、乾隆本、文瑞楼本及《素问·至真要大论》同，日本抄本作"刺"。

⑤ 金肺：明抄本、乾隆本、日本抄本、文瑞楼本同，《素问·气交变大论》作"肺金"。

⑥ 骨痛：明抄本、乾隆本、日本抄本、文瑞楼本及《素问·气交变大论》同。《素问·气交变大论》林亿新校正谓作"肤痛"，云："按，《玉机真脏论》云：'心脉太过，则令人身焦而肤痛，为浸淫。'此云骨痛者，误也。"

⑦ 水：明抄本、乾隆本、日本抄本、文瑞楼本及《素问·气交变大论》同。王冰注《素问·气交变大论》："今详'水'字，当作'冰'。"

⑧ 丹：明抄本、乾隆本、文瑞楼本同，日本抄本此前有"日"。

司气热故也，所谓用热远热者如此。

二之气，自春分日子正，至小满日戌正，凡六十日有奇。主位太徵火，客气阳明金，火运统之。火虽当位，而阳明之清，与天气寒水相得。故大凉反至，民乃惨，草乃遇寒，火气遂抑，民病气郁中满，寒乃始。宜治阳明之客，以酸补之，以辛泻之，以苦泄之。岁谷宜玄，间谷宜黍。

三之气，自小满日亥初，至大暑日酉初，凡六十日有奇。主位太徵火，客气太阳水，中见火运，火当其位。天政布，寒气行，雨乃降。民病寒反热中，痈疽注下，心热瞀闷，不治者死。宜治太阳之客，以苦补之，以咸泻之，以苦坚之，以辛润之。岁谷宜玄，间谷宜稷。

四之气，自大暑日酉正，至秋分日未正，凡六十日有奇。主位少宫土，客气厥阴木，中见火运。风湿交争，风化为雨，乃长、乃化、乃成。民病大热少气，肌肉萎，足痿，注下赤白。宜治厥阴之客，以辛补之，以酸泻之，以甘缓之。岁谷宜黅，间谷宜稻。

五之气，自秋分日申初，至小雪日午初，凡六十日有奇。主位太商金，客气少阴火，中见火运。气与运同，而君火不司气化，所谓居气为灼化也。时令至此，阳复化，草乃长、乃化、乃成，民乃舒。宜调少阴之客，以咸补之，以苦泻之，以酸收之。岁谷宜黅，间谷宜豆。

终之气，自小雪日午正，至大寒日辰正，凡六十日有奇。主位少羽水，客气太阴土，中见火运，土居水位。地气正，湿令行，阴凝太虚，埃昏郊野，民乃惨凄，寒风以至，反者孕乃死。宜治太阴之客，以甘补之，以苦泻之，以甘缓之。岁谷宜黅，间谷宜麻。

此治六气之常也。岁半之前有胜气者，岁半之后必有复气。水胜则太阴必复，土胜则厥阴必复 [1]。其治各依其胜复之法。

---

① 复：原作"后"，文瑞楼本同，据明抄本、乾隆本、日本抄本改。

己巳岁

土运不及

厥阴风木司天，少阳相火在泉，中见少宫土运。岁土不及，气化运行后天。卑监之纪，上角与正角同，诸同正岁，气化运行同天。风行于上，左间少阴，右间太阳，天气扰而其政挠；火行于下，左间阳明，右间太阴，地气正而其令速。风生高远，炎热从之，云趋雨府，湿化乃行，风火同德，上应岁星、荧惑，岁谷苍丹，间谷言太商之谷①，其耗文角品羽。风燥火热，胜复更作，热病行于下，风病行于上，风燥胜复形于中，运同正角。不资化源，惟赞其运气，无使邪胜。岁宜以辛凉调上，以咸寒调下，以

---

① 太商之谷：乾隆本、日本抄本、文瑞楼本同，明抄本及《素问·六元正纪大论》作"太者"。

甘和调中。岁半之前，天气厥阴主之。厥阴所至为风府，风淫所胜，太虚埃昏，云物以扰，寒生春气，流水不冰。民病胃脘当心而痛，上支两胁，膈咽不通，饮食不下，舌本强，食则呕，冷泄腹胀溏泄，瘕水闭，蛰虫不去^①，病本于脾。诊其足冲阳脉绝者，死不治。其法平以辛凉，佐以苦甘，以甘缓之，以酸泻之。岁半之后，地气少阳主之。少阳所至为炎暑，火淫于内，则焰明郊野，寒热更至。民病注泄赤白，少腹痛，溺赤，甚则血便。其法宜治以咸冷，佐以苦辛，以酸收之，以苦发之。土不及，曰卑监之纪，是谓减化。化气不令，生政独彰。长气整，雨乃愆，收气平，风寒并兴，草木荣美，秀而不实，成而粃也。风化盛行，四维^②有埃云润泽之化，则春有鸣条鼓拆之政；若四维发振拉飘腾之变，则秋有肃杀霖霆之复，飘扬而甚。民病飧泄霍乱，体重腹痛，筋骨繇并^③，肌肉瞤酸，善怒，脏气举事，蛰虫早附，咸病寒中。复则收政严峻，名木苍凋，胸胁暴痛，下引少腹，善太息，虫食甘黄，气客于脾，黅谷乃减，民病食少失味，苍谷乃损。是岁上临厥阴，木气伤脾，民病飧泄。治以甘和，调岁运也。

初之气，自戊辰年大寒日巳初，至是岁春分日卯初，凡六十日八十七刻半。主位少角木，客气阳明金，土运统之，以奉厥阴之政，而行春令。金土交司，清化行，寒始肃，杀气方至，民病寒于右^④之下。其法宜治阳明之客，以酸补之，以辛泻之，以苦泄之；岁谷宜苍，间谷宜黍，则燥邪无害。

二之气，自春分日卯正，至小满日丑正，凡六十日有奇。主

---

① 去：明抄本、乾隆本、文瑞楼本及《素问·至真要大论》同，日本抄本作"出"。

② 四维：王冰注《素问·气交变大论》："东南、东北、西南、西北方也。维，隅也。谓日在四隅月也。"即三月、六月、九月、十二月。

③ 繇并：乾隆本、文瑞楼本同，明抄本、日本抄本及《素问·气交变大论》作"繇复"。林亿新校正注《素问·气交变大论》："按《至真要大论》云：'筋骨繇并。'疑此'复'字，'并'字之误也。"吴昆注："繇复，动摇反复也。"

④ 右：乾隆本、日本抄本、文瑞楼本及《素问·六元正纪大论》同，明抄本作"左"。

位太徵火，客气太阳水，中见土运。湿寒合德，以行舒荣之化。寒不去，华雪水冰，杀气施化，霜乃降，名草上焦，寒雨数至，阳复化，民病热于中。其法宜治太阳之客，以苦补之，以咸泻之，以苦坚之，以辛润之；岁谷宜苍，间谷宜稷，则寒邪无害。

三之气，自小满日寅初，至大暑日子初，凡六十日有奇。主位太徵火，客气厥阴木，中见土运。木火同德，土运统之。土化不及，风化兼行，天政所布，风乃时举。民病泣出，耳鸣掉眩。其法宜治厥阴之客，以辛补之，以酸泻之，以甘缓之；岁谷宜苍，间谷宜稻，则风邪无害。

四之气，自大暑日子正，至秋分日戌正，凡六十日有奇。主位少宫土，客气少阴火，中见土运。土居其位，上临少阴。溽暑至，湿热相薄，争于左之上，民病黄瘅而为胕肿。宜治少阴之客，以咸补之，以甘泻之，以酸收之；岁谷宜丹，间谷宜豆，则热邪无害。

五之气，自秋分日亥初，至小雪日酉初，凡六十日有奇。主位太商金，客气太阴土，中见土运。气与运同，司气为黅化。燥湿更胜，沉阴乃布，寒气及体，风雨乃行。宜治太阴之客，以甘补之，以苦泻之，以甘缓之；岁谷宜丹，间谷宜麻，则湿邪无害。是气也，司气以凉，用凉无犯，所谓用凉远凉也。

终之气，自小雪日酉正，至大寒日未正，凡六十日有奇。主位少羽水，客气少阳火，中见土运。火土相得，畏火司令，阳乃大化，蛰虫出见，流水不冰，地气大发，草乃生，人乃舒，其病温厉。法宜治少阳之客，以咸补之，以甘泻之，以咸软之；岁谷宜丹，间谷宜豆，则火邪无害。治之常也。

岁气大法，风胜则有阳明之复，火胜则有太阳之复。其治各以胜复之法。

庚午岁

少阴君火司天，阳明燥金在泉，中见太商金运。岁金太过，

金运太过

同天　符年

气化运行先天。坚成之纪，曰上徵与正商同。又经言太商下加阳
明，太过而加同天符。盖天符为执法，平金之化也，命曰审平之
纪。收而不争，杀而无犯，五化宣明，其气洁，其性刚，其用散
落，其化坚敛，其政劲肃，其候清切，其令燥，其类金，其应秋，
其谷稻，其果桃，其实壳[1]，其虫介，其畜鸡，其物外坚，其色白，
其味辛，其音商，其数九。其在人也，在脏为肺，在窍为鼻，在
体为皮毛，在病为咳。此岁运所主也。天地之气，上见少阴，左
间太阴，右间厥阴，是以天政所布其气明；下见阳明，左间太阳，
右间少阳，是以地气肃而其令切。二岁交司之气，以寒交暑，是

---

① 壳：明抄本、乾隆本、文瑞楼本及《素问·五常政大论》同，日本抄本
作"谷"。

岁天地之气，以热加燥。云驰雨府，湿化乃行，时雨乃降，金火合德，上应荧惑、太白，其谷丹白。水火寒热，持于气交，而为病始。热病生于上，清病生于下，寒热争^①于中。民病咳喘，血溢血泄，鼽嚏，目赤眦疡，寒厥入胃，心痛腰痛腹大，嗌干肿上。岁半之前，天气少阴君火主之。少阴有本标之化，寒热得中，则其气和。岁半之后，地气阳明燥金主之。阳明不从标本，而以中气为化，燥湿相半，则其化平。是岁平金而无胜复。不取化源，唯资岁胜，折其郁气，无使暴过而生其病。岁宜以咸寒调其上，以酸温安其下，以辛温调其中。食白丹之谷，以全真气；食间气之谷，以辟虚邪。运同地气，化宜多用温热。司气以凉，用凉远凉。此其道也。

初之气，自己巳年大寒日申初，至是岁春分日午初，凡六十日八十七刻半。主位少角木，客气太阳水，中见金运。风寒燥三气，奉少阴之政，以行春令。地气迁，燥将去，寒乃始，蛰复藏，水乃冰，霜复降，风乃至，阳气郁。民反周密，关节禁固，腰脽痛，炎暑将起，中外疮疡。此太阳之客也。法宜以苦补之，以咸泻之，以苦坚之，以辛润之；岁谷用丹，间谷用稷，乃无寒邪之害。

二之气，自春分日午正，至小满日辰正，凡六十日有奇。主位太徵火，客气厥阴木，中见金运。风火燥同奉少阴之政，以行舒荣之化。木火相得，阳气布，风乃行，春气以正，万物应荣，寒气时至，民乃和。其病淋，目暝目赤，气郁于上而热。此厥阴之客也。法宜以辛补之，以酸泻之，以甘缓之；岁谷用丹，间谷用稻^②，乃无风邪之害。

三之气，自小满日巳初，至大暑日卯初，凡六十日有奇。主位太徵火，客气少阴火，中见金运，天政之所布也。火居火位，大火行，庶类蕃鲜，寒气时至。民病气厥心痛，寒热更作，咳喘

---

① 争：明抄本、乾隆本、日本抄本、文瑞楼本同，《素问·六元正纪大论》此前有"凌犯"。

② 稻：明抄本、乾隆本、文瑞楼本同，日本抄本作"稷"。

目赤。宜治少阴之客，以咸补之，以甘泻之，以酸收之；岁谷用丹，间谷用豆，乃无热邪之害。

四之气，自大暑日卯正，至秋分日丑正，凡六十日有奇。主位少宫土，客气太阴土，中见金运。土得其位，与金相和，奉阳明之令而行顺化。溽暑至，大雨时行，寒热互至。民病寒热，嗌干，黄瘅，鼽衄，饮发。此太阴之客也。法宜以甘补之，以苦泻之，以甘缓之；岁谷用白，间谷用麻，乃无湿邪之害。

五之气，自秋分日寅初，至小雪日子初，凡六十日有奇。主位太商金，客气少阳火，中见金运。岁金虽得位，而客气少阳用事，畏火临。暑反至，阳乃化，万物乃生、乃长荣，民乃康，其病温。宜调少阳之客，以咸补之，以甘泻之，以咸软之；岁谷用白，间谷用豆，乃无火邪之害。

终之气，自小雪日子正，至大寒日戌正，凡六十日有奇。主位少羽水，客气阳明金，中见金运。金气①相符，与水相得，而为平气。亦岁之司气。故燥令行，余火内格，民病肿于上，咳喘，甚则血溢，寒气数举，则雾霿②翳，病生皮腠，内舍于胁，下连少腹而作寒中。宜治阳明之客，以酸补之，以辛泻之，以苦泄之；岁谷用白，间谷用黍，乃无燥邪之害。是气也，司气以凉，用凉无犯，是谓至治。

辛未岁

太阴湿土司天，太阳寒水在泉，中见少羽水运。岁水不及，气化运行后天。涸流之纪，曰上宫与正宫同，是岁天气平。又少羽下加太阳，不及而加同岁会。凡岁会为行令，此运化亦平也。诸同正岁，气化运行同天，岁运既平，命曰静顺之纪。藏而勿害，治而善下，五化咸整，其气明，其性下，其用沃衍，其化凝坚，

---

① 金气：日本抄本、文瑞楼本同，明抄本、乾隆本作"气运"。

② 雾霿：明抄本、乾隆本、文瑞楼本同，日本抄本作"雾霜"，《素问·六元正纪大论》作"霿雾"。

水运不及

同岁

会年

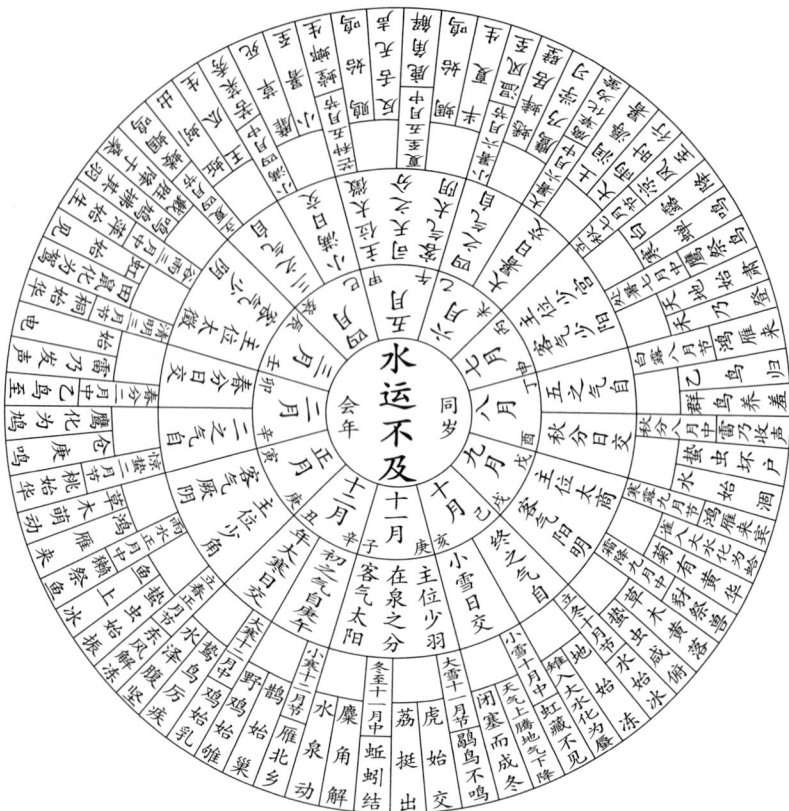

其政流演①，其候凝肃，其令寒，其类水，其应冬，其谷豆，其果栗，其实濡，其虫鳞，其畜彘，其色黑，其味咸，其音羽，其数六。其在人也，其脏为肾，其主二阴，其养骨髓，其病厥。此岁运之所主也。天地之气，上见太阴，左间少阳，右间少阴，故地气上腾而其政肃；下见太阳，左间厥阴，右间阳明，故天气下降而其令寂。阴专其政，阳气退辟，大风时起，原野昏霧②，白埃四起，云奔南极，寒雨数至，物成于差夏，湿寒合德，黄黑埃昏，流行气交，上应镇星、辰星，其谷黅玄。故阴凝于上，寒积于下，

① 演：水长流。《说文·水部》："演，长流也。"段玉裁注："演之言引也，故为长远之流。"

② 霧：乾隆本、文瑞楼本及《素问·六元正纪大论》同，明抄本、日本抄本作"雾"。

寒水胜火，则为冰雹，阳光不治，杀气乃行。民病寒湿，腹满，身膹愤，胕肿痞逆，寒厥，拘急。故有余宜高，不及宜下；有余宜晚，不及宜早。土之利，气之化也，民气亦从之，间谷命太徵太商之谷①。岁气既平，不取化源，惟折其水郁之气，无使邪胜。食黅玄之谷，以全其真；食间气之谷，以保其精。岁宜以苦热调上，以苦②热调下，以苦和调中，燥之温之。岁半之前，天气太阴主之，太阴所至为云雨，其化从本。当其时，多行雨湿化者，太阴之政也。岁半之后，地气太阳主之，太阳所至为寒雾，其化从本从标。当其时，寒气至而热气应者，地气之平③也。

初之气，自庚午岁大寒日亥初，至是年春分日酉初，凡六十日八十七刻半。主位少角木，客气厥阴木，中见水运。木当其位，水运统之，奉太阴之政，而行春令。地气迁，寒乃去，春气正，风乃来，生布，万物以荣，民气条舒，风湿相薄，雨乃后。民病血溢，筋络拘强，关节不利，身重筋痿。宜治厥阴之客，以辛补之，以酸泻之，以甘缓之；岁谷用黅，间谷用稻，乃无客风之害。

二之气，自春分日酉正，至小满日未正，凡六十日有奇。主位太徵火，客气少阴火，中见水运。奉太阴之政，以行舒荣之化。大火正，物承化，民乃和。其病温厉盛行，远近咸若。湿蒸相薄，雨乃时降。宜治少阴之客，以咸补之，以甘泻之，以酸收之；岁谷用黅，间谷用豆，乃无客热之害。

三之气，自小满日申初，至大暑日午初，凡六十日有奇。主位太徵火，客气太阴土，中见水运。天政所布，湿气降，地气腾，雨乃时降，寒乃随之。感于寒湿，民病身重胕肿，胸腹满。宜治太阴之客，以甘补之，以苦泻之，以甘缓之；岁谷用黅，间谷用麻，乃无湿邪之害。

四之气，自大暑日午正，至秋分日辰正，凡六十日有奇。主

---

① 太徵太商之谷：乾隆本、日本抄本、文瑞楼本同，明抄本脱，《素问·六元正纪大论》作"其太"。

② 苦：日本抄本、文瑞楼本同，明抄本脱，乾隆本作"甘"。

③ 平：日本抄本、文瑞楼本同，明抄本脱，乾隆本作"升"。

位少宫土，客气少阳火，中见水运。火土相得，奉太阳之令，畏火临。溽蒸化，地气腾，天气否隔，寒风晓暮，蒸热相薄，草木凝烟，湿化不流，则白露阴布，以成秋令。民病腠理热，血暴溢，疟，心腹满热胪胀，甚则胕肿。宜治少阳之客，以咸补之，以甘泻之，以咸软之；岁谷用玄，间谷用豆，乃无热邪之害。

五之气，自秋分日巳初，至小雪日卯初，凡六十日有奇。主位太商金，客气阳明金，中见水运。惨令已行，寒露下，霜乃早降，草木黄落。寒气及体，君子周密，民病皮腠。宜治阳明之客，以酸补之，以辛泻之，以苦泄之；岁谷用玄，间谷用黍，乃无客燥之害。

终之气，自小雪日卯正，至大寒日丑正，凡六十日有奇。主位少羽水，客气太阳水，中见水运。寒大举，湿大化，霜乃积，阴乃凝，水坚冰，阳光不治。感于寒，则病人关节禁固，腰脽痛，寒湿持于气交而为疾也。宜治太阳之客，以苦补之，以咸泻之，以苦坚之，以辛润之；岁谷用玄，间谷用稷，乃无客寒之害。

是岁行平气之化，岁会为行令，无淫气胜复，惟行德化政令。然土为天气，水为地气，水土虽睦，而运化不及，湿土在上，天气刑之。或有湿邪害人，其气亦微。《内经》所谓中行令者，其病徐而持也。

壬申岁

少阳相火司天，厥阴风木在泉，中见太角木运。岁木太过，气化运行先天。太角下加厥阴，太过而加同天符，天符为执法，平木之化也，命曰敷和之纪。木德周行，阳舒阴布，五化宣平，其气端，其性随，其用曲直，其化生荣，其政发散，其候温和，其类草木，其物中坚，其应春，其谷麻，其果李，其实核，其虫毛，其畜犬，其色苍，其味酸，其音角，其数八。其在人也，其脏肝，其主目，其养筋，其病里急支满。此岁运所主也。天地之气，上见少阳，左间阳明，右间太阴，故天气正而其政严；下见厥阴，左间少阴，右间太阳，故地气扰而其令挠。风乃暴举，木

（圆图中央）木运太过

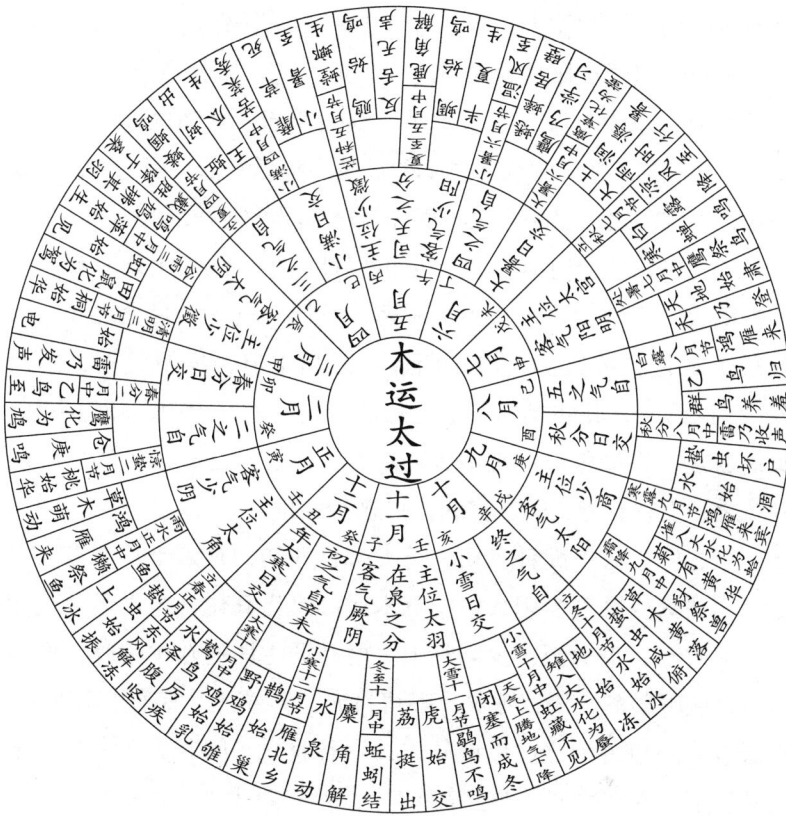

偃沙飞，炎火乃流，阴行阳化，雨乃时应，火木同德，上应荧惑、岁星，其谷丹苍。风热参布，云物沸腾，太阴横流，寒乃时至，凉雨并起。民病寒中，外发疮疡，内为泄满。圣人遇之，和而不争。往复之作，民病寒热疟泄，聋瞑，呕吐，上怫肿色变。岁半之前，天气少阳主之。少阳所至为炎暑，其化从本。当其时，火化盛行，风气应之，候乃和。岁半之后，地气厥阴主之，厥阴所至为风府，其化不从标本，而以中气为化。当其时，风从火化者，厥阴之中也。是岁运化既平，不取化源，唯赞所不胜，则暴过不生，苛疾不起。岁宜以咸寒调上，以辛凉调下，以酸和调中，渗之、泄之、渍之、发之。运同风热，宜多寒化，司气以温，用温远温，治之常也。

初之气，自辛未年大寒日寅初，至是岁春分日子初，凡六十日八十七刻半。主位太角木，客气少阴火，中见木运。木火相得，运当其位，以奉少阳之政而行春令。地气迁，风胜乃摇，寒乃去，候乃大温，草木早荣，寒来不杀。温病乃起，其病气怫于上，血溢目赤，咳逆头痛，血伤[1]胁满，肤腠中疮。宜治少阴之客，以咸补之，以甘泻之，以酸收之；岁谷宜丹，间谷宜豆，则热不为邪。

二之气，自春分日子正，至小满日戌正，凡六十日有奇。主位少徵火，客气太阴土，中见木运。风湿之气，奉畏火之政，以行舒荣之化。火反郁，白埃四起，云趋雨府，风不胜湿，雨乃零[2]。民乃康，其病热郁于上，咳逆呕吐，疮发于中，胸嗌不利，头痛身热，昏愦脓疮。宜治太阴之客，以甘补之，以苦泻之，以甘缓之；岁谷宜丹，间谷宜麻，则湿不为邪。

三之气，自小满日亥初，至大暑日酉初，凡六十日有奇。主位少[3]徵火，客气少阳火，中见木运。火当其位，与木运之气相得。天政布，炎暑至，少阳临上。雨乃涯，民病热中聋瞑，血溢脓疮，咳呕衄鼽，渴，嚏欠，喉痹目赤，善暴死。宜治少阳之客，以咸补之，以甘泻之，以咸软之；岁谷宜丹，间谷宜豆，则火不为邪。是岁木气适平，不至横暴。

四之气，自大暑日酉正，至秋分日未正，凡六十日有奇。主位太宫土，客气阳明金，中见木运。凉乃至，炎暑间化，白露降，民气和平，其病满身重。宜治阳明之客，以酸补之，以辛泻之，以苦泄之；岁谷宜苍，间谷宜黍，则燥不为邪。

五之气，自秋分日申初，至小雪日午初，凡六十日有奇。主位少商金，客气太阳水，中见木运。阳乃去，寒乃来，雨乃降，气门乃闭，刚木早凋。民避寒邪，君子周密。宜治太阳之客，以苦补之，以咸泻之，以苦坚之，以辛润之；岁谷宜苍，间谷宜稷，

---

[1] 伤：乾隆本、日本抄本、文瑞楼本同，明抄本及《素问·六元正纪大论》作"崩"。

[2] 零：日本抄本、文瑞楼本及《素问·六元正纪大论》同，明抄本、乾隆本作"淋"。

[3] 少：乾隆本、日本抄本、文瑞楼本同，明抄本作"太"。

则寒不为邪。

终之气，自小雪日午正，至大寒日辰正，凡六十日有奇。主位太羽水，客气厥阴木，中见木运。太角下加厥阴之时，运与气符，其化和平，又居水位，水木相得，其化乃顺。地气正，风乃至，万物反生，霜雾以行。其病关闭不禁，心痛，阳气不藏而咳。气有所承，不能无侮，所谓邪中执法也。经曰中执法者，其病速而危。宜治厥阴之客，以辛补之，以酸泻之，以甘缓之；岁谷宜苍，间谷宜稻，则风不为邪。此一气，司气以温，用温无犯，是谓至治。

癸酉岁

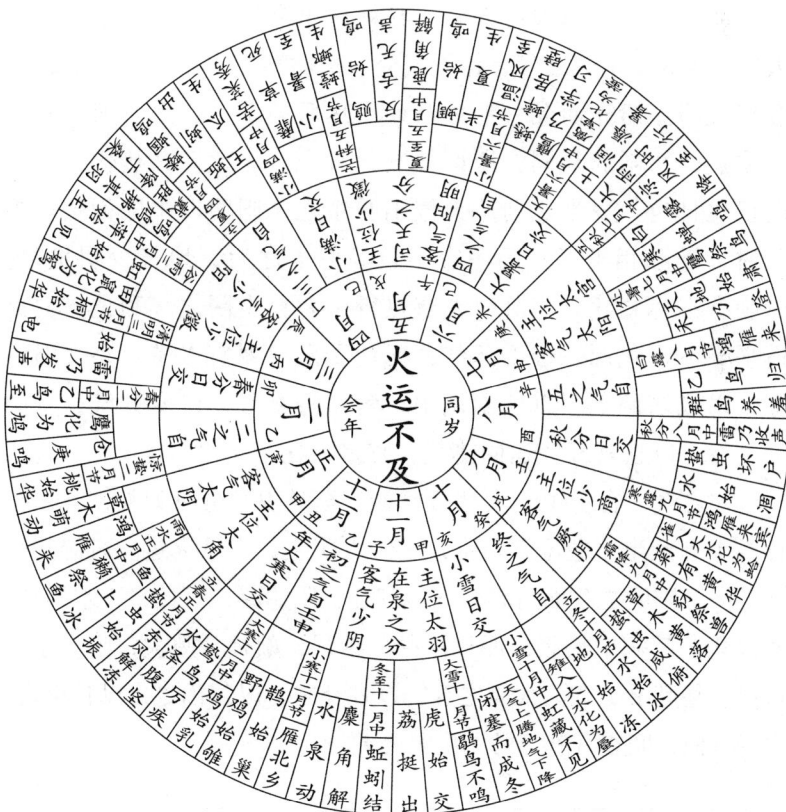

阳明燥金司天，少阴君火在泉，中见少徵火运。岁火不及，气化运行后天。伏明之纪，曰上商与正商同，言天气平也。《六元

正纪》曰：少徵下①加少阴，不及而加同岁会。言岁运平也。诸同正岁，气化运行同天。上见天气平，下见运火平，火气之平，命曰升明之纪。正阳而治，德施周普，五化均衡，其气高，其性速，其用燔灼，其化蕃茂，其政明曜，其候炎暑，其类火，其应夏，其谷麦，其果杏，其实络，其虫羽，其畜马，其色赤，其味苦，其物脉，其音徵，其数七。其在人也，其脏心，其主舌，其养血，其病瞑瘛。此岁运所主也。天地之气，上见阳明，左间太阳，右间少阳，故天气急而其政切；下见少阴，左间太阴，右间厥阴，故地气明而其令暴。阳专其令，炎暑盛行，物燥以坚，淳风乃治，风燥横运，流于气交，多阳少阴，云趋雨府，湿化乃敷，燥极而泽，其谷白丹，间谷命太者，其耗白甲品羽，金火合德，上应太白、荧惑。清热之气，持于气交。民病咳②、嗌塞，寒热发暴，振栗癃闭。清先而劲，毛虫乃死，热后而暴，介虫乃殃。岁运之化热，寒雨胜复同，所谓邪气化日也；燥化四，热化二，所谓正化日也。岁半之前，天气阳明主之，阳明以中气为化。当其时，燥湿相半者，阳明得中也。岁半之后，地气少阴主之，少阴有本标之化。当其时，寒热得中者，少阴之气和也。岁火适平，不资化源，惟安运气，无使受邪。岁宜以苦、小③温调上，以咸寒调下，以咸温调中。食白丹之谷，以安其气；食间气之谷，以去其邪。运同热气，宜多天化。治之常也。

初之气，自壬申年大寒日巳初，至是岁春分日卯初，凡六十日八十七刻半。主位太角木，客气太阴土，中见火运。风湿热三气，同奉阳明之政而行春令。地气迁，阴始凝，气始肃，水乃冰，寒雨化。其病中热胀，面目浮肿，善眠，衄衊，嚏欠，呕，小便黄赤，甚则淋。宜治太阴之客，以甘补之，以苦泻之，以甘缓之；岁谷宜白，间谷宜麻，乃无湿邪之害。

---

① 下：日本抄本、文瑞楼本同，明抄本、乾隆本此前有"运"。
② 咳：明抄本、日本抄本、文瑞楼本及《素问·六元正纪大论》同，乾隆本此后有"喘"。
③ 小：日本抄本、文瑞楼本同，明抄本、乾隆本作"辛"。

二之气，自春分日卯正，至小满日丑正，凡六十日有奇。主位少徵火，客气少阳火，中见火运，三火相符，以行舒荣之化。阳乃布，民乃舒，物乃生荣，厉大至，民善暴死。是岁火气平，厉虽至，民亦无害。宜治少阳之客，以咸补之，以甘泻之，以咸软之；岁谷用白，间谷用豆，乃无火邪之害。是气也，司气以热，用热无犯。

三之气，自小满日寅初，至大暑日子初，凡六十日有奇。主位少徵火，客气阳明金，中见火运，金居火位。天政布，凉乃行，燥热交合，燥极而泽，民病寒热。宜治阳明之客，以酸补之，以辛泻之，以苦泄之；岁谷用白，间谷用黍，乃无燥邪之害。

四之气，自大暑日子正，至秋分日戌正，凡六十日有奇。主位太宫土，客气太阳水，中见火运。寒湿之气，下奉少阴之令。寒雨降，病暴仆振栗，谵妄少气，嗌干引饮，及为心痛、痈肿疮疡、疟寒之疾，骨痿血便。宜治太阳之客，以苦补之，以咸①泻之，以苦坚之，以辛润之；岁谷用丹，间谷用稷，乃无寒邪之害。

五之气，自秋分日亥初，至小雪日酉初，凡六十日有奇。主位少商金，客气厥阴木，中见火运。春令反行，草乃生荣，民气和。宜调厥阴之客，以辛补之，以酸泻之，以甘缓之；岁谷用丹，间谷用稻，自无风邪之害。

终之气，自小雪日酉正，至大寒日未正，凡六十日有奇。主位太羽水，客气少阴火，中见火运。少徵与少阴相加，火气符会，而为行令。阳气布，候反温，蛰虫来见，流水不冰，民乃康平，其病温。宜治少阴之客，以咸补之，以甘泻之，以酸收之；岁谷用丹，间谷用豆，乃无热邪之害。是岁气运适平，若有邪气，则中行令。中行令者，其病徐而持也。

卷第一之中

甲戌岁　乙亥岁　丙子岁　丁丑岁　戊寅岁　己卯岁　庚辰岁　辛巳岁　壬午岁　癸未岁

---

① 咸：明抄本、日本抄本、文瑞楼本及《素问·至真要大论》同，乾隆本作“酸”。

甲戌岁

（图：甲戌岁运气图。中央"土运太过"，"同天符""岁会""土运临戌"等；外圈载二十四节气、七十二候、司天太阳寒水、在泉太阴湿土、客气、主气、主运、客运等。）

太阳寒水司天，太阴湿土在泉，中见太宫土运。岁土太过，气化运行先天。太宫下加太阴，太过而加同天符。又土运临戌，是谓岁会，气之平也。平土之岁，命曰备化之纪。气协天休[1]，德流四政[2]，五化齐修，其气平，其性顺，其用高下，其化丰满，其政安静，其候溽蒸，其令湿，其类土，其应长夏，其谷稷，其果枣，其实肉，其虫倮，其畜牛，其物肤，其色黄，其味甘，其音

---

[1] 气协天休：《类经》卷二十五第十三注《素问·五常政大论》曰："顺成天化而济其美也。"

[2] 德流四政：王冰注《素问·五常政大论》："土之德静，分助四方，赞成金木水火之政。"

宫，其数五。其在人也，其脏脾，其主口，其养肉，其病否。此岁运所主也。天地之气，上见太阳，左间厥阴，右间阳明，故天政所布其气肃；下见太阴，左间少阳，右间少阴，故地气静而其令徐。水土合德，上应辰星、镇星，其谷玄黅。寒临太虚，其政大举，阳气不令，泽无阳焰，则火发待时，少阳中治，时雨乃涯，止极雨散，还于太阴，云朝北极，湿化乃布，泽流万物，寒敷于上，雷动于下，寒湿之气，持于气交。民病寒湿发，肌肉萎，足痿不收，濡泻血溢。岁半之前，天气太阳主之。太阳有本标之化，寒政大举，热气时应者，天气得中也。岁半之后，地气太阴主之。太阴之化从本，雨湿甚者，地气之应也。寒化六，湿化五，是为正化之日。倮虫育，鳞虫静，是为岁物所宜；燥毒不生，鳞虫不成，其味咸，其气热，是为地气所制。平土之岁，本不资化源，运与地气临于戌，岁土气盛。先资化源，以助于水。所谓抑其运气，扶其不胜，无使暴过而生其疾也。食玄黅之谷，以全其真；避岁之虚邪，以安其正。以苦热调上，以苦温调下，运土在中，亦以苦温调之。运同寒湿，化宜燥热。治之常也。

初之气，自癸酉年大寒日申初，至是岁春分日午初，凡六十日八十七刻半。主位太角木，客气少阳火，中见土运。少阳中治，以行春令，地气迁，气乃大温，草乃早荣。民乃厉，温病乃作，身热头痛，呕吐，肌腠疮疡。宜治少阳之客，以咸补之，以甘泻之，以咸软之；岁谷宜玄，间谷宜豆，则火不为邪。

二之气，自春分日午正，至小满日辰正，凡六十日有奇。主位少徵火，客气阳明金，中见土运。金土相和，大凉反至，民乃惨，草乃遇寒，火气遂抑，民病气郁中满，寒乃始。宜治阳明之客，以酸补之，以辛泻之，以苦泄之；岁谷宜玄，间谷宜黍，则燥不为邪。

三之气，自小满日巳初，至大暑日卯初，凡六十日有奇。主位少徵火，客气太阳水，中见土运。天政布，寒气行，雨乃降。民病寒反热中，痈疽注下，心热瞀闷，不治者死。宜治太阳之客，以苦补之，以咸泻之，以苦坚之，以辛润之；岁谷宜玄，间谷宜稷，则寒不为邪。

四之气，自大暑日卯正，至秋分日丑正，凡六十日有奇。主位太宫土，客气厥阴木，中见土运。岁土得位，风气居之，风湿交争，风化为雨，乃长、乃化、乃成。民病大热少气，肌肉萎，足痿，注下赤白。宜治厥阴之客，以辛补之，以酸泻之，以甘缓之；岁谷宜黅，间谷宜稻，则风不为邪。

五之气，自秋分日寅初，至小雪日子初，凡六十日有奇。主位少商金，客气少阴火，中见土运。火能生土，土能生金，气位相和，阳复化，草乃长、乃化、乃成，民乃舒。宜调少阴之客，以咸补之，以甘泻之，以酸收之；岁谷宜黅，间谷宜豆，则热不为邪。

终之气，自小雪日子正，至大寒日戌正，凡六十日有奇。主位太羽水，客气太阴土，中见土运，气与运符会。地气正，湿令行，阴凝太虚，埃昏郊野，民乃惨凄，寒风以至，反者孕乃死。宜治太阴之客，以甘补之，以苦泻之，以甘缓之；岁谷宜黅，间谷宜麻，则湿不为邪。是气也，不可犯凉，司气以凉故也。岁气虽平，或有邪气，则中执法。经曰中执法者，其病速而危也。

乙亥岁

厥阴风木司天，少阳相火在泉，中见少商金运。岁金不及，气化运行后天。上角与正角同，诸同正岁，气化运行同天。厥阴在上，左间少阴，右间太阳，故天气扰而其政挠；少阳在下，左间阳明，右间太阴，故地气正而其令速。风生高远，炎热从之，云趋雨府，湿化乃行，风火同德，上应岁星、荧惑，其谷苍丹，间谷言太宫太羽者①，其耗文角品羽。风燥火热，胜复更作，蛰虫来见，流水不冰，热病行于下，风病行于上，风燥胜复形于中，热化寒化胜复同，所谓邪气化日也。风化八，清化四，火化二，

金运不及

十一月 十二月 正月 二月 三月 四月 五月 六月 七月 八月 九月 十月

子 丑 寅 卯 辰 巳 午 未 申 酉 戌 亥

所谓正化度也。毛虫静，羽虫育，是乃岁物所宜；介虫耗，毛虫不育，寒毒不生，是乃地气所制。然木为天气，火为地气，金运在中，地气胜运，运化胜天，其化不纯，天气虚，地气盈。宜资化源，以助木气；兼赞岁运，无使邪胜。岁半之前，天气厥阴主之，厥阴以中气为化。当是时，风从火化者，天气之和也。若风淫所胜，则太虚埃昏，云物以扰，寒生春气，流水不冰。民病胃脘当心而痛，上支两胁，膈咽不通，饮食不下，舌本强，食则呕，冷泄腹胀溏泄，瘕水闭，病本于脾，诊在足冲阳之脉。法宜平以辛凉，佐以苦甘，以甘缓之，以酸泻之。岁半之后，地气少阳主之，少阳之化从本。若火淫于内，则焰明郊野，寒热更至。民病注泄赤白，少腹痛，溺赤，甚则血便。法宜治以咸冷，佐以苦辛，以酸收之，以苦发之。岁运之化，金不及①，是谓折收。收气乃后，生气乃扬，长化合德，火政乃宣。庶类以蕃，其气扬，其用躁②切，其化兼所不胜。夏有光显郁蒸之令，则冬有严凝整肃之应；若夏有炎烁燔燎之变，则秋有冰雹霜雪之复。其眚西。其病内舍膺胁肩背，外在皮毛，复则寒雨暴至，阴厥且格，阳反上行，头脑户痛，延及囟顶发热，甚则心痛。治宜以酸和调中。

初之气，自甲戌年大寒日亥初，至是岁春分日酉初，凡六十日八十七刻半。主位太角木，客气阳明金，中见金运。气与运同，居于木位，与厥阴交司而行春令，金木气齐，寒始肃，杀气方至，民病寒于右之下。宜治阳明之客，以酸补之，以辛泻之，以苦泄之；岁谷宜苍，间谷宜黍。是气也，司气以凉，用凉无犯。

二之气，自春分日酉正，至小满日未正，凡六十日有奇。主位少徵火，客气太阳水，中见金运。金水相得，寒不去，华雪水冰，杀气施化，霜乃降，名草上焦，寒雨数至，阳复化，民病热于中。宜治太阳之客，以苦补之，以咸泻之，以苦坚之，以辛润之。岁谷宜苍，间谷宜稷。

三之气，自小满日申初，至大暑日午初，凡六十日有奇。主位少徵火，客气厥阴木，中见金运。火胜金，金胜木，其化不纯，天政布，风乃时举。民病泣出，耳鸣掉眩。宜治厥阴之客，以辛补之，以酸泻之，以甘缓之。岁谷宜苍，间谷宜稻。

四之气，自大暑日午正，至秋分日辰正，凡六十日有奇。主位太宫土，客气少阴火，中见金运。又值在泉少阳交司之时，溽暑至，湿热相薄，争于左之上。民病黄瘅而为胕肿。宜治少阴之客，以咸补之，以甘泻之，以酸收之。岁谷宜丹，间谷宜豆。

五之气，自秋分日巳初，至小雪日卯初，凡六十日有奇。主

---

① 及：日本抄本、文瑞楼本同，明抄本、乾隆本此后有"纪日从革"。
② 躁：乾隆本、日本抄本、文瑞楼本及《素问·五常政大论》同，明抄本作"燥"。

位少①商金，客气太阴土，中见金运。岁运之金得位，与土相和，其化燥湿更胜，沉阴乃布，寒气及体，风雨乃行。宜调太阴之客，以甘补之，以苦②泻之，以甘缓之。岁谷宜丹，间谷宜麻。

终之气，自小雪日卯正，至大寒日丑正，凡六十日有奇。主位太羽水，客气少阳火，中见金运。畏火司令，阳乃大化，蛰虫出见，流水不冰，地气大发，草乃生，人乃舒，其病温厉。宜治少阳之客，以咸补之，以甘泻之，以咸软之。岁谷宜丹，间谷宜豆。

六气之常也。岁气之化，天气胜者，阳明复之；地气胜者，太阳复之。其治各以其胜复法。

丙子岁

少阴君火司天，阳明燥金在泉，中见太羽水运。岁水太过，气化运行先天，水运临子，是谓岁会，气之平也。平水之岁，命曰静顺之纪。藏而勿害，治而善下，五化咸整，其气明，其性下，其用沃衍，其化凝坚，其政流演，其候凝肃，其令寒，其类水，其应冬，其谷豆，其果栗，其实濡，其虫鳞，其畜彘，其色黑，其味咸，其物濡，其音羽，其数六。其在人也，其脏肾，其主二阴，其养骨髓，其病厥。此岁运之化也。天地之气，上见少阴，左间太阴，右间厥阴，故天政所布其气明；下见阳明，左间太阳，右间少阳，故地气肃而其令切。交司之气以寒交暑，天地之气以热加燥。云驰雨府，湿化乃行，时雨乃降，金火合德，上应荧惑、太白，其谷丹白。水火寒热，持于气交，而为病始。热病生于上，清病生于下，寒热相③犯而争于中。民病咳喘，血溢血泄，鼽嚏，目赤眦疡，寒厥入胃，心痛腰痛腹大，嗌干肿上。盖火为天气，

---

① 少：原作"小"，文义不顺，据明抄本、乾隆本、日本抄本、文瑞楼本改。

② 苦：明抄本、日本抄本、文瑞楼本及《素问·至真要大论》同，乾隆本作"辛"。

③ 相：明抄本、乾隆本、日本抄本、文瑞楼本同，《素问·六元正纪大论》作"凌"。

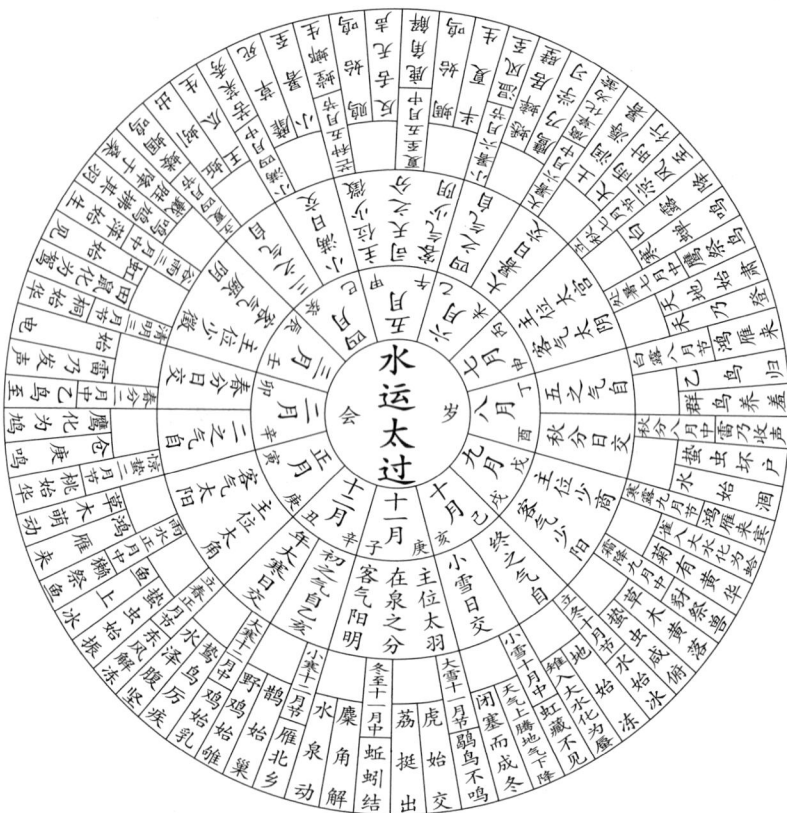

金为地气，水运在中。热化二，寒化六，清化四，正化度也。羽虫静，介虫育，岁物之宜也；毛虫耗，羽虫不成，湿毒不生，地气制之也。燥热①相加，天气盈，地气虚，岁有平水。不取化源，唯抑运气，资其岁胜，无使暴过而生病也。食丹白之谷，以全真气；食间气之谷，以辟虚邪。味宜以咸寒调上，以酸温②安下。运同地气，宜以温热化。岁半之前，天气少阴主之，少阴有本标之化，其应寒热得中。岁半之后，地气阳明主之，阳明以中气为化，其应湿燥相半。当其时而至者为平和，非其时而至者为淫胜。

初之气，自乙亥年大寒日寅初，至是岁春分日子初，凡六十

① 热：日本抄本、文瑞楼本同，明抄本、乾隆本作"湿"。
② 温：乾隆本、日本抄本、文瑞楼本同，明抄本作"寒"。

日八十七刻半。主位太角木，客气太阳水，中见水运。气与运同，以居木^①位，水木相和，奉少阴之政而行春令。地气迁，燥将去，寒乃始，蛰复藏，水乃冰，霜复降，风乃至，阳气郁。民反周密，关节禁固，腰脽痛，炎暑将起，中外疮疡。宜治太阳之客，以苦补之，以咸泻之，以苦坚之，以辛润之；岁谷食丹，间谷食稷，则寒不为邪。是气也，用寒远寒，无犯司气之寒。

二之气，自春分日子正，至小满日戌正，凡六十日有奇。主位少徵火，客气厥阴木，中见水运。水木相得，阳气布，风乃行，春气以正，万物应荣，寒气时至，民乃和。其病淋，目瞑目赤，气郁于上而热。宜治厥阴之客，以辛补之，以酸泻之，以甘缓之；岁谷食丹，间谷食稻，则风不为邪。

三之气，自小满日亥初，至大暑日酉初，凡六十日有奇。主位少徵火，客气少阴火，中见水运。火居火位，岁水间^②之。天政布，大火行，庶类蕃鲜，寒气时至。民病气厥心痛，寒热更作，咳喘目赤。宜治少阴之客，以咸补之，以甘泻之，以酸收之；岁谷食丹，间谷食豆，则热不为邪。

四之气，自大暑日酉正，至秋分日未正，凡六十日有奇。主位太宫土，客气太阴土，中见水运，土居其位。溽暑至，大雨时行，寒热互至。民病寒热，嗌干，黄瘅，衄衊，饮发。宜治太阴之客，以甘补之，以苦泻之，以甘缓之；岁谷食白，间谷食麻，则湿不为邪。

五之气，自秋分日申初，至小雪日午初，凡六十日有奇。主位少商金，客气少阳火，中见水运，畏火临。暑反至，阳乃化，万物乃生、乃长荣，民乃康，其病温。岁水制之，其病乃微。宜治少阳之客，以咸补之，以甘泻之，以咸软之；岁谷食白，间谷食豆，则火不为邪。

终之气，自小雪日午正，至大寒日辰正，凡六十日有奇。主

---

① 木：乾隆本、日本抄本、文瑞楼本同，明抄本作"水"。
② 间：日本抄本、文瑞楼本同，明抄本、乾隆本作"制"。

位太羽水，客气阳明金，中见水运。水当其位，与金相和。燥令行，余火内格，肿^①于上，咳喘，甚则血溢，寒气数举，则雾霿翳。病生皮腠，内舍于胁^②，下连少腹而作寒中，地将易也。宜治阳明之客，以酸补之，以辛泻之，以苦泄之；岁谷食白，间谷食黍，则燥不为邪。

是岁也，水气之平，由于^③岁会。岁会为行令，邪或中之，民有持久之病。经所谓中行令者，其病徐而持也。

丁丑岁

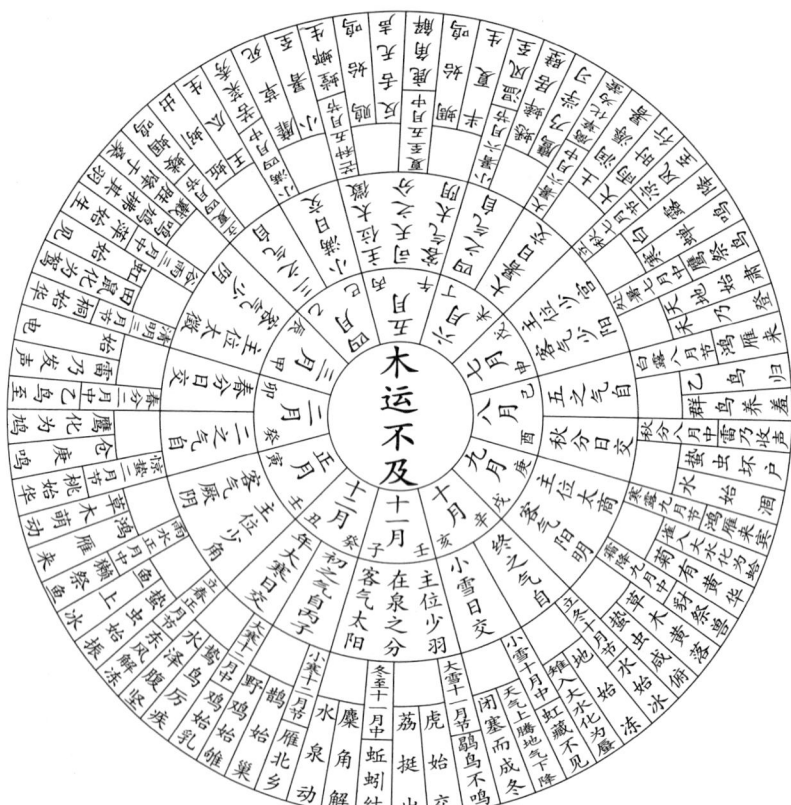

① 肿：日本抄本、文瑞楼本及《素问·六元正纪大论》同，明抄本、乾隆本此前有"民病"。

② 胁：明抄本、乾隆本、文瑞楼本及《素问·六元正纪大论》同，日本抄本作"肠"。

③ 由于：乾隆本、日本抄本、文瑞楼本同，明抄本作"而为"。

太阴湿土司天，太阳寒水在泉，中见少角木运。岁木不及，气化运行后天。委和之纪，曰上宫与正宫同，诸同正岁，气化运行同天，此言天气平也。天地之气，上见太阴，左间少阳，右间少阴，故地气上腾而其政肃；下见太阳，左间厥阴，右间阳明，故天气下降而其令寂。阴专其政，阳气退辟，大风时起，原野昏霿，白埃四起，云奔南极，寒雨数至，物成于差夏，湿寒合德，上应镇星、辰星，其谷黅玄。故阴凝于上，寒积于下，寒水胜火，则为冰雹，阳光不治，杀气乃行。民病寒湿，腹满，身䐜膹，胕肿痞逆，寒厥拘急。清化热化胜复同，邪气化度也。雨化五，风化三，寒化一，正化度也。岁物所宜，则倮虫静，鳞虫育；地气所制，则羽虫耗①，热毒不生。故有余宜高，不及宜下；有余宜晚，不及宜早。土之利，气之化也，民气亦从之。间谷命太徵太商者②。然土为天气，水为地气，土胜水，天气盈，地气虚。宜取化源，以平土气；益其岁气，无使邪胜。食黅玄之谷，以全其真；食间气之谷，以保其精。以苦燥之温之，甚则发之泄之。不发不泄，则湿气外溢，肉溃皮拆而水血交流。必赞其阳火，令御甚寒，从气之异③，少④其判也。岁半之前，天气太阴主之，太阴所至其令湿。若湿淫所胜，则沉阴且布，雨变枯槁。民病胕肿骨痛阴痹，阴痹者，按之不得，腰脊头项痛，时眩，大便难，阴气不用，饥不欲食，咳唾⑤则有血，心如悬，病本于肾，诊在足太溪之脉。法宜平以苦温，佐以甘辛，以汗为故而止。所谓丁丑岁，其化上苦温也。岁半之后，地气太阳主之，太阳所至其令寒。若寒淫于内，则凝肃惨栗。民病少腹控睾，引腰脊，上冲心痛，血见，嗌痛颔

---

① 耗：日本抄本、文瑞楼本同，明抄本、乾隆本此后有"倮虫不育"。
② 太徵太商者：乾隆本、日本抄本、文瑞楼本同，明抄本作"太者"，《素问·六元正纪大论》作"其太"。
③ 异：日本抄本、文瑞楼本同，明抄本、乾隆本及《素问·六元正纪大论》作"异同"。
④ 少：日本抄本、文瑞楼本同，明抄本、乾隆本及《素问·六元正纪大论》作"少多"。
⑤ 唾：乾隆本、日本抄本、文瑞楼本及《素问·至真要大论》同，明抄本作"吐"。

肿。法宜治以甘热，佐以苦辛，以咸泻之，以辛润之，以苦坚之。岁运之化，木不及，是谓胜生。生气不政，化气乃扬，长气自平，收令乃早，凉①雨时降，风云并兴，草木晚荣，苍干凋落，物秀而实，肤肉内充，其气敛，其用聚，其动緛戾拘缓②，其发惊骇，其化兼所不胜。春有鸣条律畅之化，则秋有雾露清凉之政；春有惨凄残贼之胜，则夏有炎暑燔烁之复。其眚东。其病内舍胠胁，外在关节，复则炎暑流火，民病寒热疮疡，痱疹痈痤。法宜调以辛温。

初之气，自丙子年大寒日巳初，至是岁春分日卯初，凡③六十日八十七刻半。主位少角木，客气厥阴木，中见木运，岁木当位。地气迁，寒乃去，春气正，风乃来，生布，万物以荣，民气条舒，风湿相薄，雨乃后。民病血溢，筋络拘强，关节不利，身重筋痿。宜调厥阴之客，以辛补之，以酸泻之，以甘缓之；岁谷宜食齡，间谷宜食稻，则风不为邪。是气也，司气以温，用温无犯。

二之气，自春分日卯正，至小满日丑正，凡六十日有奇。主位太徵火，客气少阴火，中见木运，火气当位。大火正，物承化，民乃和。其病温厉盛行，远近咸若。湿蒸相薄，雨乃时降。宜调少阴之客，以咸补之，以甘泻之，以酸收之；岁谷宜食齡，间谷宜食豆，则热不为邪。

三之气，自小满日寅初，至大暑日子初，凡六十日有奇。主位太徵火，客气太阴土，中见木运。木生火，火生土，其化顺，天政布，湿气降，地气腾，雨乃时降，寒乃随之。感于寒湿，则民病身重胕肿，胸腹满。宜治太阴之客，以甘补之，以苦泻之，以甘缓之；岁谷宜食齡，间谷宜食麻。虽有湿邪，不能为害。

四之气，自大暑日子正，至秋分日戌正，凡六十日有奇。主

---

① 凉：乾隆本、日本抄本、文瑞楼本及《素问·五常政大论》同，明抄本作"时"。

② 緛（ruǎn 软）戾拘缓：筋脉不和，拘挛屈曲或弛缓。緛，缩短，《玉篇·糸部》："緛，缩也。"戾，屈曲，《说文·犬部》："戾，曲也。从犬出户下。戾者，身曲戾也。"

③ 凡：原无，日本抄本、文瑞楼本同，据明抄本、乾隆本及前后文例补。

位少宫土，客气少阳火，中见木运。地气交司，畏火临。溽蒸化，地气腾，天气否隔，寒风晓暮，蒸热相薄，草木凝烟，湿化不流，则白露阴布，以成秋令。民病腠理热，血暴溢，疟，心腹满热胪胀，甚则胕肿。宜治少阳之客，以咸补之，以甘泻之，以咸软之；岁谷宜食玄，间谷宜食豆。虽有火邪，不能为害。

五之气，自秋分日亥初，至小雪日酉初，凡六十日有奇。主位太商金，客气阳明金，中见木运，金气得位。惨令已行，寒露下，霜乃早降，草木黄落，寒气及体，君子周密，民病皮腠。宜治阳明之客，以酸补之，以辛泻之，以苦泄之；岁谷宜食玄，间谷宜食黍，则燥不为邪。

终之气，自小雪日酉正，至大寒日未正，凡六十日有奇。主位少羽水，客气太阳水，中见木①运，水当其位。寒大举，湿大化，霜乃积，阴乃凝，水坚冰，阳光不治。感于寒，则病人关节禁固，腰脽痛，寒湿持于气交而为疾也。宜治太阳之客，以苦补之，以咸泻之，以苦坚之，以辛润之；岁谷宜食玄，间谷宜食稷，则寒不为邪。

此六气之常也。岁气之交，湿胜则有厥阴之复，寒胜则有太阴之复。其治各以其胜复之法。

戊寅岁

少阳相火司天，厥阴风木在泉，中见太徵火运。岁火太过，气化运行先天。太徵上临少阳，是谓天符之年。平火之岁，命曰升明之纪。正阳而治，德施周普，五化均衡，其气高，其性速，其用燔灼，其化蕃茂，其政明曜，其候炎暑，其令热，其类火，其应夏，其谷麦，其果杏，其实络，其虫羽，其畜马，其色赤，其味苦，其物脉，其音徵，其数七。其在人也，其脏心，其主舌，其养血，其病瞤瘛，此岁运之化也。天地之气，上见少阳，左间阳明，右间太阴，故天气正而其政严；下见厥阴，左间少

---

① 木：乾隆本、日本抄本、文瑞楼本同，明抄本作"水"。

火运太过

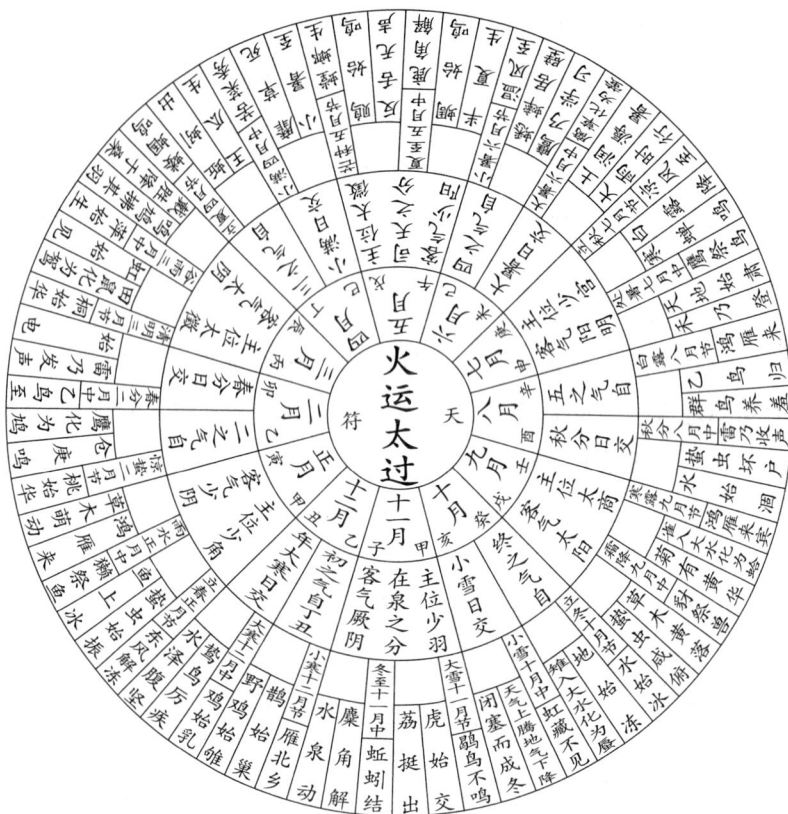

阴，右间太阳，故地气扰而其令挠。风乃暴举，木偃沙飞，炎火乃流，阴行阳化，雨乃时应，火木同德，上应荧惑、岁星，其谷丹苍。岁气之化，火化七，风化三，正化度也。羽虫静，毛虫育，岁物所宜也；倮虫耗，清毒不生，地气制之也。岁半之前，天气少阳主之。少阳所至为炎暑，其令喧者，少阳之政也。岁半之后，地气厥阴主之。厥阴所至为风府，风从火化者，厥阴之令也。风热参布，云物沸腾，太阴横流，寒乃时至，凉雨并起。民病寒中，外发疮疡，内为泄满。圣人遇之，和而不争。往复之作，民病寒热疟泄，聋瞑，呕吐，上怫肿色变。是岁火为天气，木为地气，风火相值，其气专，其化淳，又遇火运统之，运与天符，火化升明。先取化源，抑其运火，赞其金气，则暴过不生，苛疾不起。岁宜以咸寒调上，以辛凉调下，以甘和调中，渗之、泄之、渍之、

发之。运同风热，宜多寒化。治之常也。

初之气，自丁丑年大寒日申初，至是岁春分日午初，六十日八十七刻半。主位少角木，客气少阴火，中见火运，气与运同。地气迁，风胜乃摇，寒乃去，候乃大温，草木早荣，寒来不杀。温病乃起，其病气拂①于上，血溢目赤，咳逆头痛，血伤②，胁满，肤腠中疮。宜调少阴之客，以咸补之，以甘泻之，以酸收之。岁谷宜丹，间谷宜豆。

二之气，自春分日午正，至小满日辰正，凡六十日有奇。主位太徵火，客气太阴土，中见火运，湿土之客。火反郁，白埃四起，云趋雨府，风不胜湿，雨乃零，民乃康。其病热③郁于上，咳逆呕吐，疮发于中，胸嗌不利，头痛身热，昏愦脓疮。宜治太阴之客，以甘补之，以苦泻之，以甘缓之。岁谷宜丹，间谷宜麻。

三之气，自小满日巳初，至大暑日卯初，凡六十日有奇。主位太徵火，客气少阳火，中见火运。岁火当位，上为天符，下为司气。天政布，炎暑至，少阳临上，雨乃涯。民病热中聋瞑，血溢脓疮，咳呕鼽衄，渴，嚏欠，喉痹目赤，善暴死。是岁火气平，若有水气承之，即不至横暴。《经》曰相火之下水气承之、亢则害承乃制是也。宜调少阳之客，以咸补之，以甘泻之，以咸软之。岁谷宜丹，间谷宜豆。是气也，司气以热，用热远热。

四之气，自大暑日卯正，至秋分日丑正，凡六十日有奇。主位少宫土，客气阳明金，中见火运，金土相和。凉乃至，炎暑间化，白露降，民气和平，其病满身重。宜调阳明之客，以酸补之，以辛泻之，以苦泄之。岁谷宜苍，间谷宜黍。

---

① 拂：日本抄本、文瑞楼本同，明抄本、乾隆本及《素问·六元正纪大论》作"怫"。拂与"怫"义近，忿怒。《荀子·性恶》："若是则兄弟相拂夺矣。"王先谦集解引卢文弨曰："宋本作怫夺。"《大戴礼记·文王官人》："怒色拂然以侮，欲色呕然以偷。"

② 伤：乾隆本、日本抄本、文瑞楼本同，明抄本及《素问·六元正纪大论》作"崩"。

③ 热：乾隆本、日本抄本、文瑞楼本及《素问·六元正纪大论》同，明抄本此前有"温"。

五之气，自秋分日寅初，至小雪日子初，凡六十日有奇。主位太商金，客气太阳水，中见火运。火本胜金，水反制之，寒气为客。阳乃去，寒乃来，雨乃降，气门乃闭，刚木早凋。民避寒邪，君子周密。宜调太阳之客，以苦补之，以咸泻之，以苦坚之，以辛润之。岁谷宜苍，间谷宜稷。

终之气，自小雪日子正，至大寒日戌正，凡六十日有奇。主位少羽水，客气厥阴木，中见火运。火木同德，而行顺化。地气正，风乃至，万物反生，霜雾以行。其病关闭不禁，心痛，阳气不藏而咳。宜治厥阴之客，以辛补之，以酸泻之，以甘缓之。岁谷宜苍，间谷宜稻。是岁天符为执法，火气自平，若有邪气，则中执法，民有急卒之病。经所谓中执法者，其病速而危也。

己卯岁

阳明燥金司天，少阴君火在泉，中见少宫土运。岁土不及，气化运行后天。岁之气化，上见阳明，左间太阳，右间少阳，故天气急而其政切；下见少阴，左间太阴，右间厥阴，故地气明而其令暴。阳专其令，炎暑盛行，物燥以坚，淳风乃治，风燥横运，流于气交，多阳少阴，云趋雨府，湿化乃敷，燥极而泽。其为气也，清热之气，持于气交。风化清化胜复同，是谓邪气化度也。清化九，雨化五，热化七，是谓正化度也。金火合德，其在天也，上应太白、荧惑；其在物也，岁谷白丹，间谷命太徵[①]者。岁物所宜则羽虫育，地气所制则介虫耗，寒毒不生，其耗白甲品羽，蚤虫乃见，流水不冰。民病咳、嗌塞，寒热发暴，振栗癃闭。清先而劲，毛虫乃死，热后而暴，介虫乃殃。然金为天气，火为地气，火能胜金，土运间之，其邪乃微。天气微虚，宜资其化源，以助金气，兼安其运土，无使受邪。食白丹之谷，以安其气；食间气之谷，以去其邪。岁宜以咸、以苦、以辛，汗之、清之、散之。

---

① 太徵：乾隆本、日本抄本、文瑞楼本同，明抄本及《素问·六元正纪大论》作"太"。

土运不及

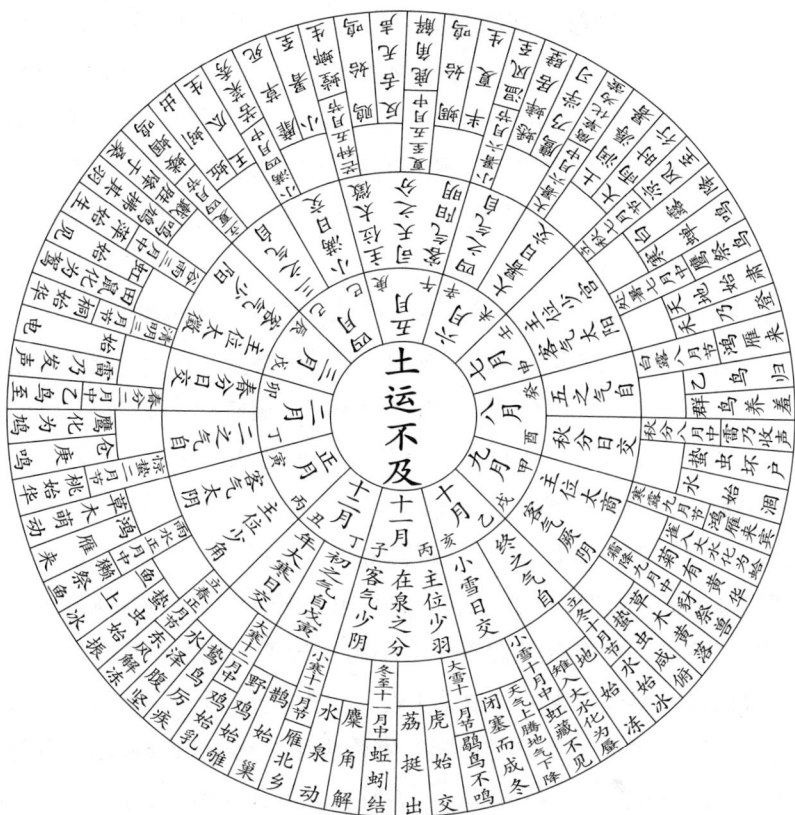

运同清气，宜多地化，治之常也。岁半之前，天气阳明主之。燥淫所胜，则木乃晚荣，草乃晚生。筋骨内变，民病左胠胁痛，寒清于中，感而疟，大凉革候，咳，腹中鸣，注泄鹜溏，名木敛，生菀于下，草焦上首，心胁暴痛，不可反侧，嗌干面尘，腰痛，目昧①眦疡，疮痤痈，病本于肝，诊在足太冲之脉。法宜平以苦温，佐以酸辛，以苦下之。岁半之后，地气少阴主之。热淫于内，则焰浮川泽，阴处反明。民病腹中常鸣，气上冲胸，喘不能久立，寒热，皮肤痛，目瞑，齿痛颔肿，恶寒发热如疟，少腹中痛，腹大。法宜治以咸寒，佐以甘苦，以酸收之，以苦发之。岁运之化，

---

① 昧（mò 末）：原作"眛"，明抄本、乾隆本、日本抄本、文瑞楼本同，据《素问·至真要大论》改。昧，目不正。《广韵·末韵》："昧，目不正也。"

土不及，纪曰卑监，是谓减化。化气不令，生政独彰，长气整，雨乃愆，收气平，风寒并兴，草木荣美，秀而不实，成而秕[1]也，其气散，其用静定，其动疡涌分溃[2]痈肿，其发濡滞，其化兼所不胜。四维有埃云润泽之化，则春有鸣条鼓拆之政；若四维发振拉飘腾之变，则秋有肃杀霖霪[3]之复。其眚四维，其脏脾。其病内舍心腹，外在肌肉四肢。复则收政严峻，名木苍凋。胸胁暴痛，下引少腹，善太息，气客于脾，食少失味。治宜以甘和调中。

初之气，自戊寅年大寒日亥初，至是岁春分日酉初，凡[4]六十日八十七刻半。主位少角木，客气太阴土，中见土运，气与运同。风不胜湿，地气迁，阴始凝，气始肃，水乃冰，寒雨化。其病中热胀，面目浮肿，善眠，鼽衄，嚏欠，呕，小便黄赤，甚则淋。宜治太阴之客，以甘补之，以苦泻之，以甘缓之。岁谷宜白，间谷宜麻。虽有湿邪，不能为害。是气也，司气以凉，用凉无犯。

二之气，自春分日酉正，至小满日未正，凡六十日有奇。主位太徵火，客气少阳火，中见土运，二火同治。阳乃布，民乃舒，物乃生荣，厉大至，民善暴死。宜治少阳之客，以咸补之，以甘泻之，以咸软之。岁谷宜白，间谷宜豆。虽有火邪，不能为害。

三之气，自小满日申初，至大暑日午初，凡六十日有奇。主位太徵火，客气阳明金，中见土运。火生土，土生金，下生上。天政布，凉乃行，燥热交合，燥极而泽，民病寒热。宜治阳明之客，以酸补之，以辛泻之，以苦泄之。岁谷宜白，间谷宜黍。虽有燥邪，不能为害。

四之气，自大暑日午正，至秋分日辰正，凡六十日有奇。主位少宫土，客气太阳水，中见土运。运土得位，太阳居之。寒雨

---

① 秕（bǐ 笔）：谷粒中空或不饱满。《说文·禾部》："不成粟也。"《玉篇·禾部》："秕，谷不成也。"

② 疡涌分溃：《素问·五常政大论》王冰注："疡，疮也。涌，呕吐也。分，裂也。溃，烂也。"高士宗注："肌肉不和，则疮烂脓流。"

③ 霪（yín 淫）：乾隆本、日本抄本、文瑞楼本及《素问·气交变大论》同，明抄本作"淫"。霪，久雨。《玉篇·雨部》："霪，久雨也。"

④ 凡：原无，日本抄本、文瑞楼本同，据明抄本、乾隆本及前后文例补。

降，病暴仆振栗，谵妄少气，嗌干引饮，及为心痛、痈肿疮疡、疟寒之疾，骨痿血便。宜治太阳之客，以苦补之，以咸泻之，以苦坚之，以辛润之。岁谷宜丹，间谷宜稷。虽有寒邪，不能为害。

五之气，自秋分日巳初，至小雪日卯初，凡六十日有奇。主位太商金，客气厥阴木，中见土运。客气胜运，春令反行，草乃生荣，民气和。宜调厥阴之客，以辛补之，以酸泻之，以甘缓之。岁谷宜丹，间谷宜稻。虽有风化，不能为邪。

终之气，自小雪日卯正，至大寒日丑正，凡六十日有奇。主位少羽水，客气少阴火，中见土运，气能生运。阳气布，候反温，蛰虫来见，流水不冰，民乃康平，其病温。宜治少阴之客，以咸补之，以甘泻之，以酸收之。岁谷宜丹，间谷宜豆。虽有热邪，不能为害。

此六气之常也。岁气之交，天气胜则有少阳之复，地气胜则有太阳之复。其治各以其胜复法。

庚辰岁

太阳寒水司天，太阴湿土在泉，中见太商金运。岁金太过，气化运行先天。天地之气，上见太阳，左间厥阴，右间阳明，故天政所布其气肃；下见太阴，左间少阳，右间少阴，故地气静而其令徐。寒临太虚，阳气不令，寒政大举，泽无阳焰，则火发待时，少阳中治，时雨乃涯，止极雨散，还于太阴，云朝北极，湿化乃布，泽流万物，寒敷于上，雷动于下，水土合德，上应辰星、镇星，其谷玄黅。岁气之化，寒化一，清化九，雨化五，正化度也。倮虫育，岁物所宜也；鳞虫不成，燥毒不生，地气制之也。寒湿之气，持于气交。民病寒湿发，肌肉萎，足痿不收，濡泻血溢。是岁水为天气，土为地气，中见金运。土能胜水，天化为虚，金运统之，土生金，金生水，以下生上，天化虽虚，气运相生，其邪乃微。宜先资化源，以助天气之虚，抑其运金，扶其木气，无使暴过而生其疾。食玄黅之谷，以全其真；避虚邪之气，以安其正。岁宜以苦热调上，以甘热调下，以辛温调中。运

金运太过

同寒湿，以燥热化，治之常也。淫胜之气，岁半之前，天气太阳主之。若寒淫所胜，则寒气反至，水且冰，血变于中，发为痈疡，民病厥心痛，呕血血泄鼽衄，善悲，时眩仆，运火炎烈，雨暴乃雹，胸腹满，手热，肘挛腋肿，心澹澹大动，胸胁胃脘不安，面赤目黄，善噫嗌干，甚则色炲，渴而欲饮，病本于心，诊在手神门脉。法宜平以辛热，佐以甘苦，以咸泻之。岁半之后，地气太阴主之。若湿淫于内，则埃昏岩谷，黄反见黑，至阴之交，民病饮积心痛，头痛①，喉痹，阴病血见，少腹痛肿，不得小便，病冲

---

① 头痛：日本抄本、文瑞楼本同，明抄本、乾隆本及《素问·至真要大论》作"耳聋浑浑焞焞，嗌肿"。

头痛，目似脱，项似拔，腰似折，髀不可以回^①，腘如结，腨如别。法宜治以苦热，佐以酸淡，以苦燥之，以淡泄之。岁运之化，金太过者，纪曰坚成，是谓收引。天气洁，地气明，阳气随，阴治化，燥行其政，物以司成，收气繁布，化洽不终，其化成，其气削，其政肃，其令锐切，其德雾露萧飋^②，其动暴折疡疰，其变肃杀凋零，其病喘喝胸凭仰息，其化兼其所胜。故曰岁金太过，燥气流行，肝木受邪，民病两胁下、少腹痛，目赤痛、眦疡，耳无所闻，肃杀而甚，则体重烦冤，胸痛引背，两胁满，且痛引少腹，甚则喘咳逆气，肩背痛，下连^③股膝髀腨胻足皆病，收气峻则病暴痛，胠胁不可反侧，咳逆，甚而血溢，诊在足太冲之脉。其治悉以辛温调中。

初之气，自己卯年大寒日寅初，至是岁春分日子初，凡六十日八十七刻半。主位少角木，客气少阳火，中见金运，客^④气胜运。地气迁，气乃大温，草乃早荣。民乃厉，温病乃作，身热，头痛呕吐，肌腠疮疡。宜治少阳之客，以咸补之，以甘泻之，以咸软之。岁谷宜玄，间谷宜豆。虽有火邪，不能为害。

二之气，自春分日子正，至小满日戌正，凡六十日有奇。主位太徵火，客气阳明金，中见金运，气与运同。大凉至^⑤，民乃惨，草乃遇寒，火气遂抑，民病气郁中满，寒乃始。宜治阳明之客，以酸补之，以辛泻之，以苦泄之。岁谷宜玄，间谷宜黍。虽有燥邪，不能为害。是气也，无犯司气之凉。

三之气，自小满日亥初，至大暑日酉初，凡六十日有奇。主位太徵火，客气太阳水，中见金运。水胜火，天政布，寒气行，

---

① 回：文瑞楼本及《素问·至真要大论》同，明抄本、乾隆本、日本抄本作"曲"。

② 飋（sè 涩）：萧条、清凉。《文选·王延寿·鲁灵光殿赋》："飋萧条而清泠。"李善注："飋，萧条，清凉之貌。"

③ 下连：乾隆本、日本抄本、文瑞楼本同，明抄本及《素问·气交变大论》作"尻阴"。

④ 客：日本抄本、文瑞楼本同，明抄本、乾隆本作"火"。

⑤ 至：日本抄本、文瑞楼本同，明抄本、乾隆本及《素问·六元正纪大论》此前有"反"。

雨乃降。民病寒反热中，痛疽注下，心热瞀闷，不治者死。宜治太阳之客，以苦补之，以咸泻之，以苦坚之，以辛润之。岁谷宜玄，间谷宜稷。虽有寒邪，不能为害。

四之气，自大暑日酉正，至秋分日未正，凡六十日有奇。主位少宫土，客气厥阴木，中见金运。木胜土，金反制之。又遇太阴交司，风湿交争，风化为雨，乃长、乃化、乃成。民病大热少气，肌肉萎，足痿，注下赤白。宜治厥阴之客，以辛补之，以酸泻之，以甘缓之。岁谷宜黅，间谷宜稻。虽有风邪，不能为害。

五之气，自秋分日申初，至小雪日午初，凡六十日有奇。主位太商金，客气少阴火，中见金运。岁运得位，客火胜之。阳复化，草乃长、乃化、乃成，民乃舒。宜调少阴之客，以咸补之，以甘泻之，以酸收之。岁谷宜黅，间谷宜豆。虽有热化，不能为邪。

终之气，自小雪日午正，至大寒日辰正，凡六十日有奇。主位①少羽水，客气太阴土，中见金运。土生金，金生水。其化顺，地气正，湿令行，阴凝太虚，埃昏郊野，民乃惨凄，寒风以至，反者孕乃死。宜治太阴之客，以甘补之，以苦泻之，以甘缓之。岁谷宜黅，间谷宜麻。虽有湿邪，不能为害。

此六气之化也。是岁天气胜者，太阴复之；地气胜者，厥阴复之。其治皆如胜②复之法。

辛巳岁

厥阴风木司天，少阳相火在泉，中见少羽水运。岁水不及，气化运行后天。天地之气，上见厥阴，左间少阴，右间太阳，故天气扰而其政挠；下见少阳，左间阳明，右间太阴，故地气正而其令速。风生高远，炎热从之，云趋雨府，湿化乃行，风火同德，

---

① 位：原作"住"，文瑞楼本同，形近而误，据明抄本、乾隆本、日本抄本改。
② 胜：原作"治"，日本抄本、文瑞楼本同，据明抄本、乾隆本及前后文例改。

五三

水运不及

上应岁星、荧惑，其谷苍丹，间谷言太商者，其耗文角品羽。风燥火热，胜复更作，蛰虫来见，流水不冰，热病行于下，风病行于上，风燥胜复形于中。雨化风化胜复同，邪气化度也；风化三，寒化一，火化七，正化度也。风化为司天，苦化为在泉，玄化为司运，柔化、清化为间气，灼化为居气。其在物也，毛虫静，羽虫育，是为岁物所宜；介虫耗，寒毒不生，是为地气所制。然岁气天化虚，地化盈，宜资化源，以助天气之木。化源虽虚，水运在中，水能生木，邪乃微也。必赞其运水，无使邪胜。以辛凉调上，以咸寒调下。畏火之气，无妄犯之。岁半之前，厥阴主之。

① 太商：乾隆本、日本抄本、文瑞楼本同，明抄本及《素问·六元正纪大论》作"太"。

若风淫所胜，则太虚埃昏，云物以扰，寒生春气，流水不冰。民病胃脘当心而痛，上支两胁，鬲咽不通，饮食不下，舌本强，食则呕，冷泄腹胀溏泄，瘕水闭，病本于脾，诊在足冲阳之脉。其法平以辛凉，佐以苦甘，以甘缓之，以酸泻之。岁半之后，少阳主之。若火淫于内，则焰明郊野，寒热更至。民病注泄赤白，少腹痛，溺赤，甚则血便。其法治以咸冷，佐以苦辛，以酸收之，以苦发之。岁运之化，水不及，纪曰涸流，是谓反阳。藏令不举，化气乃昌，长气宣布，蛰虫不藏，土润，水泉减，草木条茂，荣秀满盛，其气滞，其用渗泄，其动坚止，其发燥槁，其主埃郁昏翳，其病痿厥坚下，其化兼所不胜。四维有湁润埃云之化，则不时有和风生发之应；四维发埃昏骤注之变，则不时有飘荡振拉之复。其眚北。其脏肾，其病内舍腰脊骨髓，外在溪谷踹膝。皆以苦和调中。

初之气，自庚辰年大寒日巳初，至是岁春分日卯初，凡六十日八十七刻半。主位少角木，客气阳明金，中见水运。金胜木，水运间之。寒始肃，杀气方至，民病寒于右之下。宜治阳明之客，以酸补之，以辛泻之，以苦泄之。岁谷宜苍，间谷宜黍。

二之气，自春分日卯正，至小满日丑正，凡六十日有奇。主位太徵火，客气太阳水，中见水运，气与运同。寒不去，华雪水冰，杀气施化，霜乃降，名草上焦，寒雨数至，阳复化，民病热于中。宜治太阳之客，以苦补之，以咸泻之，以苦坚之，以辛润之。岁谷宜苍，间谷宜稷。是气也，无犯司气之寒。

三之气，自小满日寅初，至大暑日子初，凡六十日有奇。主位太徵火，客气厥阴木，中见水运。岁运之水，制火而生木。故天政布，风乃时举。民病泣出，耳鸣掉眩。宜治厥阴之客，以辛补之，以酸泻之，以甘缓之。岁谷宜苍，间谷宜稻。

四之气，自大暑日子正，至秋分日戌正，凡六十日有奇。主位少宫土，客气少阴火，中见水运。溽暑湿热相薄，争于左之上。民病黄瘅而为胕肿。宜治少阴之客，以咸补之，以甘泻之，以酸收之。岁谷宜丹，间谷宜豆。

五之气，自秋分日亥初，至小雪日酉初，凡六十日有奇。主位太商金，客气太阴土，中见水运。客土刑运，燥湿更胜，沉阴乃布，寒气及体，风雨乃行。宜治太阴之客，以甘补之，以苦泻之，以甘缓之。岁谷宜丹，间谷宜麻。

终之气，自小雪日酉正，至大寒日未正，凡六十日有奇。主位少羽水，客气少阳火，中见水运。岁运得位，而畏火司令。阳乃大化，蛰虫出见，流水不冰，地气大发，草乃生，人乃舒，其病温厉。宜治少阳之客，以咸补之，以甘泻之，以咸软之。岁谷宜丹，间谷宜豆。

此六气之化也。岁气之交，天气胜者，则有阳明之复；地气胜者，则有太阳之复。观其胜复者，各以其法治之。

壬午岁

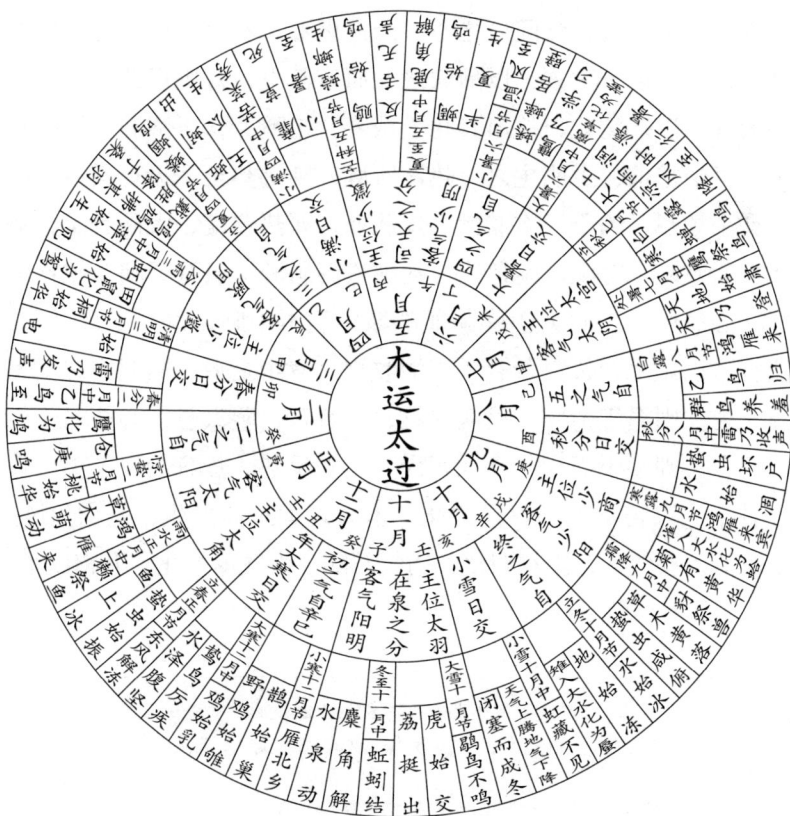

木运太过

少①阴君火司天，阳明燥金在泉，中见太角木运。岁木太过，气化运行先天。热化为天气，柔化为左间，苍化为司气，故天政所布其气明；辛化为地气，藏化为左间，明化为右间，故地气肃而其令切。寒交暑，热加燥，云驰雨府，湿化乃行，时雨乃降，金火合德，上应荧惑、太白，其谷丹白。水火寒热，持于气交，而为病始。热病生于上，清病生于下，寒热相②犯而争于中。民病咳喘，血溢血泄，鼽嚏，目赤眦疡，寒厥入胃，心痛腰痛腹大，嗌干肿上。其为化也，热化二，风化八，清化四，是为正化度也。其为物也，羽虫静，介虫育，是乃岁物所宜；毛虫耗，湿毒不生，是乃地气所制。岁气之交，火在天，金在地，火胜金，天气盈，地气虚，木运助火，天气大盈，其邪为甚。宜于年前，先取化源，以平火气，必抑其运木，资其岁胜，无使暴过而生其病。食丹白之谷，以全真气；食间气之谷，以辟虚邪。岁宜咸以软之，而调其上，甚则以苦发之，以酸收之，而安其下，甚则以苦泄之。运同天气，以寒清化，故曰其化上咸寒，中酸凉，下酸温，药食宜也。岁半之前，少阴主之。热淫所胜，则怫热至，火行其政。民病胸中烦热，嗌干，右胠满，皮肤痛，寒热咳喘，大雨且至，唾血血泄鼽衄，嚏呕，溺色变，甚则疮疡胕肿，肩背臂臑及缺盆中痛，心痛肺䐜，腹大满膨膨而喘咳，病本于肺，诊在手尺泽脉。法宜平以咸寒，佐以苦甘，以酸收之。岁半之后，阳明主之。燥淫于内，则霿雾清瞑。民病喜呕，呕有苦，善太息，心胁痛不能反侧，甚则嗌干面尘，身无膏泽，足外反热。法宜治以苦温，佐以甘辛，以苦下之。岁运之化，木太过，纪曰发生，是谓启陈。土疏泄，苍气达，阳和布化，阴气乃随，生气淳③化，万物以荣，

---

① 少：原作"小"，据明抄本、乾隆本、日本抄本、文瑞楼本改。
② 相：明抄本、乾隆本、日本抄本、文瑞楼本同，《素问·六元正纪大论》作"凌"。
③ 淳：《素问·五常政大论》王冰注："淳，和也。"

其化生，其气美，其政散，其令条舒，其动掉眩巅①疾，其德鸣靡启拆，其变振拉摧拔，其病怒，其化兼其所胜。故曰岁木太过，风气②流行，脾土受邪，民病飧泄食减，体重烦冤，肠鸣，腹支满，甚则忽忽善怒，眩冒巅疾，化气不政，生气独治，云物飞动，草木不宁，甚而摇落，反胁痛而吐甚，诊在足冲阳之脉。其治宜以酸凉。

初之气，自辛巳年大寒日申初，至是岁春分日午初，凡六十日八十七刻半。主位太角木，客气太阳水，中见木运。岁运当位，寒水居之。地气迁，燥将去，寒乃始，蛰复藏，水乃冰，霜复降，风乃至，阳气郁。民反周密，关节禁固，腰脽痛，炎暑将起，中外疮疡。宜治太阳之客，以苦补之，以咸泻之，以苦坚之，以辛润之。岁谷宜丹，间谷宜稷。虽有寒邪，不能为害。

二之气，自春分日午③正，至小满日辰正，凡六十日有奇。主位少徵火，客气厥阴木，中见木运，气与运同。阳气布，风乃行，春气以正，万物应荣，寒气时至，民乃和。其病淋，目瞑目赤，气郁于上而热。宜治厥阴之客，以辛补之，以酸泻之，以甘缓之。岁谷宜丹，间谷宜稻。虽有风化，不能为邪。

三之气，自小满日巳初，至大暑日卯初，凡六十日有奇。主位少徵火，客气少阴火，中见木运。火居火位，木化资之。天政布，大火行，庶类蕃鲜，寒气时至。民病气④厥心痛，寒热更作，咳喘目赤。宜治少阴之客，以咸补之，以甘泻之，以酸收之。岁谷宜丹，间谷宜豆。虽有热邪，不能为害。

四之气，自大暑日卯正，至秋分日丑正，凡六十日有奇。主

---

① 巅：日本抄本、文瑞楼本及《素问·五常政大论》同，明抄本、乾隆本作“颠”。后“眩冒巅疾”同。

② 气：乾隆本、日本抄本、文瑞楼本及《素问·气交变大论》同，明抄本作“木”。

③ 午：明抄本、乾隆本、文瑞楼本同，日本抄本作“子”。

④ 气：日本抄本、文瑞楼本及《素问·六元正纪大论》同，明抄本、乾隆本此前有“寒”。

位太宫土，客气太阴土，中见木运，土居其位。溽暑至，大雨时行，寒热互至。民病寒热，嗌干，黄瘅，鼽衄，饮发。宜治太阴之客，以甘补之，以苦泻之，以甘缓之。岁谷宜白，间谷宜麻。虽有湿化①，不能为邪。

五之气，自秋分日寅初，至小雪日子初，凡六十日有奇。主位少商金，客气少阳火，中见木运。木生火，畏火临。暑反至，阳乃化，万物乃生、乃长荣，民乃康，其病温。宜治少阳之客，以咸补之，以甘泻之，以咸软之。岁谷宜白，间谷宜豆。虽有火邪，不能为害。

终之气，自小雪日子正，至大寒日戌正，凡六十日有奇。主位太羽水，客气阳明金，中见木运。金胜木，燥令行，余火内格，肿于上，咳喘，甚则血溢，寒气数举则雾霿翳，病生皮腠，内舍于胁，下连少腹而作寒中，地将易也。宜治阳明之客，以酸补之，以辛泻之，以苦泄之。岁谷宜白，间谷宜黍。虽有燥邪，不能为害。

此六气之化也。岁气之交，热气胜者，必有太阳之复；燥气胜者，必有少阳之复。治之各以其胜复为法。

癸未岁

太阴湿土司天，太阳寒水在泉，中见少徵火运。岁火不及，气化运行后天。湿化为天气，丹化为司气，灼化为居气。故地气上腾，阴专其政而其政肃，咸化为地气，动化为左间，清化为右间；故天气下降，阳气退辟而其令寂。大风时起，原野昏霿，白埃四起，云奔南极，物成于差夏，湿寒合德，黄黑埃昏，流行气交，上应镇星、辰星，其谷黅玄，间谷命太角者。寒化雨化胜复同，邪气化度也；雨化五，火化二，寒化六，正化度也。阴凝于上，寒积于下，寒水胜火，则为冰雹，阳光不治，杀气乃行，倮虫静，鳞虫育，是为岁物所宜。羽虫不成，热毒不生，是为地气

---

① 化：乾隆本、日本抄本、文瑞楼本同，明抄本作"邪"。

火运不及

所制。故有余宜高，不及宜下；有余宜晚，不及宜早。土之利，气之化也，民气亦从之。其病寒湿，腹满，身膜愤，胕肿，痞逆，寒厥拘急。是岁湿土在上，寒水在下，土能制水，天气盈，地气虚。宜取化源，以平土气，益其岁气，无使邪胜。食黅玄之谷，以全其真；食间气之谷，以保其精。岁宜以苦燥之、温之，甚者发之、泄之。不发不泄，则湿气外溢，肉溃皮拆而水血交流。必赞其阳火，令御甚寒。运异寒湿，其化宜少用燥热。故曰其化上苦温，中咸温，下甘热，药食宜也。岁半之前，太阴主之，湿淫所胜，则沉阴且布，雨变枯槁。民病胕肿骨痛阴痹，阴痹者，按之不得，腰脊头项痛，时眩，大便难，阴气不用，饥不欲食，咳唾则有血，心如悬，病本于肾，诊在足太溪之脉。法当平以苦热，其湿上甚而热，治以苦温，佐以甘辛，以汗为故而止。岁半之后，太阳主之。寒淫于内，则凝肃惨栗。民病少腹控睾，引腰脊，上冲心痛，血见，嗌痛颔肿。法宜治以甘热，佐以苦辛，以咸泻之，以辛润之，以苦坚之。岁运之化，火不及，纪曰伏明，是谓胜长。长气不宣，藏气反布，收气自政，化令乃衡①，寒清数举，暑令乃薄，承化物生，生而不长，成实而稚，遇化已②老③，阳气屈伏，蛰虫早藏，其气郁，其用暴，其动彰伏变易。其发痛，其病昏惑悲忘。其化兼所不胜，夏有炳明光显之化，则冬有严肃霜寒之政；若夏有惨凄凝冽之胜，则不时有埃昏大雨之复。其眚南。其脏心，其病内舍膺胁，外在经络。故曰岁火不及，寒乃盛行，长政不用，物荣而下，凝惨而甚，则阳气不化，乃折荣美。民病胸中痛，胁支满，两胁痛，膺背肩胛间及两臂内痛，甚则屈不能伸，髋髀如别，复则④大雨且至，民病鹜溏腹满，食饮不下，寒中肠鸣，泄注腹痛，暴挛痿痹，足不任身。其法悉以咸温调中。

初之气，自壬午年大寒日亥初，至是岁春分日酉初，凡六十日八十七刻半。主位太角木，客气厥阴木，中见火运。风木得位，地气迁，寒乃去，春气正，风乃来，生布，万物以荣，民气条舒，风湿相薄，雨乃后。民病血溢，筋络拘强，关节不利，身重筋痿。宜调厥阴之客，以辛补之，以酸泻之，以甘缓之。岁谷宜黅，间谷宜稻。虽有风化，不能为邪。

二之气，自春分日酉正，至小满日未正，凡六十日有奇。主位少徵火，客气少阴火，中见火运。君火自居其位，不司气化，是谓灼化。大火正，物承化，民乃和。其病温厉盛行，远近咸若。湿蒸相薄，雨乃时降。宜调少阴之客，以咸补之，以甘泻之，以

① 衡：日本抄本、文瑞楼本及《素问·五常政大论》同，明抄本、乾隆本作“行”。

② 已：原作“巳”，乾隆本、日本抄本、文瑞楼本同，据明抄本、《素问·五常政大论》及文义改。

③ 老：日本抄本、文瑞楼本及《素问·五常政大论》同，明抄本、乾隆本作“者”。

④ 则：明抄本、乾隆本、日本抄本、文瑞楼本同，《素问·气交变大论》此后有“埃郁”。

酸收之。岁谷宜黅，间谷宜豆。虽有热化，不能为邪。

三之气，自小满日申初，至大暑日午初，凡六十日有奇。主位少徵火，客气太阴土，中见火运。岁火当位，湿化郁之。天政布，湿气降，地气腾，雨乃时降，寒乃随之。感于寒湿，则民病身重胕肿，胸腹满。宜治太阴之客，以甘补之，以苦泻之，以甘缓之。岁谷宜黅，间谷宜麻。虽有湿邪，不能为害。

四之气，自大暑日午正，至秋分日辰正，凡六十日有奇。主位太宫土，客气少阳火，中见火运。气与运同，畏火临。溽蒸化，地气腾，天气否隔，寒风晓暮，蒸热相薄，草木凝烟，湿化不流，则白露阴布，以成秋令。民病腠理热，血暴溢，疟^①，心腹满热胪胀，甚则胕肿。宜治少阳之客，以咸补之，以甘泻之，以咸软之。岁谷宜玄，间谷宜豆。虽有火邪，不能为害。是气也，无犯司气之热。

五之气，自秋分日巳初，至小雪日卯初，凡六十日有奇。主位少商金，客气阳明金，中见火运，气与位同。惨令已行，寒露下，霜乃早降，草木黄落，寒气及体，君子周密，民病皮腠。宜调阳明之客，以酸补之，以辛泻之，以苦泄之。岁谷宜玄，间谷宜黍。虽有火化，不能为邪。

终之气，自小雪日卯正，至大寒日丑正，凡六十日有奇。主位太羽水，客气太阳水，中见火运。水当其位，而能胜火。寒大举，湿大化，霜乃积，阴乃凝，水坚冰，阳光不治，感于寒，则病人关节禁固，腰脽痛，寒湿持于气交而为疾也。宜调太阳之客，以苦补之，以咸泻之，以苦坚之，以辛润之。岁谷宜玄，间谷宜稷^②。虽有寒化，不能为邪。

此六节之气也。气交之化，天气胜者，则有厥阴之复；地气胜者，则有太阴之复。各以其胜^③复法治之。

---

① 疟：日本抄本、文瑞楼本及《素问·六元正纪大论》同，明抄本、乾隆本无。

② 稷：日本抄本、文瑞楼本同，明抄本、乾隆本作"黍"。

③ 胜：原无，日本抄本、文瑞楼本同，据明抄本、乾隆本及前后文例补。

卷第一之下

甲申岁　乙酉岁　丙戌岁　丁亥岁　戊子岁　己丑岁　庚寅岁
辛卯岁　壬辰岁　癸巳岁

甲申岁

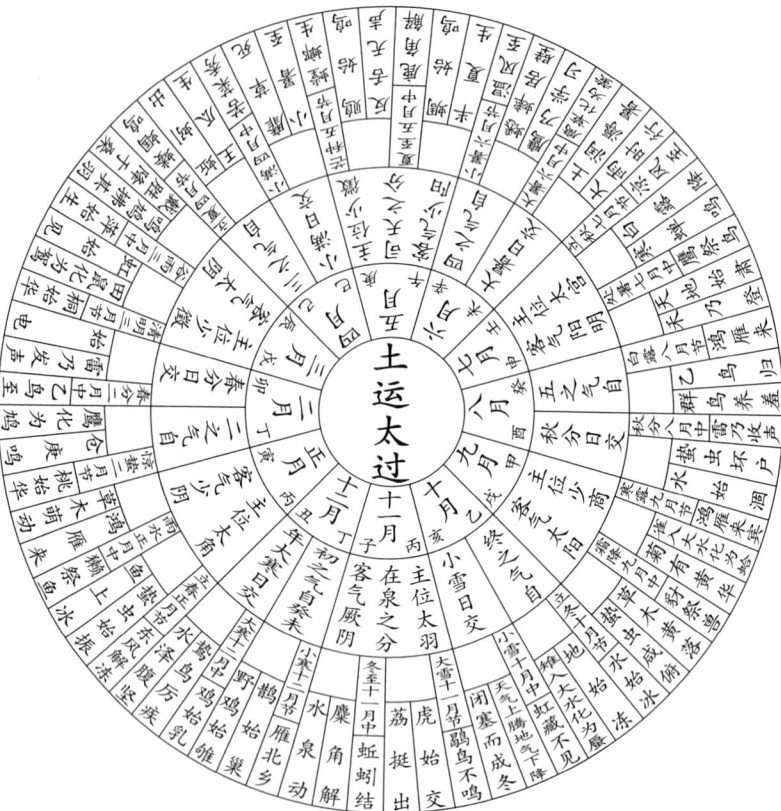

少阳相火司天，厥阴风木在泉，中见太宫土运。岁土太过，气化运行先天。火化为天气，清化为左间，黅化为司气，故天气正而其政严；酸化为地气，灼化为居气，藏化为右间，故地气扰而其令挠。风乃暴举，木偃沙飞，炎火乃流，阴行阳化，雨乃时应，火木同德，上应荧惑、岁星，其谷丹苍。故风热参布，云物沸腾，太阴横流，寒乃时至，凉雨并起。火化二，雨化五，风化八，正化度也。羽虫静，毛虫育，岁物之宜也；倮虫耗，清毒不

生，地气制之也。民感其气者，其病寒中，外发疮疡，内为泄满。圣人遇之，和而不争。往复之作，民病寒热疟泄，聋瞑，呕吐，上怫肿色变。是岁阳为天气，阴为地气，中见土运。木生火，火生土，下生上，天气盈。宜于年前，先取化源，以平天气之火，抑其运土，赞所不胜，暴过不生，苛疾不起。岁宜咸、宜辛、宜酸，渗之、泄之、渍之、发之。运异风热，少用寒化。其化上咸寒，中咸和，下辛凉，药食宜也。岁半之前，少阳主之，火淫所胜，则温气流行，金政不平。民病头痛，发热恶寒而疟，热上皮肤痛，色变黄赤，传而为水，身面胕肿，腹满仰息，泄注赤白，疮疡，咳唾血，烦心胸中热，甚则衄衊，病本于肺，诊在手天府之脉。法宜平以咸冷，佐以苦甘，以酸收之，以苦发之，以酸复之。岁半之后，厥阴主之，木能胜土，地气制运，风淫于内，则地气不明，平野昧，草乃早秀。民病洒洒振寒，善伸数欠，心痛支满，两胁里急，饮食不下，鬲咽不通，食则呕，腹胀善噫，得后与气，则快然如衰，身体皆重。法宜治以辛凉，佐以苦，以甘缓之，以辛散之。岁运之化，土太过，纪曰敦阜，是谓广化。厚德清静，顺长以盈，至阴内实，物化充成，烟埃朦郁，见于厚土，大雨时行，湿气乃用，燥政乃辟，其化圆，其气丰，其政静，其令周备，其动濡积并蓄，其德柔润重淖，其变震惊飘骤，其化兼其所胜，其病腹满，四肢不举。故曰岁土太过，雨湿流行，肾水受邪，民病腹痛，清厥，意不乐，体重烦冤，甚则肌肉萎，足痿不收，行善瘈，脚下痛，饮发中满食减，四肢不举，变生得位，风雨大至，其病腹满溏泄肠鸣，反下甚，诊在足太溪之脉。其法治以咸和。

初之气，自癸未年大寒日寅初，至是岁春分日子初，凡六十日八十七刻半。主位太角木，客气少阴火，中见土运。木生火，地气迁，风胜乃摇，寒乃去，候乃大温，草木早荣，寒来不杀，温病乃起。其病气怫于上，血溢目赤，咳逆头痛，血伤[①]，胁满，

---

① 伤：乾隆本、文瑞楼本同，明抄本及《素问·六元正纪大论》作"崩"，日本抄本作"肠"或误。

肤腠中疮。宜治少阴之客，以咸补之，以甘泻之，以酸收之。岁谷宜丹，间谷宜豆。

二之气，自春分日子正，至小满日戌正，凡六十日有奇。主位少徵火，客气太阴土，中见土运，气与运同。火反郁，白埃四起，云趋雨府，风不胜湿，雨乃零，民乃康。其病热郁于上，咳逆呕吐，疮发于中，胸嗌不利，头痛身热，昏愦脓疮。宜治太阴之客，以甘补之，以苦泻之，以甘缓之。岁谷宜丹，间谷宜麻。是气也，用凉远凉，无犯司气之凉。

三之气，自小满日亥初，至大暑日酉初，凡六十日有奇。主位少徵火，客气少阳火，中见土运，火当其位。天政布，炎暑至，少阳临上，雨乃涯。民病热中聋瞑，血溢脓疮，咳呕鼽衄，渴，嚏欠，喉痹目赤，善暴死。宜治少阳之客，以咸补之，以甘泻之，以咸软之。岁谷宜丹，间谷宜豆。

四之气，自大暑日酉正，至秋分日未正，凡六十日有奇。主位太宫土，客气阳明金，中见土运。岁土得位，与金相生。凉乃至，炎暑间化，白露降，民气和平，其病满身重。宜治阳明之客，以酸补之，以辛泻之，以苦泄之。岁谷宜苍，间谷宜黍。

五之气，自秋分日申初，至小雪日午初，凡六十日有奇。主位少商金，客气太阳水，中见土运。金生水，阳乃去，寒乃来，雨乃降，气门乃闭，刚木早凋。民避寒邪，君子周密。是岁土运制之，寒邪乃微。宜治太阳之客，以苦补之，以咸泻之，以苦坚之，以辛润之。岁谷宜苍，间谷宜稷。

终之气，自小雪日午正，至大寒日辰正，凡六十日有奇。主位太羽水，客气厥阴木①。地气正，风乃至，万物反生，霜雾以行。其病关闭不禁，心痛，阳气不藏而咳。宜治厥阴之客，以辛补之，以酸泻之，以甘缓之。岁谷宜苍，间谷宜稻。

六气之治，此其道也。若乃岁气之交，天气火胜者，当有太

① 木：日本抄本、文瑞楼本同，乾隆本此后有"中见土运"，明抄本无"土运"。

阳之复；地气风胜者，当有阳明之复。各依其胜①复法治之。

乙酉岁

（圆图中央：金运不及　天符　太一）

阳明燥金司天，少阴君火在泉，中见少商金运。岁金不及，气化运行后天。少商之金不及，而同天化，是谓天符。又金运临酉，是谓岁会。上与天符，下与岁会，三合为治，名曰太一天符，气至平也。平金之岁，纪曰审平。收而不争，杀而无犯，五化宣明，其气洁，其性刚，其用散落，其化坚敛，其政劲肃，其候清切，其令燥，其类金，其应秋，其谷稻，其果桃，其实壳，其虫介，其畜鸡，其色白，其味辛，其音商，其数九，其物外坚。其

---

① 胜：原无，日本抄本、文瑞楼本同，据明抄本、乾隆本及前后文例补。

在人也，其脏肺，其主鼻，其养皮毛，其病咳。此运化也。天地之气，天气为燥化，左间为藏化，右间为明化，故天气急而其政切；地气为苦化，左间为柔化，右间为动化，故地气明而其令暴。阳专其令，炎暑盛行，物燥以坚，淳风乃治，风燥横运，流于气交，多阳少阴，云趋雨府，湿化乃敷，燥极而泽，蛰虫乃见，流水不冰，金火合德，上应太白、荧惑，其谷白丹，间谷命太者，其耗白甲品羽。故曰热化寒化胜复同，邪气化度也；燥化四，清化四，热化二，正化度也。岁物之宜，则介虫静，羽虫育；地气所制，则介虫耗，寒毒不生。是以清热之气，持于气交，清先而劲，毛虫乃死，热后而暴，介虫乃殃，其发躁^①。民病咳、嗌塞、寒热发暴，振栗癃闷。岁半之前，阳明主之，其化燥者，天之政也；岁半之后，少阴主之，其令热者，地之化也。金为天气，火为地气，火能胜金，遇太一天符，金气自平。不资化源，惟安其运金，无使受邪。食白丹之谷，以安其气；食间气之谷，以去其邪。岁宜以咸、以苦、以辛，汗之、清之、散之。其运同清，宜多地化。其化上苦、小温，中苦和，下咸寒，药食之宜也。

初之气，自甲申年大寒日巳初，至是岁春分日卯初，凡六十日八十七刻半。主位太角木，客气太阴土，中见金运，土金相生。地气迁，阴始凝，气始肃，水乃冰，寒雨化。其病中热胀，面目浮肿，善眠，衄衊，嚏欠，呕，小便黄赤，甚则淋。宜治太阴之客，以甘补之，以苦泻之，以甘缓之。岁谷宜白，间谷宜麻。虽有湿化，不能为邪。

二之气，自春分日卯正，至小满日丑正，凡六十日有奇。主位少徵火，客气少阳火，中见金运。二火相加，阳乃布，民乃舒，物乃生荣，厉大至，民善暴死。是岁金气平，虽有厉疾，不至夭横。宜治少阳之客，以咸补之，以甘泻之，以咸软之。岁谷宜白，间谷宜豆。虽有火化，不能为邪^②。

---

① 躁：乾隆本、日本抄本、文瑞楼本及《素问·六元正纪大论》同，明抄本作"燥"。

② 邪：日本抄本、文瑞楼本同，明抄本、乾隆本作"害"。

　　三之气，自小满日寅初，至大暑日子初，凡六十日有奇。主位少徵火，客气阳明金，中见金运。岁运符天[1]，金气乃平。天政布，凉乃行，燥热交合，燥极而泽，民病寒热。宜调阳明之客，以酸补之，以辛泻之，以苦泄之。岁谷宜白，间谷宜黍。虽有燥化，不能为邪。是气也，用凉远凉，无犯司气之凉。

　　四之气，自大暑日子正，至秋分日戌正，凡六十日有奇。主位太宫土，客气太阳水，中见金运。金水相生，寒雨降。病暴仆振栗，谵妄少气，嗌干引饮，及为心痛、痈肿疮疡、疟寒之疾，骨痿血便。宜治太阳之客，以苦补之，以咸泻之，以苦坚之，以辛润之。岁谷宜丹，间谷宜稷。虽有寒化，不能为邪。

　　五之气，自秋分日亥初，至小雪日酉初，凡六十日有奇。主位少商金，客气厥阴木，中见金运。岁运当位，其气平，厥阴居之，春令反行，草乃生荣，民乃和。宜调厥阴之客，以辛补之，以酸[2]泻之，以甘缓之。岁谷宜丹，间谷宜稻。虽有风化，不能为邪。

　　终之气，自小雪日酉正，至大寒日未正，凡六十日有奇。主位太羽水，客气少阴火，中见金运，火能胜金。阳气布，候反温，蛰虫来见，流水不冰，民乃康平，其病温。宜治少阴之客，以咸补之，以甘泻之，以酸收之。岁谷宜丹，间谷宜豆。虽有热化，不能为邪。

　　此六气之常也。治之大法，和者平之，各安[3]其气，必清必静，则邪气自衰，归其所宗[4]。此治之大体也。

丙戌岁

　　太阳寒水司天，太阴湿土在泉，中见太羽水运。岁水太过，气化运行先天，太过而同天化，是谓天符，平水之岁也。水运平者，命曰静顺之纪。藏而勿害，治而善下，五化咸整，其气明，

---

　　①　符天：日本抄本、文瑞楼本同，明抄本、乾隆本作"天符"。
　　②　酸：日本抄本、文瑞楼本及《素问·至真要大论》同，明抄本、乾隆本作"咸"。
　　③　安：日本抄本、文瑞楼本同，明抄本、乾隆本作"依"。
　　④　宗：明抄本、乾隆本、文瑞楼本同，日本抄本作"守"。

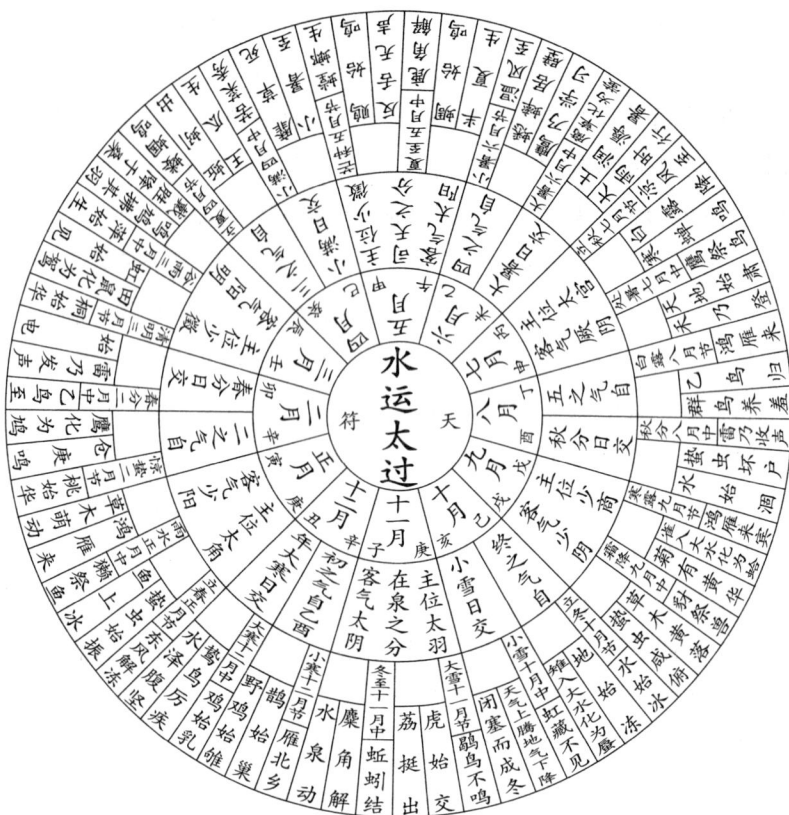

其性下，其用沃衍，其化凝坚，其政流演，其候凝肃，其令寒，其类水，其应冬，其谷豆，其果栗，其实濡，其虫鳞，其畜彘，其色黑，其味咸，其音羽，其数六，其物濡。其在人也，其脏肾，其主二阴，其养骨髓，其病厥。此岁运之化也。天地之气，寒化司天，动化为左间，清化为右间，故天政所布其气肃；甘化在泉，明化为左间，灼化①居气为右间，故地气静而其令徐。寒临太虚，其政大举，阳气不令，泽无阳焰，则火发待时，少阳中治，时雨乃涯，止极雨散，还于太阴，云朝北极，湿化乃布，泽流万物，寒化六，雨化五，正化度也；鳞虫静，倮虫育，岁物之宜也。鳞虫不成，燥毒不生，地气制之也。寒敷于上，雷动于下，水土合

---

① 灼化：乾隆本、日本抄本、文瑞楼本同，明抄本无。

德，上应辰星、镇星，其谷玄黅。寒湿之气，持于气交。民病寒湿发，肌肉萎，足痿不收，濡泻血溢。是岁水在上，土在下，土胜水，天气虚①，水运符天，其气自平。不资化源，惟抑运水，扶其不胜，无使暴过而生其疾。岁宜以苦燥之、温之。食玄黅之谷，以全其真；避虚邪之气，以安其正。运与寒同，宜燥热化，故曰其化上苦热，中咸温，下甘热，药食宜也。岁半之前，太阳主之，太阳有本标之化。当其时，寒热得中者，天之和气至也；岁半之后，太阴主之，太阴之化从本，当其时湿化应者，地之令也。

初之气，自乙酉年大寒日申初，至是岁春分日午初，凡六十日八十七刻半。主位太角木，客气少阳火，中见水运，少阳中治。地气迁，气乃大温，草乃早荣。民乃厉，温病乃作，身热头痛，呕吐，肌腠疮疡。宜调少阳之客，以咸补之，以甘泻之，以咸软之；岁谷宜玄，间谷宜豆，则火不为邪。

二之气，自春分日午正，至小满日辰正，凡六十日有奇。主位少徵火，客气阳明金，中见水运。大凉反至，民乃惨，草乃遇寒，火气遂抑，民病气郁中满，寒乃始。宜调阳明之客，以酸补之，以辛泻之，以苦泄之；岁谷宜玄，间谷宜黍，则燥不为邪。

三之气，自小满日巳初，至大暑日卯初，凡六十日有奇。主位少徵火，客气太阳水，中见水运。气与运相符，而布天政。寒气行，雨乃降。民病寒反热中，痈疽注下，心热瞀闷，不治者死。宜调太阳之客，以苦补之，以咸泻之，以苦坚之，以辛润之；岁谷宜玄，间谷宜稷，则寒不为邪。是气也，用寒远寒，无犯司气之寒。

四之气，自大暑日卯正，至秋分日丑正，凡六十日有奇。主位太宫土，客气厥阴木，中见水运。水生木，风湿交争，风化为雨，乃长、乃化、乃成。民病大热少气，肌肉萎，足痿，注下赤白。宜调厥阴之客，以辛补之，以酸泻之，以甘缓之；岁谷宜黅，间谷宜稻，则风不为邪。

五之气，自秋分日寅初，至小雪日子初，凡六十日有奇。主

① 虚：日本抄本、文瑞楼本同，明抄本、乾隆本作“盈”。

位少商金，客气少阴火，中见水运。大火所居，阳复化，草乃长、乃化、乃成，民乃舒。宜调少阴之客，以咸补之，以甘泻之，以酸收之；岁谷宜黅，间谷宜豆，则热不为邪。

终之气，自小雪日子正，至大寒日戌正，凡六十日有奇。主位太羽水，客气太阴土，中见水运。水运得位，湿土居之。地气正，湿令行，阴凝太虚，埃昏郊野，民乃惨凄，寒风以至，反者孕乃死。宜调太阴之客，以甘补之，以苦泻之，以甘缓之；岁谷宜黅，间谷宜麻，则湿不为邪。

此六气之化也。岁行平水之化，天符为执法，邪或中之，民有卒急之病。经曰中执法者，其病速而危也。

丁亥岁

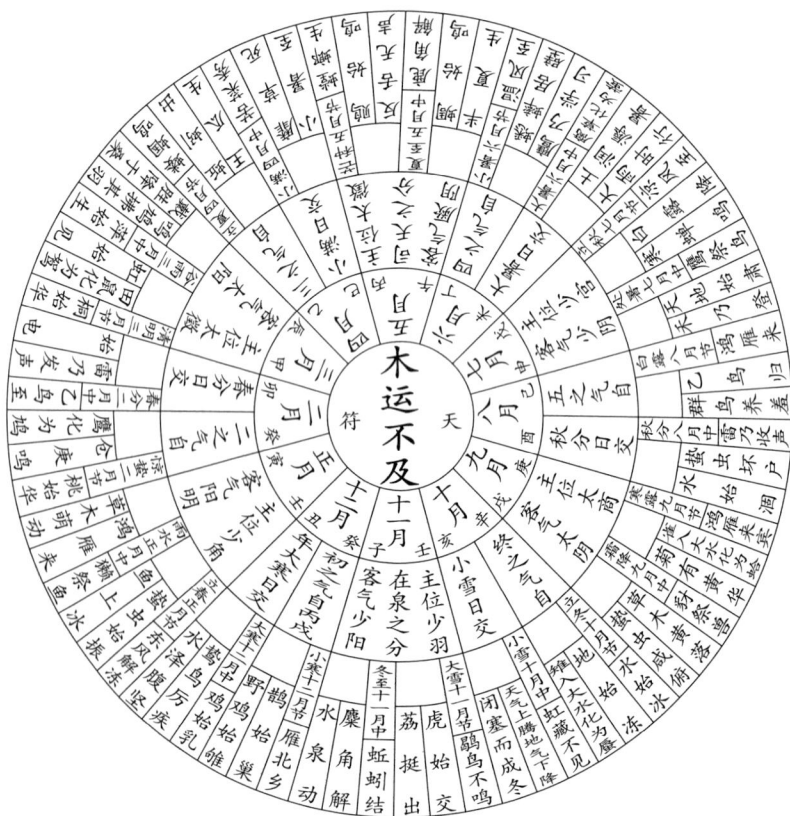

厥阴风木司天，少阳相火在泉，中见少角木运。岁木不及，上角与正角同。又木不及而同天化，是谓天符。气化运行同天，木气^①适平，命曰敷和之纪。木德周行，阳舒阴布，五化宣平，其气端，其性随，其用曲直，其化生荣，其政发散，其候温和，其令风，其类草木，其应春，其谷麻，其果李，其实核，其虫毛，其畜犬，其色苍，其味酸，其音角，其数八，其物中坚。其在人也，其脏肝，其主目，其养筋，其病里急支满。此岁运之化也。岁气之化，上见厥阴，左间少阴，右间太阳，故天气扰而其政挠；下见少阳，左间阳明，右间太阴，故地气正而其令速。风生高远，炎热从之，云趋雨府，湿化乃行，风火同德，上应岁星、荧惑，其谷苍丹，间谷言^②太商之谷^③，其耗文角品羽。清化热化胜复同，邪气化度也；风化三，火化七，正化度也。毛虫静，羽虫育，是乃岁物所宜；介虫耗，寒毒不生，是皆地气所制。故风燥火热，胜复更作，蛰虫来见，流水不冰，热病行于下，风病行于上，风燥胜复形于中。是岁阴为天气，阳为地气，天气虚，木运符之。又木火同德，其气专。不资化源，惟赞运木，无使邪胜。岁宜以辛调上，以咸调下。畏火之气，无妄犯之。故曰其化上辛凉，中辛和，下咸^④寒，药食宜也。岁半之前，天气主之，天布厥阴之政，其令风；岁半之后，地气主之，地行少阳之令，其化火，气化之常也。

初之气，自丙戌年大寒日亥初，至是岁春分日酉初，凡六十日八十七刻半。主位少角木，客气阳明金，中见木运。岁运得位，金燥客之。寒始肃，杀气方至，民病寒于右之下。宜调阳明之客，以酸补之，以辛泻之，以苦泄之；岁谷宜苍，间谷宜黍，则燥不为邪。

---

① 气：日本抄本、文瑞楼本同，明抄本、乾隆本作"运"。

② 言：乾隆本、日本抄本、文瑞楼本同，明抄本作"命"。

③ 太商之谷：乾隆本、日本抄本、文瑞楼本同，明抄本、《素问·六元正纪大论》作"太者"。

④ 咸：明抄本、乾隆本、文瑞楼本及《素问·六元正纪大论》同，日本抄本作"酸"。

二之气，自春分日酉正，至小满日未正，凡六十日有奇。主位太徵火，客气太阳水，中见木运。寒不去，华雪水冰，杀气施化，霜乃降，名草上焦，寒雨数至，阳复化，民病热于中。宜调太阳之客，以苦补之，以咸泻之，以苦坚之，以辛润之；岁谷宜苍，间谷宜稷，则寒不为邪。

三之气，自小满日申初，至大暑日午初，凡六十日有奇。主位太徵火，客气厥阴木，中见木运，运与天符。天政布，风乃时举，民病泣出，耳鸣掉眩。宜调厥阴之客，以辛补之，以酸泻之，以甘缓之；岁谷宜苍，间谷宜稻，则风不为邪。是气也，用温远温，无犯司气之温。

四之气，自大暑日午正，至秋分日辰正，凡六十日有奇。主位少宫土，客气少阴火，中见木运。溽暑湿热相薄，争于左之上。民病黄瘅而为胕肿。宜调少阴之客，以咸补之，以甘泻之，以酸收之；岁谷宜丹，间谷宜豆，则热不为邪。

五之气，自秋分日巳初，至小雪日卯初，凡六十日有奇。主位太商金，客气太阴土，中见木运。燥湿更胜，沉阴乃布，寒气及体，风雨乃行。宜调太阴之客，以甘补之，以苦泻之，以甘缓之；岁谷宜丹，间谷宜麻，则湿不为邪。

终之气，自小雪日卯正，至大寒日丑正，凡六十日有奇。主位少羽水，客气少阳火，中见木运。木生火，畏火司令。阳乃大化，蛰虫出见，流水不冰，地气大发，草乃生，人乃舒，其病温厉。宜调少阳之客，以咸补之，以甘泻之，以咸软之；岁谷宜丹，间谷宜豆，则火不为邪。

此六气之化也。岁为平木，或有邪气，则中执法，人有急卒之病。经曰中执法者，其病速而危也。

戊子岁

少阴君火司天，阳明燥金在泉，中见太徵火运。岁火太过，气化运行先天，太过而同天化，是谓天符，气之平也。平火之岁，命曰升明之纪。正阳而治，德施周普，五化均衡，其气高，其性

火运太过

天符

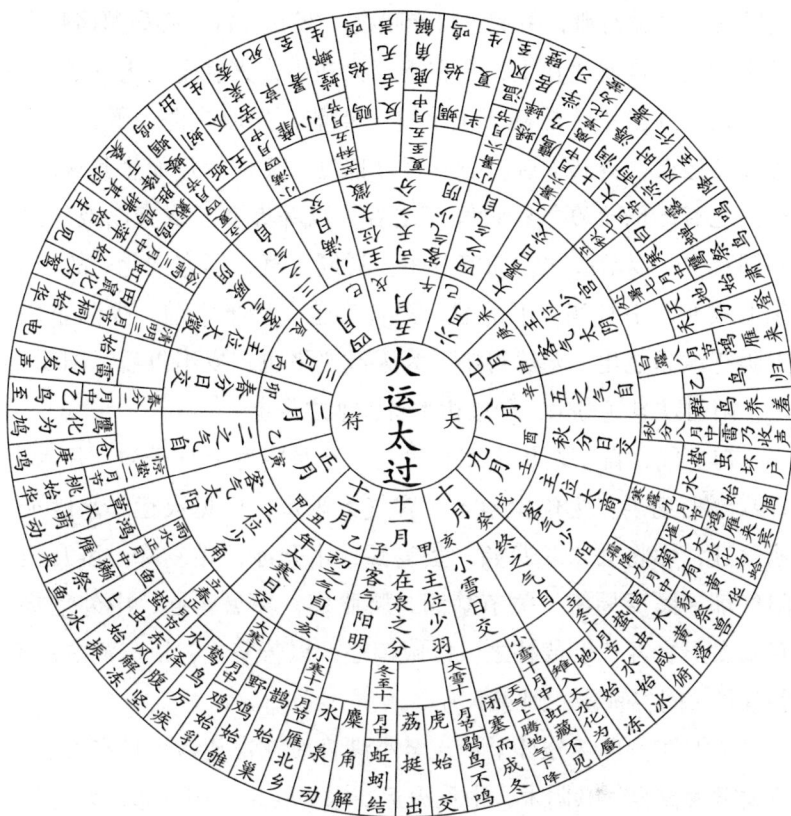

速，其用燔灼，其化蕃茂，其政明曜，其候炎暑，其令热，其类火，其应夏，其谷麦，其果杏，其实络，其虫羽，其畜马，其色赤，其味苦，其物脉，其音徵，其数七。其在人也，其脏心，其主舌，其养血，其病瞤瘛。此岁运之化也。天地之气，热化司天，柔化左间，动化右间，故天政所布其气明；辛化在泉，藏化为左间，司气丹化为右间，故地气肃而其令切。寒交暑，热加燥，云驰雨府，湿化乃行，时雨乃降，金火合德，上应荧惑、太白，其谷丹白。热化七，清化九，正化度也。羽虫静，介虫育，岁物所宜也；毛虫耗，湿毒不生，地气制之也。水火寒热，持于气交，而为病始。热病生于上，清病生于下，寒热相①犯而争于中。民

----

① 相：明抄本、乾隆本、日本抄本、文瑞楼本同，《素问·六元正纪大论》作"凌"。

病咳喘，血溢血泄，鼽嚏，目赤眦疡，寒厥入胃，心痛腰痛腹大，嗌干肿上。是岁火在上，金在下，火在中，火胜金，天气盈，地气虚，天气虽平，热甚于上。宜于年前，先取化源，平其火气，必抑其运火，资其岁胜，折其金之郁气，无使暴过而生其病。食丹白之谷，以全真气；食间气之谷，以辟虚邪。岁宜以咸软之，而调其上，以酸收之，而安其下。运同天气，以寒清化。故曰其化上咸寒，中甘寒，下酸温，药食宜也。岁半之前，少阴主之，少阴有本标之化，寒热得中，为天政之平也；岁半以后，阳明主之，阳明以中气为化，燥湿相半者，地之令也。

初之气，自丁亥年大寒日寅初，至是岁春分日子初，凡六十日八十七刻半。主位少角木，客气太阳水，中见火运。水胜火，地气迁，燥将去，寒乃始，蛰复藏，水乃冰，霜复降，风乃至，阳气郁。民反周密，关节禁固，腰脽痛，炎暑将起，中外疮疡。宜调太阳之客，以苦补之，以咸泻之，以苦坚之，以辛润之；岁谷宜丹，间谷宜稷，则寒不为邪。

二之气，自春分日子正，至小满日戌正，凡六十日有奇。主位太徵火，客气厥阴木，中见火运。木火相生，阳气布，风乃行，春气以正，万物应荣，寒气时至，民乃和。其病淋，目瞑目赤，气郁于上而热。宜调厥阴之客，以辛补之，以酸泻之，以甘缓之；岁谷宜丹，间谷宜稻，则风不为邪。

三之气，自小满日亥初，至大暑日酉初，凡六十日有奇。主位太徵火，客气少阴火，中见火运，气与运符。天政布，大火行，庶类蕃鲜，寒气时至。民病气厥心痛，寒热更作，咳喘目赤。宜调少阴之客，以咸补之，以甘泻之，以酸收之；岁谷宜丹，间谷宜豆，则热不为邪。

四之气，自大暑日酉正，至秋分日未正，凡六十日有奇。主位少宫土，客气太阴土，中见火运。土当其位，火①化兼之。溽暑至，大雨时行，寒热互至，民病寒热，嗌干，黄瘅，鼽衄，饮发。

---

① 火：乾隆本、日本抄本、文瑞楼本同，明抄本作"客"。

宜调太阴之客，以甘补之，以苦泻之，以甘缓之；岁谷宜白，间谷宜麻，则湿不为邪。

五之气，自秋分日申初，至小雪日午初，凡六十日有奇。主位太商金，客气少阳火，中见火运。气同化运，畏火临。暑反至，阳乃化，万物乃生、乃长荣，民乃康，其病温。宜调少阳之客，以咸补之，以甘泻之，以咸软之；岁谷宜白，间谷宜豆，则火不为邪。是气也，用热远热，无犯司气之热。

终之气，自小雪日午正，至大寒日辰正，凡六十日有奇。主位少羽水，客气阳明金，中见火运。火胜金，水反制之。燥令行，余火内格，肿于上，咳喘，甚则血溢，寒气数举则雾霿翳，病生皮腠，内舍于胁，下连少腹而作寒中，地将易也。宜调阳明之客，以酸补之，以辛泻之，以苦泄之；岁谷宜白，间谷宜黍，则燥不为邪。

此六气之化也。岁气之交，宜扶其不足，制其有余，使气适平。然是岁天符为执法，若有邪，中执法者，民病速而危。

己丑岁

太阴湿土司天，太阳寒水在泉，中见少宫土运。岁土不及，上宫与正宫同。少宫上临太阴，是为天符。土运临丑，是为岁会。上见天符，下见岁会，三合为治，太一天符之岁，气至平也，命曰备化之纪。气协天休，德流四政，五化齐修，其气平，其性顺，其用高下，其化丰满，其政安静，其候溽蒸，其令湿，其类土，其应长夏，其谷稷，其果枣，其实肉，其虫倮，其畜牛，其色黄，其味甘，其物肤，其音宫，其数五。其在人也，其脏脾，其主口，其养肉，其病否。此岁运之化也。岁气之化，湿化司天，明化间左，灼化居右，故地气上腾而其政肃；咸化在泉，动化间左，清化间右，故天气下降而其令寂。阴专其政，阳气退辟，大风时起，原野昏霿，白埃四起，云奔南极，寒雨数至，物成于差夏，湿寒合德，黄黑埃昏，流行气交，上应镇星、辰星，其谷黅玄，间谷

土运不及

天符　太一

命太商太徵^①者，物成于差夏。故阴凝于上，寒积于下，寒水胜
火，则为冰雹，阳光不治，杀气乃行。有余宜高，不及宜下；有
余宜晚，不及宜早。土之利，气之化也，民气亦从之。其病寒湿，
腹满，身膜愤，胕肿痞逆，寒厥拘急。故曰风化清化胜复同，邪
气化度也；雨化五，寒化一，正化度也。倮虫静，鳞虫育，岁物
所宜也；羽虫耗，热毒不生，地气制之也。是岁土在上，水在下，
土胜水，天气盈，当取化源。岁遇太一天符，其气至平，不取化
源，惟折其水郁，益其岁气，赞其阳火，令御甚寒，无使邪胜。
食黅玄之谷，以全其真；食间气之谷，以保其精。岁宜以苦燥之、

---

① 太商太徵：乾隆本、日本抄本、文瑞楼本同，明抄本及《素问·六元正
纪大论》作"太"。

温之，运与湿同，宜以燥化。故曰其化上苦热，中甘和，下甘热，药食宜也。岁半之前，其政湿；岁半之后，其令寒。

初之气，自戊子年大寒日巳初，至是岁春分日卯初，凡六十日八十七刻半。主位少角木，客气厥阴木，中见土运，木当其位。地气迁，寒乃去，春气正，风乃来，生布，万物以荣，民气条舒，风湿相薄，雨乃后。民病血溢，筋络拘强，关节不利，身重筋痿。宜调厥阴之客，以辛补之，以酸泻之，以甘缓之；岁谷宜黅，间谷宜稻，则风不为邪。

二之气，自春分日卯正，至小满日丑正，凡六十日有奇。主位太徵火，客气少阴火，中见土运。大火正，物承化，民乃和。其病温厉盛行，远近咸若。湿蒸相薄，雨乃时降。宜调少阴之客，以咸补之，以甘泻之，以酸收之；岁谷宜黅，间谷宜豆，则热不为邪。

三之气，自小满日寅初，至大暑日子初，凡六十日有奇。主位太徵火，客气太阴土，中见土运。气与运符，而行平气。天政布，湿气降，地气腾，雨乃时降，寒乃随之。感于寒湿，则民病身重胕肿，胸腹满。宜调太阴之客，以甘补之，以苦泻之，以甘缓之；岁谷宜黅，间谷宜麻，则湿不为邪。是气也，无犯司气。

四之气，自大暑日子正，至秋分日戌正，凡六十日有奇。主位少宫土，客气少阳火，中见土运。岁运得位，相火居之，畏火临。溽蒸化，地气腾，天气否隔，寒风晓暮，蒸热相薄，草木凝烟，湿化不流，则白露阴布，以成秋令。民病腠理热，血暴溢，疟，心腹满热胪胀，甚则胕肿。宜调少阳之客，以咸补之，以甘泻之，以咸软之；岁谷宜玄，间谷宜豆，则火不为邪。

五之气，自秋分日亥初，至小雪日酉初，凡六十日有奇。主位太商金，客气阳明金，中见土运。土生金，金得位，惨令已行，寒露下，霜乃早降，草木黄落，寒气及体，君子周密，民病皮腠。宜调阳明之客，以酸补之，以辛泻之，以苦泄之；岁谷宜玄，间谷宜黍，则燥不为邪。

终之气，自小雪日酉正，至大寒日未正，凡六十日有奇。主位少羽水，客气太阳水，中见土运，水当其位。湿气合德，寒大举，湿大化，霜乃积，阴乃凝，水坚冰，阳光不治。感于寒，则病人关节禁固，腰脽痛，寒湿持于气交而为疾也。宜调太阳之客，以苦补之，以咸泻之，以苦坚之，以辛润之；岁谷宜玄，间谷宜稷，则寒不为邪。

此六气之化也。气交之化，岁有水郁，当随胜气，安其屈伏。无问其数，以平为期。此其道也。

庚寅岁

金运太过

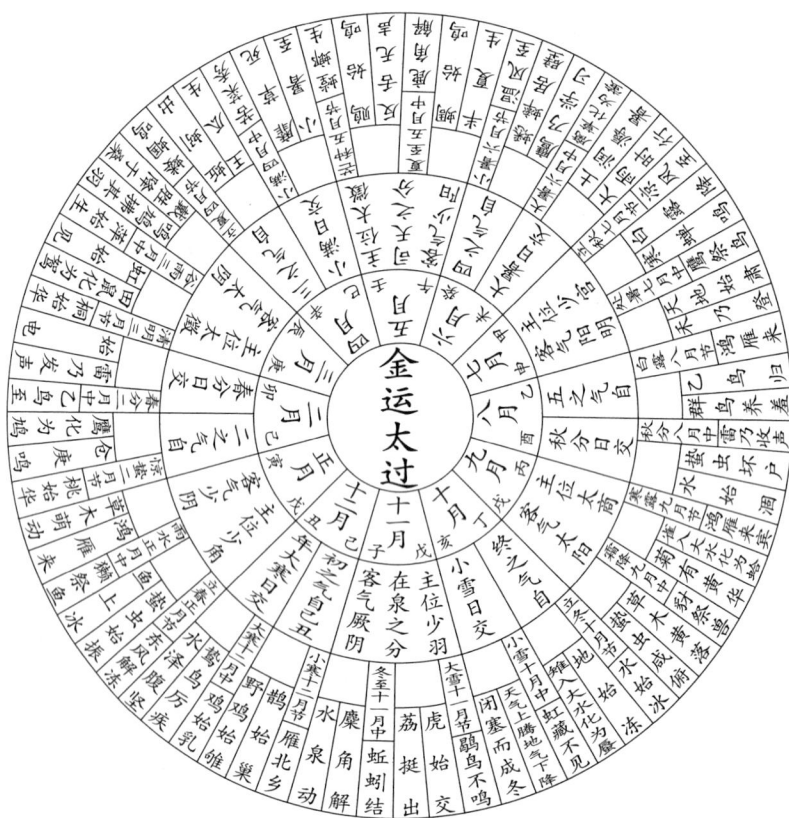

少阳相火司天，厥阴风木在泉，中见太商金运。岁金太过，气化运行先天。火化为天气，素化司气为左间，柔化为右间，故天气正而其政严；酸化为地气，灼化居气为左间，藏化为右间，

故地气扰而其令^①挠。风乃暴举，木偃沙飞，炎火乃流，阴行阳化，雨乃时应，风热参布，云物沸腾，太阴横流，寒乃时至，凉雨并起，火木同德，上应荧惑、岁星，其谷丹苍。火化七，清化九，风化三，正化度也。羽虫静，毛虫育，是谓岁物之宜；倮虫耗，清毒不生，是皆地气所制。民病寒中，外发疮疡，内为泄满。圣人遇之，和而不争。往复之作，民病寒热疟泄，聋瞑，呕吐，上怫肿色变。是岁阳为天气，阴为地气，金运在中，天气刑运，运刑地气，天气盈，地气虚。当于年前，先取化源，以平火气，无使运郁；次抑其运金，赞所不胜，无使木郁，折其郁气，则暴过不生，苛疾不起。岁宜咸、宜辛、宜酸，渗之、泄之、渍之、发之。运异风热，少用寒化。其化上咸寒，中辛温，下辛凉，药食宜也。候其气者，岁半之前，少阳主之。若火淫所胜，则温气流行，金政不平，民病头痛，发热恶寒而疟，热上皮肤痛，色变黄赤，传而为水，身面胕肿，腹满仰息，泄注赤白，疮疡，咳唾血，烦心，胸中热，甚则鼽衄，病本于肺，诊在手天府之脉。法宜平以咸冷，佐以苦甘，以酸收之，以苦发之，以酸复之。岁半之后，厥阴主之。若风淫于内，则地气不明，平野昧，草乃早秀。民病洒洒振寒，善伸数欠，心痛支满，两胁里急，饮食不下，鬲咽不通，食则呕，腹胀善噫，得后与气，则快然如衰，身体皆重。法宜治以辛凉，佐以苦，以甘缓之，以辛散之。岁运之化，金太过，纪曰坚成，是谓收引。天气洁，地气明，阳气随，阴治化，燥行其政，物以司成，收气繁布，化洽不终。其化成，其气削，其政肃，其令锐切，其动暴折疡疰，其德雾露萧飚，其变肃杀凋零，其化兼其所胜。其病喘喝，胸凭仰息。上徵与正商同，其生齐，其病咳。故曰岁金太过，燥气流行，肝木受邪，民病两胁下、少腹痛，目赤痛，眦疡，耳无所闻，甚则喘咳逆气，肩背痛，下连^②股膝髀腨胻足皆病。其治宜以辛温。

---

① 令：日本抄本、文瑞楼本同，明抄本、乾隆本作"政"。

② 下连：乾隆本、日本抄本、文瑞楼本同，明抄本及《素问·气交变大论》作"尻阴"。

初之气，自己丑年大寒日申初，至是岁春分日午初，凡六十日八十七刻半。主位少角木，客气少阴火，中见金运。火胜金，地气迁，风胜乃摇，寒乃去，候乃大温，草木早荣，寒来不杀。温病乃起，其病气怫于上，血溢目赤，咳逆头痛，血伤[1]，胁满，肤腠中疮。宜治少阴之客，以咸补之，以甘泻之，以酸收之。岁谷宜丹，间谷宜豆。

二之气，自春分日午正，至小满日辰正，凡六十日有奇。主位太徵火，客气太阴土，中见金运。火生土，火反郁，白埃四起，云趋雨府，风不胜湿，雨乃零，民乃康。其病热郁于上，咳逆呕吐，疮发于中，胸嗌不利，头痛身热，昏愦脓疮。宜治太阴之客，以甘补之，以苦泻之，以甘缓之。岁谷宜丹，间谷宜麻。

三之气，自小满日巳初，至大暑日卯初，凡六十日有奇。主位太徵火，客气少[2]阳火，中见金运，火当其位。天政布，炎暑至，少阳临上，雨乃涯。民病热中聋瞑，血溢脓疮，咳呕衄衊，渴，嚏欠，喉痹目赤，善暴死。宜调少阳之客，以咸补之，以甘泻之，以咸软之。岁谷宜丹，间谷宜豆。

四之气，自大暑日卯正，至秋分日丑正，凡六十日有奇。主位少宫土，客气阳明金，中见金运。气与运同，是谓司气。凉乃至，炎暑间化，白露降。民气和平，其病满身重。宜治阳明之客，以酸补之，以辛泻之，以苦泄之。岁谷宜苍，间谷宜黍。是气也，用凉远凉，无犯司气之凉。

五之气，自秋分日寅初，至小雪日子初，凡六十日有奇。主位太商金，客气太阳水，中见金运，金当其位而生水。阳乃去，寒乃来，雨乃降，气门乃闭，刚木早凋，民避寒邪，君子周密。宜治太阳之客，以苦补之，以咸泻之，以苦坚之，以辛润之。岁谷宜苍，间谷宜稷。

终之气，自小雪日子正，至大寒日戌正，凡六十日有奇。主

位少羽水，客气厥阴木，中见金运。金生水，水生木，地气正，风乃至，万物反生，霜雾以行。其病关闭不禁，心痛，阳气不藏而咳。宜治厥阴之客，以辛补之，以酸泻之，以甘缓之。岁谷宜苍，间谷宜稻。

岁气之化，胜复更作，当佐以所利，和以所宜，安其主客，适其寒温，同者逆之，异者从之，是其法也。

辛卯岁

水运不及

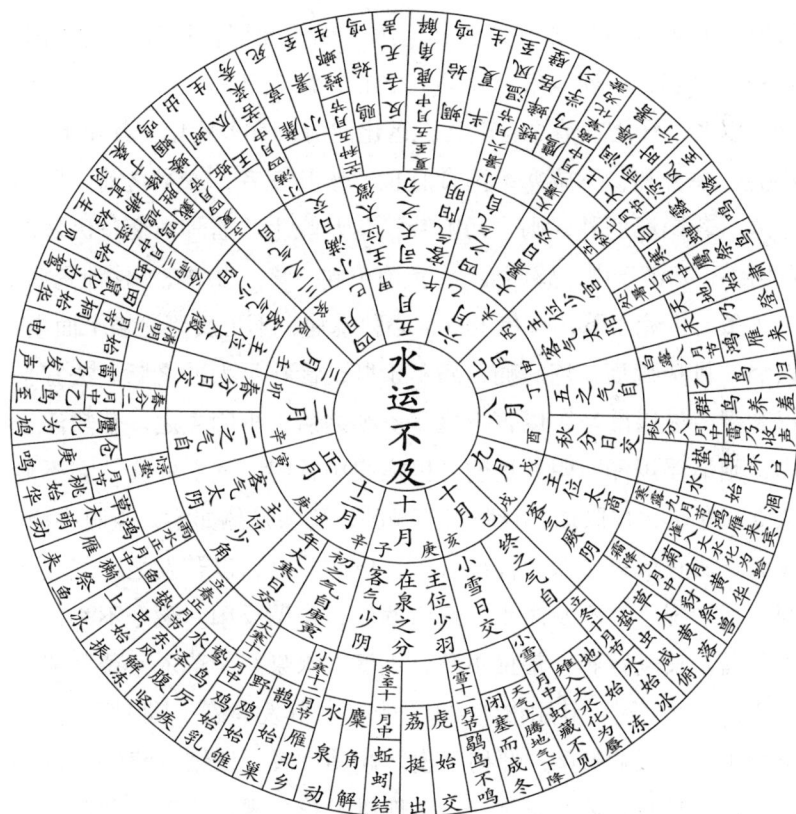

阳明燥金司天，少阴君火在泉，中见少羽水运。岁水不及，气化运行后天。燥化为天气，玄化为左间，明化为右间，故天气急而其政切；苦化为地气，柔化为左间，动化为右间，故地气明而其令暴。阳专其令，炎暑盛行，物燥以坚，淳风乃治，风燥横

运，流于气交，多阳少阴，云趋雨府，湿化乃敷，燥极而泽，金火合德，上应太白、荧惑，其谷白丹，间谷命太徵①者，其耗白甲品羽。雨化风化胜复同，邪气化度也；清化九，寒化一，热化七，正化度也。介虫静，羽虫育，是乃岁物之宜；介虫耗，寒毒不生，是皆地气所制。蛰虫乃见，流水不冰，清热之气，持于气交。民病咳、嗌塞，寒热发暴，振栗癃闷。清先而劲，毛虫乃死，热后而暴，介虫乃殃，其发躁。是岁金在上，火在下，水运在中，水胜火，火胜金，天气虚，水能制火而生金，金又生运，其邪乃微。宜资其化源，以助金气，安其运水，无使受邪，折其火气之郁。食白丹之谷，以安其气；食间气之谷，以去其邪。岁宜以咸、以苦、以辛，汗之、清之、散之。运化同清，宜多地化。其化上苦、小温，中苦和，下咸寒，药食宜也。候其气者，岁半之前，阳明主之。若燥淫所胜，则木乃晚荣，草乃晚生。筋骨内变，民病左胠胁痛，寒清于中，感而疟②，大凉革候，咳，腹中鸣，注泄鹜溏，名木敛，生菀于下，草焦上首，心胁暴痛，不可反侧，嗌干面尘，腰痛，目昧眦疡，疮痤痈，病本于肝，诊在足太冲之脉。法宜平以苦温，佐以酸辛，以苦下之。岁半之后，少阴主之。若热淫于内，则焰浮川泽，阴处反明。民病腹中常鸣，气上冲胸，喘不能久立，寒热，皮肤痛，目瞑齿痛颐肿，恶寒发热如疟，少腹中痛，腹大。法宜治以咸寒，佐以甘苦，以酸收之，以苦发之。气交之间，水运统之，不及之水，纪曰涸流，是谓反阳。藏令不举，化气乃昌，长气宣布，蛰虫不藏，土润、水泉减，草木条茂，荣秀满③盛，其气滞，其用渗泄，其动坚止，其发燥槁，其脏肾，其化兼所不胜，其病癃闷，邪伤肾也。候其气者，四维有湍润埃云之化，则不时有和风生发之应；若四维发埃昏骤注之变，则不时有

---

① 太徵：乾隆本、日本抄本、文瑞楼本同，明抄本及《素问·六元正纪大论》作"太"。

② 疟：原作"虚"，日本抄本、文瑞楼本同，形近而误，据明抄本、乾隆本及《素问·至真要大论》改。

③ 满：乾隆本、日本抄本、文瑞楼本及《素问·五常政大论》同，明抄本此后有"实"。

飘荡振拉之复。其眚北①。其病内舍腰脊骨髓，外在溪谷踹膝。故曰岁水不及，湿乃盛行，长气反用，其化乃速，暑雨数至。民病腹满身重，濡泄，寒疡流水，腰股痛发，腘腨股膝不便，烦冤，足痿清厥，脚下痛，甚则胕肿。复则大风暴发，草偃木零，生长不鲜，面色时变，筋骨并辟②，肉瞤瘛，目视䀮䀮，物疏璺③，肌肉胗④发，气并隔中，痛于心腹，黄气乃损，其谷不登⑤。

初之气，自庚寅年大寒日亥初，至是岁春分日酉初，凡六十日八十七刻半。主位少角木，客气太阴土，中见水运。土胜水，地气迁，阴始凝，气始肃，水乃冰，寒雨化。其病中热胀，面目浮肿，善眠，鼽衄，嚏欠，呕，小便黄赤，甚则淋。宜治太阴之客，以甘补之，以苦泻之，以甘缓之。岁食白谷，间谷用麻。虽有湿邪，莫之能害。

二之气，自春分日酉正，至小满日未正，凡六十日有奇。主位太徵火，客气少阳火，中见水运。阳乃布，民乃舒，物乃生荣，厉大至，民善暴死，水运承之，其邪亦微。宜治少阳之客，以咸补之，以甘泻之，以咸软之。岁食白谷，间谷用豆。虽有火邪，莫之能害。

三之气，自小满日申初，至大暑日午初，凡六十日有奇。主位太徵火，客气阳明金，中见水运。天政布，凉乃行，燥热交合，燥极而泽，民病寒热。宜治阳明之客，以酸补之，以辛泻之，以苦泄之。岁食白谷，间谷用黍。虽有燥邪，莫之能害。

四之气，自大暑日午正，至秋分日辰正，凡六十日有奇。主位少宫土，客气太阳水，中见水运。气与运同，是谓司气。寒雨

---

① 北：原作"上"，明抄本、乾隆本、日本抄本、文瑞楼本同，据《素问·气交变大论》改。

② 并辟：《类经》卷二十四第十注《素问·气交变大论》："并，拘挛也。辟，偏欹也。"

③ 疏璺（wèn问）：分开、裂开。璺，裂纹。《方言》卷六："器破而未离谓之璺。"《素问·六元正纪大论》："厥阴所至为风府为璺启。"王冰注："璺，微裂也。"

④ 胗：即"疹"，病人皮肤上起的小疙瘩。《说文·肉部》："疹，籀文胗。"《素问·气交变大论》："肌肉胗发。"

⑤ 登：成熟。《增韵·登韵》："登，熟也。"

降。病暴仆振栗，谵妄少气，嗌干引饮，及为心痛、痈肿疮疡、疟寒之疾，骨痿血便。宜治太阳之客，以苦补之，以咸泻之，以苦坚之，以辛润之。岁食丹谷，间谷用稷。虽有寒邪，莫之能害。是气也，用寒远寒，无犯司气之寒。

五之气，自秋分日巳初，至小雪日卯初，凡六十日有奇。主位太商金，客气厥阴木，中见水运。水生木，春令反行，草乃生荣，民气和。宜调厥阴之客，以辛补之，以酸泻之，以甘缓之。岁食丹谷，间谷用稻。虽有风邪，莫之能害。

终之气，自小雪日卯正，至大寒日丑正，凡六十日有奇。主位少羽水，客气少阴火，中见水运。水运得位，少阴居之。阳气布，候反温，蛰虫来见，流水不冰，民乃康平，其病温。宜治少阴之客，以咸补之，以甘泻之，以酸收之。岁食丹谷，间谷用豆。虽有热邪，莫之能害。

此六气之化也。岁气之交，天气胜者，少阳复之；地气胜者，太阳复之。其治皆如复气之法。

壬辰岁

太阳寒水司天，太阴湿土在泉，中见太角木运。岁木太过，气化运行先天。寒化在上，苍化司气左间，清化右间，故天政所布其气肃；甘化在下，明化左间，灼化居气右间，故地气静①而其令徐。寒临太虚，其政大举，阳气不令，泽无阳焰，则火发待时，少阳中治，时雨乃涯，止极雨散，还于太阴，云朝北极，湿化乃布，泽流万物，寒化六，风化八，雨化五，正化度也。鳞虫静，倮虫育，岁物之宜也；鳞虫不成，燥毒不生，地气制之也。寒敷于上，雷动于下，寒湿之气，持于气交。民病寒湿发，肌肉萎，足痿不收，濡泻血溢。是岁水为天气，土为地气，土胜水，天气虚。当资化源，以助天气之水。岁运木，天气生运，木能制

---

① 静：乾隆本、日本抄本、文瑞楼本及《素问·六元正纪大论》同，明抄本作"正"。

木运太过

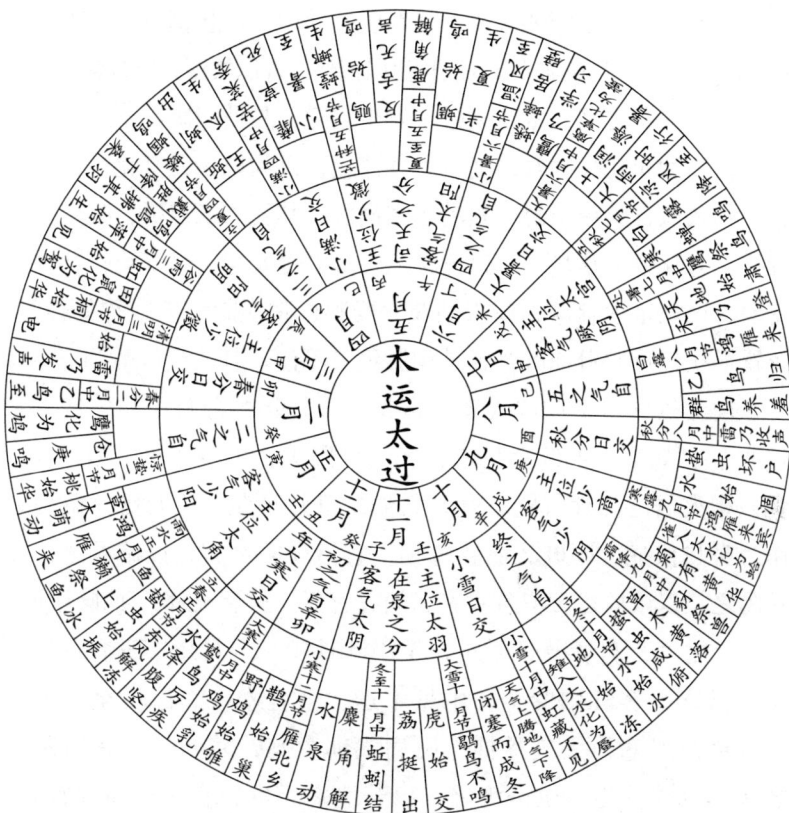

土，地气反郁，其邪乃微，必折郁土，抑其运木，扶其不胜，无使暴过而生其疾。食玄黅之谷，以全其真；避虚邪之气，以安其正。运与寒湿异，宜以燥湿化。其化上苦温，中酸和，下甘温，药食宜也。岁半之前，太阳主之。若寒淫所胜，则寒气反至，水且冰，血变于中，发为痈疡，民病厥心痛，呕血血泄鼽衄，善悲[1]，时眩仆，运火炎烈，雨暴乃雹，胸腹满，手热肘挛腋肿，心澹澹大动，胸胁胃脘不安，面赤目黄，善噫嗌干，甚则色炲，渴而欲饮，病本于心，诊在手神门脉。其法平以辛热，佐以甘苦，以咸泻之。岁半之后，太阴主之。若湿淫于内，则埃昏岩谷，黄反见黑，至阴之交，民病饮积心痛，耳聋浑浑焞焞，嗌肿喉痹，阴病血见，少腹

---

[1] 悲：乾隆本、日本抄本、文瑞楼本及《素问·至真要大论》同，明抄本作"忘"。

痛肿，不得小便，病冲头痛，目似脱，项似拔，腰似折，髀不可以回①，腘如结，腨如别②。其法宜治以苦热，佐以酸淡，以苦燥之，以淡泄之。气交之间，木运太过，发生之纪，是谓启陈。土疏泄，苍气达，阳和布化，阴气乃随，生气淳化，万物以荣，其化生，其气美，其政散，其令条舒，其动掉眩巅疾，其德鸣靡启拆，其变振拉摧拔，其化兼其所胜③，其病怒。故曰岁木太过，风气流行，脾土受邪，民病飧泄食减，体重烦冤，肠鸣，腹支满，甚则忽忽善怒，眩冒巅疾，反胁痛而吐甚，冲阳脉绝者不治。其法治以酸和。

初之气，自辛卯岁大寒日寅初，至是年春分日子初，凡六十日八十七刻半。主位太角木，客气少阳火，中见木运。岁木当④位，相火居之。地气迁，气乃大温，草乃早荣。民乃厉，温病乃作，身热头痛，呕吐，肌腠疮疡。宜治少阳之客，以咸补之，以甘泻之，以咸软之。岁谷宜玄，间谷宜豆。虽有火邪，不能为害。

二之气，自春分日子正，至小满日戌正，凡六十日有奇。主位少徵火，客气阳明金，中见木运。金胜木。大凉反至，民乃惨，草乃遇寒，火气遂抑，民病气郁中满，寒乃始。宜治阳明之客，以酸补之，以辛泻之，以苦泄之。岁谷宜玄，间谷宜黍。虽有燥邪，不能为害。

三之气，自小满日亥初，至大暑日酉初，凡六十日有奇。主位少徵火，客气太阳水，中见木运。天政布，寒气行，雨乃降。民病寒，反热中，痈疽注下，心热瞀闷，不治者死。宜治太阳之客，以苦补之，以咸泻之，以苦坚之，以辛润之。岁谷宜玄，间谷宜稷。虽有寒邪，不能为害。

四之气，自大暑日酉正，至秋分日未正，凡六十日有奇。主位太宫土，客气厥阴木，中见木运。气与运同，是谓司气。风湿

---

① 回：日本抄本、文瑞楼本及《素问·至真要大论》同，明抄本、乾隆本作"曲"。

② 别：日本抄本、文瑞楼本同，明抄本、乾隆本、《灵枢·经脉》及《针灸甲乙经》卷二第一上作"裂"。

③ 胜：日本抄本、文瑞楼本同，明抄本、乾隆本此前有"不"。

④ 当：日本抄本、文瑞楼本同，明抄本、乾隆本作"得"。

交争，风化为雨，乃长、乃化、乃成。民病大热少气，肌肉萎，足痿，注下赤白。宜治厥阴之客，以辛补之，以酸泻之，以甘缓之。岁谷宜黅，间谷宜稻。虽有风邪，不能为害。是气也，用温远温，无犯司气之温。

五之气，自秋分日申初，至小雪日午初，凡六十日有奇。主位少商金，客气少阴火，中见木运。木生火，火胜金，阳复化，草乃长、乃化、乃成，民乃舒。宜调少阴之客，以咸补之，以甘泻之，以酸收之。岁谷宜黅，间谷宜豆。虽有热邪，不能为害。

终之气，自小雪日午正，至大寒日辰正，凡六十日有奇。主位太羽水，客气太阴土，中见木运。地气正，湿令行，阴凝太虚，埃昏郊野，民乃惨凄，寒风以至，反者孕乃死，木运制之，土乃郁。宜治太阴之客，以甘补之，以苦泻之，以甘缓之。岁谷宜黅，间谷宜麻。虽有湿邪，不能为害。

此六气之化也。岁气之交，天气胜，则有太阴之复；地气胜，则有厥阴之复。治之宜以胜复之法。

癸巳岁

厥阴风木司天，少阳相火在泉，中见少徵火运。岁火不及，气化运行后天。火同地化，不及而加同岁会，气之平也。诸同正岁，气化运行同天。平火之岁，命曰升明之纪。正阳而治，德施周普，五化均衡，其气高，其性速，其用燔灼，其化蕃茂，其政明曜，其候炎暑，其令热，其类火，其应夏，其谷麦，其果杏，其实络，其虫羽，其畜马，其色赤，其味苦，其物脉，其音徵，其数七。其在人也，其脏心，其主舌，其养血，其病瞤瘛。此岁运之化也。天地之气，风化在上，灼化左，藏化右，苦化在下，清化左，黅化右，故天气扰而其政挠，地气正而其令速。风生高远，炎热从之，云趋雨府，湿化乃行，风火同德，上应岁星、荧惑，其谷苍丹，间谷言[1]太宫太羽[2]者，其耗

---

① 言：日本抄本、文瑞楼本同，明抄本、乾隆本作“命”。
② 太宫太羽：日本抄本、文瑞楼本同，明抄本、乾隆本及《素问·六元正纪大论》作“太”。

火运不及

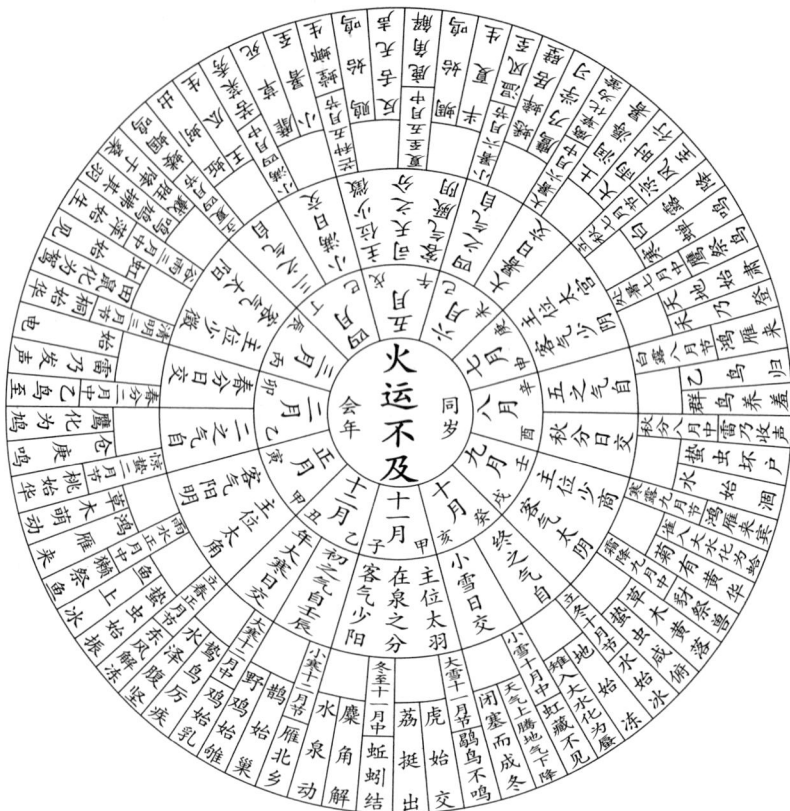

文角①品羽。寒化雨化胜复同，邪气化度也；风化八，火化二，正化度也。岁物之宜，则毛虫静，羽虫育；地气所制，则介虫耗，寒毒不生。风燥火热，胜复更作，蛰虫来见，流水不冰，热病行于下，风病行于上，风燥胜复形于中。是岁阴为天气，阳为地气，天气虚，火运适平。不资化源，惟赞运火，无使邪胜。岁宜以辛调上，以咸调下。畏火之气，无妄犯之。其化上辛凉，中咸和，下咸寒，药食宜也。岁半之前，厥阴主之，厥阴所至其令风，当其时风化行者，天之政也；岁半之后，少阳主之，少阳所至其令火，当其时火化行者，地之令也。

---

① 文角：日本抄本、文瑞楼本及《素问·六元正纪大论》同，明抄本、乾隆本作"白甲"。

初之气，自壬辰年大寒日巳初，至是岁春分日卯初，凡六十日八十七刻半。主位太角木，客气阳明金，中见火运。寒始肃，杀气方至，民病寒于右之下，运行平火，其邪乃微。宜调阳明之客，以酸补之，以辛泻之，以苦泄之。岁谷宜苍，间谷宜黍。

二之气，自春分日卯正，至小满日丑正，凡六十日有奇。主位少徵火，客气太阳水，中见火运。火居其位，寒水承之。寒不去，华雪水冰，杀气施化，霜乃降，名草上焦，寒雨数至，阳复化，民病热于中。宜调太阳之客，以苦补之，以咸泻之，以苦坚之，以辛润之。岁谷宜苍，间谷宜稷。

三之气，自小满之日寅初，至大暑日子初，凡六十日有奇。主位少徵火，客气厥阴木，中见火运。火当其位，风木客之。天政布，风乃时举。民病泣出，耳鸣掉眩。宜调厥阴之客，以辛补之，以酸泻之，以甘缓之。岁谷宜苍，间谷宜稻。

四之气，自大暑日子正，至秋分日戌正，凡六十日有奇。主位太宫土，客气少阴火，中见火运，气与运同。灼化所居，湿热相薄，争于左之上。民病黄瘅而为胕肿。宜调少阴之客，以咸补之，以甘泻之，以酸收之。岁谷宜丹，间谷宜豆。

五之气，自秋分日亥初，至小雪日酉初，凡六十日有奇。主位少商金，客气太阴土，中见火运。火生土。燥湿更胜，沉阴乃布，寒气及体，风雨乃行。宜调太阴之客，以甘补之，以苦泻之，以甘缓之。岁谷宜丹，间谷宜麻。

终之气，自小雪日酉正，至大寒日未正，凡六十日有奇。主位太羽水，客气少阳火，中见火运。火气符会，畏火司令。阳乃大化，蛰虫出见，流水不冰，地气大发，草乃生，人乃舒，其病温厉。宜调少阳之客，以咸补之，以甘泻之，以咸软之。岁谷宜丹，间谷宜豆。是气也，司气以热，用热无犯，所谓用热远热也。

岁气之化，其化淳。又遇火气平，是谓行令。邪或乘之，其病持久。故经曰中行令者，其病徐而持。

卷第二

运　气

甲午岁

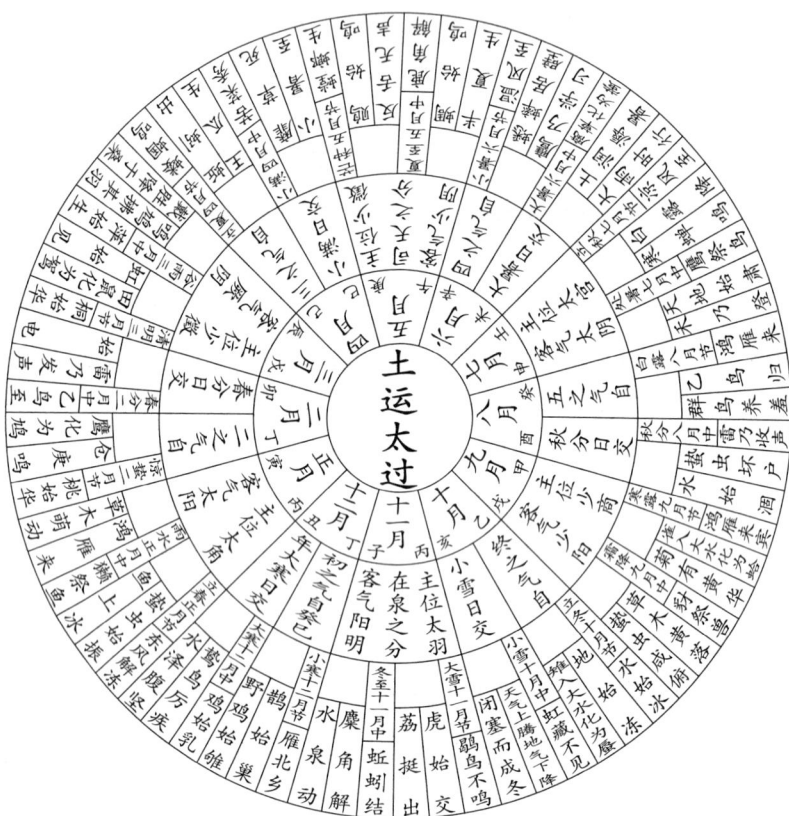

中心：土运太过

少阴君火司天，阳明燥金在泉，中见太宫土运。岁土太过，气化运行先天。热化在上，左黅化司气，右动化厥阴，故天政所布其气明；辛化在下，左藏化太阳，右明化少阳，故地气肃而其令切。寒交暑，热加燥，云驰雨府，湿化乃行，时雨乃降，金火合德，上应荧惑、太白，其谷白丹。热化二，雨化五，燥化四，所谓正化日也。羽虫静，介虫育，岁①物之宜也；毛虫耗，湿毒不生，地气所制也。寒热持于气交而为病始，热病生于上，清病生于下，寒热相②犯而争于中。民病咳喘，血溢血泄，鼽嚏，目赤眦疡，寒厥入胃，心痛腰痛腹大，嗌干肿上。是岁火为天气，金为地气，火胜金，天气盈。宜于年前，先取化源，以平火气。土运在中，天气生运，运生地气，三气相得而行顺化。其邪乃微，必抑其运土，资其岁胜，无使暴过而生其病。食丹白之谷，以全真气；食间气之谷，以辟虚邪。岁宜以咸软之，而调其上，甚则以苦发之，以酸收之，而安其下，甚则以苦泄之，适气异同而多少之。运同地气，以温热化。其化上咸寒，中苦热，下酸热，药食宜也。岁半之前，少阴主之，少阴之化热。若热淫所胜，即怫热至，火行其政。民病胸中烦热，嗌干，右胠满，皮肤痛，寒热咳喘，大雨且至，唾血血泄鼽衄，嚏欠③，呕，溺色变，甚则疮疡胕肿，肩背臂臑及缺盆中痛，心痛肺膜，腹大满膨膨而喘咳，病本于肺，诊在手尺泽之脉。其法平以咸寒，佐以苦甘，以酸收之。岁半之后，阳明主之。阳明之气燥，若燥淫于内，即霿雾清瞑。民病喜呕，呕有苦，善太息，心胁痛不能反侧，甚则嗌干面尘，身无膏泽，足外反热。其法治以苦温，佐以甘辛，以苦下之。气交之中，土运主之，敦阜之纪，是谓广化。厚德清静，顺长以盈，至阴内实，物化充成，烟埃朦郁，见于厚土，大雨时行，湿气乃用，燥政乃辟，其化圆，其气丰，其政静，其令周备，其动濡积并稸，其德柔润重淖，其变震惊飘骤，其化兼其所胜，其病腹满，四肢不举。故曰岁土太过，雨湿流行，肾水受邪，民病腹满，清厥，意不乐，体重烦冤，甚则肌肉萎，足痿不收，行善瘛，脚下痛，饮发，中满食减，四肢不举。变生得位，藏气伏，化气独治

---

① 岁：原作"藏"，文瑞楼本同，据明抄本、乾隆本、日本抄本及前后文例改。

② 相：明抄本、乾隆本、日本抄本、文瑞楼本同，《素问·六元正纪大论》作"凌"。

③ 欠：原无，日本抄本、文瑞楼本同，据明抄本、乾隆本补。

之，泉涌河衍，涸泽生鱼，风雨大至，土溃①，鳞见于陆。病腹满溏泄肠鸣，反下甚，而太溪绝者，死不治。

初之气，自癸巳年大寒日申初，至是岁春分日午②初，凡六十日八十七刻半。主位太角木，客气太阳水，中见土运。地气迁，燥将去，寒乃始，蛰复藏，水乃冰，霜复降，风乃至，阳气郁。民反周密，关节禁固，腰脽痛，炎暑将起，中外疮疡。宜治太阳之客，以苦补之，以咸泻之，以苦坚之，以辛润之。岁谷宜丹，间谷宜稷。虽有寒邪，不能为害。

二之气，自春分日午正，至小满日辰正，凡六十日有奇。主位少徵火，客气厥阴木，中见土运。木胜土。阳气布，风乃行，春气以正，万物应荣，寒气时至，民乃和。其病淋，目瞑目赤，气郁于上而热。宜治厥阴之客，以辛补之，以酸泻之，以甘缓之。岁谷宜丹，间谷宜稻。虽有风邪，不能为害。

三之气，自小满日巳初，至大暑日卯初，凡六十日有奇。主③位少徵火，客气少阴火，中见土运。二火相加。天政布，大火行，庶类蕃鲜，寒气时至。民病气厥心痛，寒热更作，咳喘目赤。宜治少阴之客，以酸补之，以甘泻之，以酸收之。岁谷宜丹，间谷宜豆。虽有热邪，不能为害。

四之气，自大暑日卯正，至秋分日丑正，凡六十日有奇。主位太宫土，客气太阴土，中见土运。气与运同，又当其位，是谓司气。溽暑至，大雨时行，寒热互至。民病寒热，嗌干，黄瘅，鼽衄，饮发。宜调太阴之客，以甘补之，以苦泻之，以甘缓之。岁谷宜白，间谷宜麻。虽有湿化，不能为邪。是气也，无犯司气。

五之气，自秋分日寅初，至小雪日子初，凡六十日有奇。主位少商金，客气少阳火，中见土运，畏火临。暑反至，阳乃化，

---

① 溃：明抄本、乾隆本、日本抄本、文瑞楼本同，《素问·气交变大论》作"崩溃"。

② 午：乾隆本、日本抄本、文瑞楼本同，明抄本作"子"。

③ 主：原作"至"，文瑞楼本同，形近而误，据明抄本、乾隆本、日本抄本改。

万物乃生、乃长荣，民乃康，其病温。宜治少阳之客，以咸补之，以甘泻之，以咸软之。岁谷宜白，间谷宜豆。虽有火邪，不能为害。

终之气，自小雪日子正，至大寒日戌正，凡六十日有奇。主位太羽水，客气阳明金，中见土运。土生金，燥令行，余火内格，肿于上，咳喘，甚则血溢，寒气数举则雾霜翳，病生皮腠，内舍于胁，下连少腹而作寒中，地将易也。宜治阳明之客，以酸补之，以辛泻之，以苦泄之。岁谷宜白，间谷宜黍。虽有燥邪，不能为害。

是岁火胜则水复，金胜则火复，气之胜也。微者随之，甚者制之，气之复也。稍者平之，暴者夺之，皆随胜气，安其屈伏。无问其数，以平为期。

乙未岁

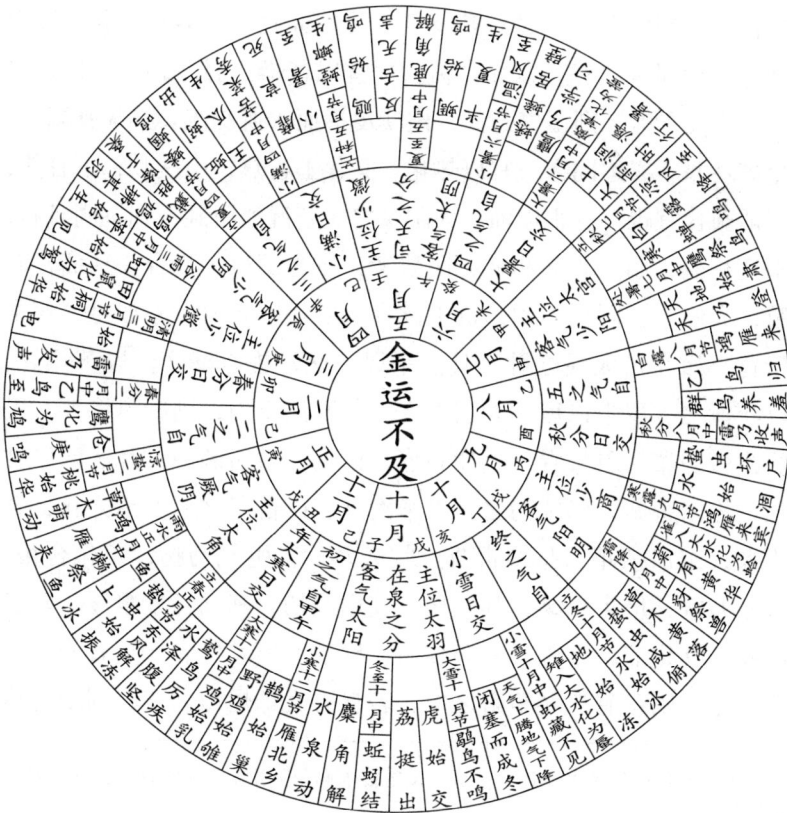

太阴湿土司天，太阳寒水在泉，中见少商金运。岁金不及，气化运行后天。湿化在上，地气上腾，左少阳明化，右少阴灼化，其政肃，咸化在下；天气下降，左厥阴动化，右司气素化，其令寂。阴专其政，阳气退辟，大风时起，原野昏霿，白埃四起，云奔南极，寒雨数至，物成于差夏，湿寒合德，黄黑埃昏，流行气交，上应镇星、辰星，其谷黅玄，间谷命太角^①者。热化寒化胜复同，所谓邪气化日也；湿化五，清化四，寒化六，所谓正化日也。倮虫静，鳞虫育，是谓岁物所宜；羽虫耗，热毒不生，是乃地气所制。故阴凝于上，寒积于下，寒水胜火，则为冰雹，阳光不治，杀气乃行。有余宜高，不及宜下；有余宜晚，不及宜早。土之利，气之化也，民气亦从之。其病寒湿，腹满，身膹愤，胕肿痞逆，寒厥拘急。土为天气，水为地气，土胜水，天气盈，地气虚。当取化源，以平土气。金运在中，天气生运，运生地气，三气相得，其化顺，邪气乃微。必益其岁气，无使邪胜。食黅玄之谷，以全其真；食间气之谷，以保其精。岁宜以苦燥之温之，甚者发之泄之。不发不泄，则湿气外溢，肉溃皮拆而水血交流。必赞其阳火，令御甚寒。岁运同寒，宜以热化。其化上苦热，中酸和，下甘热，所谓药食宜也。岁半以前，太阴主之。若湿淫所胜，则沉阴且布，雨变枯槁，胕肿骨痛阴痹，阴痹者，按之不得，腰脊头项痛，时眩，大便难，阴气不用，饥不欲食，咳唾则有血，心如悬，病本于肾，诊在足太溪之脉。其法平以苦热，佐以酸辛，以苦燥之，以淡泄之。岁半以后，太阳主之。若寒淫于内，则凝肃惨栗，民病少腹控睾，引腰脊，上冲心痛，血见，嗌痛颔肿。其法治以甘热，佐以苦辛，以咸泻之，以辛润之，以苦坚之。岁运之化，金不及，纪曰从革，是谓折收。收气乃后，生气乃扬，长化合德，火政乃宣，庶类以蕃，其气扬，其用躁切，其动铿禁瞀厥，其发咳喘，其化兼所不胜，其病嚏咳、衄衊。候其气者，夏有光显郁蒸之令，则冬有严凝整肃之应；若夏有炎烁燔燎之变，则秋有冰

---

① 太角：乾隆本、日本抄本、文瑞楼本同，明抄本及《素问·六元正纪大论》作"太"。

雹霜雪之复。其眚西。其脏肺，其病内舍膺胁肩背，外在皮毛。所谓岁金不及，民病肩背瞀①重，鼽②嚏，血便注下，收气乃后。复则寒雨暴至，乃零冰雹，霜雪杀物，阴厥且格，阳反上行，头脑户痛，延及囟顶，发热口疮，甚则心痛。

初之气，自甲午年大寒日亥初，至是岁春分日酉初，凡六十日八十七刻半。主位太角木，客气厥阴木，中见金运，木当其位。地气迁，寒乃去，春气正，风乃来，生布，万物以荣，民气条舒，风湿相薄，雨乃后③。民病血溢，筋络拘强，关节不利，身重筋痿。宜调厥阴之客，以辛补之，以酸泻之，以甘缓之。岁谷宜黅，间谷宜稻。虽有风化，不能为邪。

二之气，自春分日酉正，至小满日未正，凡六十日有奇。主位少徵火，客气少阴火，中见金运。二火得位，而胜金运。大火正，物承化，民乃和。其病温厉盛行，远近咸若。湿蒸相薄，雨乃时降。宜调少阴之客，以咸补之，以甘泻之，以酸收之。岁谷宜黅，间谷宜豆。虽有热化，不能为邪。

三之气，自小满日申初，至大暑日午初，凡六十日有奇。主位少徵火，客气太阴土，中见金运。火生土。天政布，湿气降，地气腾，雨乃时降，寒乃随之。感于寒湿，民病身重胕肿，胸腹满。宜治太阴之客，以甘补之，以苦泻之，以甘缓之。岁谷宜黅，间谷宜麻。虽有湿邪，不能为害。

四之气，自大暑日午正，至秋分日辰正，凡六十日有奇。主位太宫土，客气少阳火，中见金运。火胜金，畏火临。溽蒸化，地气腾，天气否隔，寒风晓暮，蒸热相薄，草木凝烟，湿化不流，则白露阴布，以成秋令。民病腠理热，血暴溢，疟，心腹满热胪胀，甚则胕肿。宜治少阳之客，以咸补之，以甘泻之，以咸软之。

---

① 瞀：日本抄本、文瑞楼本及《素问·气交变大论》同，明抄本、乾隆本作"臂"。

② 鼽：日本抄本、文瑞楼本及《素问·气交变大论》同，明抄本、乾隆本作"鼽衄"。

③ 后：明抄本、乾隆本、文瑞楼本及《素问·六元正纪大论》同，日本抄本作"降"。

岁谷宜玄，间谷宜豆。虽有火邪，不能为害。

五之气，自秋分日巳初，至小雪日卯初，凡六十日有奇。主位少商金，客气阳明金，中见金运。气与运同，又得其位。惨令已行，寒露下，霜乃早降，草木黄落，寒气及体，君子周密，民病皮腠。宜调阳明之客，以酸补之，以辛泻之，以苦泄之。岁谷宜玄，间谷宜黍。虽有燥化，不能为邪。是气也，司气以凉，用凉无犯。

终之气，自小雪日卯正，至大寒日丑正，凡六十日有奇。主位太羽水，客气太阳水，中见金运。金生水。寒大举，湿大化，霜乃积，阴乃凝，水坚冰，阳光不治。感于寒，则病人关节禁固，腰脽痛，寒湿持于气交而为疾也。宜调太阳之客，以苦补之，以咸泻之，以苦坚之，以辛润之。岁谷宜玄，间谷宜稷。虽有寒化，不能为邪。

岁气之交，湿胜则厥阴复之，寒胜则太阴复之。观其气至而致其治，湿者燥之，寒者热之，温者清之，其气乃平。治之大体也。

丙申岁

少阳相火司天，厥阴风木在泉，中见太羽水运。岁水太过，气化运行先天。相火在上，左阳明，右太阴，故天气正而其政严；厥阴在下，左少阴，右太阳，故地气扰而其令挠。风乃暴举，木偃沙飞，炎火乃流，阴行阳化，雨乃时应，风热参布，云物沸腾，太阴横流，寒乃时至，凉雨并起，火木同德，上应荧惑、岁星，其谷丹苍。火化二，寒化六，风化八，所谓正化日也。羽虫静，毛虫育，是谓岁物所宜；倮虫耗，清毒不生，是皆地气所制。民病寒热疟泄，聋瞑，呕吐，上怫肿色变。是岁阳为天气，阴为地气，天气盈。当于年前，取火之化源。水运在中，制火而生木，其邪乃微。必抑其运水，赞所不胜，则暴过不生，苛疾不起。岁宜咸、宜辛、宜酸，渗之、泄之、渍之、发之。观气寒温，以调其过。运异风热，宜少寒化，食宜同法。此其道也。故曰其化上

（圆形运气图，中央题「水运太过」）

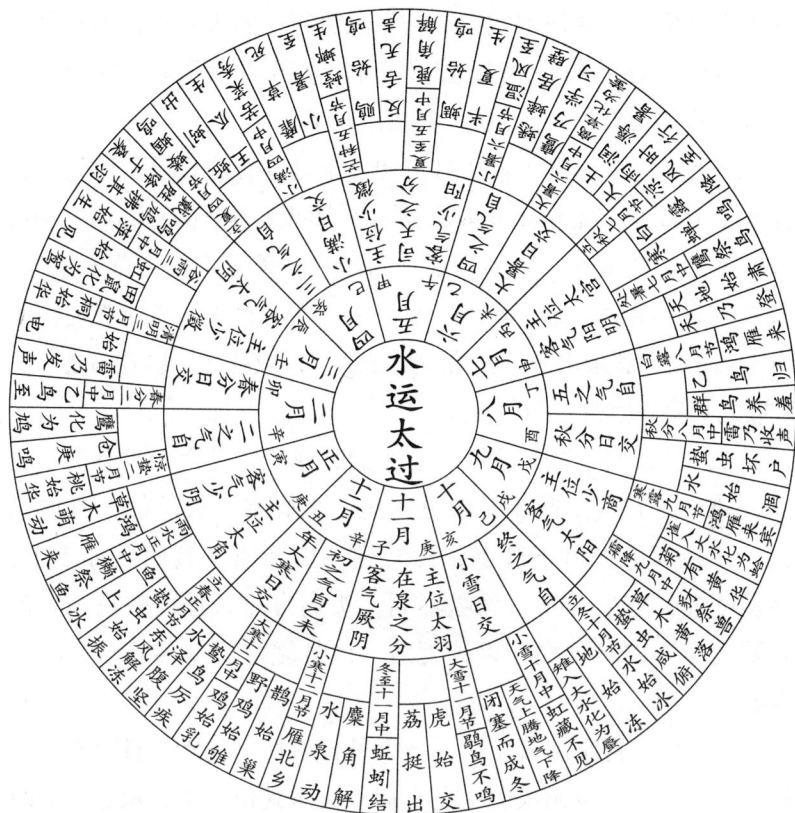

咸寒，中咸温，下辛温，所谓药食宜也。岁半之前，少阳相火主之。若火淫所胜，则温气流行，金政不平。民病头痛，发热恶寒而疟，热上皮肤痛，色变黄赤，传而为水，身面胕肿，腹满仰息，泄注赤白，疮疡，咳唾血，烦心胸中热，甚则鼽衄，病本于肺，诊在手天府之脉。其法平以咸冷，佐以苦甘，以酸收之，以苦发之，以酸复之。岁半之后，厥阴风木主之。若风淫于内，则地气不明，平野昧，草乃早秀。民病洒洒振寒，善伸数欠，心痛支满，两胁里急，饮食不下，鬲咽不通，食则呕，腹胀善噫，得后与气，则快然如衰，身体皆重。其法治以辛凉，佐以苦，以甘缓之，以辛散之。岁运之化，水运太过，纪曰流衍，是谓封藏。寒司物化，天地严凝，藏政以布，长令不扬，其化凛，其气坚，其政谧，其令流注，其动漂泄沃涌，其德凝惨寒雾，其变冰雪霜雹，其病胀，

其化兼其所胜。故曰岁水太过，寒气流行，邪害心火，民病身热烦心躁悸，阴厥上下中寒，谵妄心痛，甚则腹大胫肿，喘咳，寝汗出憎风，诊在手神门之脉。其法治以咸温。

初之气，自乙未年大寒日寅初，至是岁春分日子初，凡六十日八十七刻半。主位太角木，客气少阴火，中见水运。木生火，水运承之。地气迁，风胜乃摇，寒乃去，候乃大温，草木早荣，寒来不杀。温病乃起，其病气怫于上，血溢目赤，咳逆头痛，血伤[①]，胁满，肤腠中疮。宜治少阴之客，以咸补之，以甘泻之，以酸收之。岁谷宜丹，间谷宜豆。

二之气，自春分日子正，至小满日戌正，凡六十日有奇。主位少徵火，客气太阴土，中见水运。土胜水，火反郁，白埃四起，云趋雨府，风不胜湿，雨乃零，民乃康。其病热郁于上，咳逆呕吐，疮发于中，胸嗌不利，头痛身热，昏愦脓疮。宜治太阴之客，以甘补之，以苦泻之，以甘缓之。岁谷宜丹，间谷宜麻。

三之气，自小满日亥初，至大暑日酉初，凡六十日有奇。主位少徵火，客气少阳火，中见水运。火居其位，水运承之。天政布，炎暑至，少阳临上，雨乃涯。民病热中聋瞑，血溢脓疮，咳呕，衄衊，渴，嚏欠，喉痹目赤，善暴死。宜调少阳之客，以咸补之，以甘泻之，以咸软之。岁谷宜丹，间谷宜豆。

四之气，自大暑日酉正，至秋分日未正，凡六十日有奇。主位太宫土，客气阳明金，中见水运。土生金。凉乃至，炎暑间化，白露降。民气和平，其病满、身重。宜治阳明之客，以酸补之，以辛泻之，以苦泄之。岁谷宜苍，间谷宜黍。

五之气，自秋分日申初，至小雪日午初，凡六十日有奇。主位少商金，客气太阳水，中见水运。水金相和，又气与运同，岁之司气，是为玄化。时令至此，阳乃去，寒乃来，雨乃降，气门

---

① 伤：乾隆本、日本抄本、文瑞楼本同，明抄本及《素问·六元正纪大论》作"崩"。

乃闭，刚木早凋。民避寒邪，君子周密。宜治太阳之客，以苦补之，以咸泻之，以苦坚之，以辛润之。岁谷宜苍，间谷宜稷。是气也，用寒远寒，无犯司气之寒。

终之气，自小雪日午正，至大寒日辰正，凡六十日有奇。主位太羽水，客气厥阴木，中见水运。水生木，地气正，风乃至，万物反生，霜雾以行。其病关闭不禁，心痛，阳气不藏而咳。其法宜治厥阴之客，以辛补之，以酸泻之，以甘缓之。岁谷宜苍，间谷宜稻。

此六气之化也。岁气火木同德，其气专，其化淳，胜气自微，而况圣人遇之，和而不争也。

丁酉岁

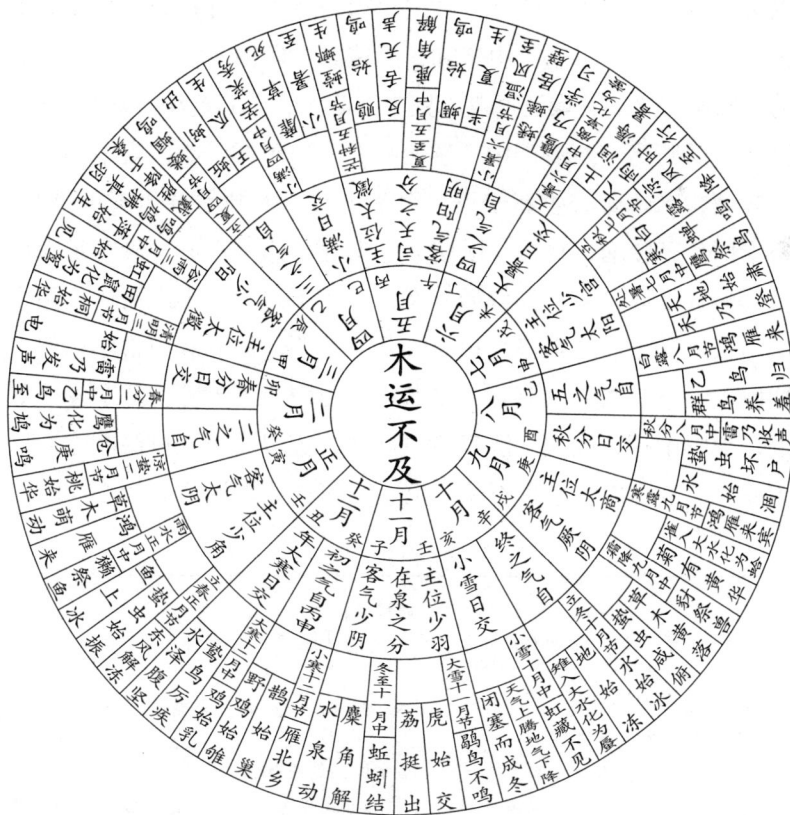

阳明燥金司天，少阴君火在泉，中见少角木运。岁木不及^①，气化运行后天。燥化在上，左藏化，右明化，故天气急而其政切；苦化在下，左柔化，右苍化，故地气明而其令暴。阳专其令，炎暑盛行，物燥以坚，淳风乃治，风燥横运，流于气交，多阳少阴，云趋雨府，湿化乃敷，燥极而泽，清先而劲，毛虫乃死，热后而暴，介虫乃殃，金火合德，上应太白、荧惑，其谷白丹，间谷命太徵之谷^②，其耗白甲品羽。清化热化胜复同，所谓邪气化日也；燥化九，风化三，热化七，所谓正化日也。介虫静，羽虫育，是谓岁物之宜；介虫耗，寒毒不生，是皆地气所制。清热之气，持于气交。民病咳、嗌塞，寒热发暴，振栗癃闷。金为天气，火为地气，火胜金，天气虚。当资化源，以助金气，安其运木，无使受邪。食白丹之谷，以安其气；食间气之谷，以去其邪。岁宜以咸、以苦、以辛，汗之、清之、散之。运与热同，宜多天化，此其道也。其化上苦、小温，中辛和，下咸寒，所谓药食宜也。岁半之前，阳明主之。若燥淫所胜，则木乃晚荣，草乃晚生。筋骨内变，民病左胠胁痛，寒清于中，感而疟，大凉革候，咳，腹中鸣，注泄鹜溏，名木敛，生菀于下，草焦上首，心胁暴痛，不可反侧，嗌干面尘，腰痛，目眛^③眦疡，疮痤痈，病本于肝，诊在足太冲脉。法宜平以苦温，佐以酸^④辛，以苦下之。岁半之后，少阴主之。若热淫于内，则焰浮川泽，阴处反明。民病腹中常鸣，气上冲胸，喘不能久立，寒热，皮肤痛，目瞑齿痛頯肿，恶寒发热如疟，少腹中痛，腹大。法宜治以咸寒，佐以甘苦，以酸收之，以苦发之。岁运之化，木不及，纪曰委和，是谓胜生。生气不政^⑤，

---

① 不及：乾隆本、日本抄本、文瑞楼本同，明抄本作"太过"。
② 太徵之谷：乾隆本、日本抄本、文瑞楼本同，明抄本及《素问·六元正纪大论》作"太"。
③ 眛：原作"昧"，明抄本、乾隆本、日本抄本、文瑞楼本同，据《素问·至真要大论》改。
④ 酸：明抄本、日本抄本、文瑞楼本同，乾隆本作"甘"。
⑤ 政：日本抄本、文瑞楼本及《素问·五常政大论》同，明抄本、乾隆本作"正"。

化气乃扬，长气自平，收令乃早，凉雨时降，风云并兴，草木晚荣，苍干凋落，物秀而实，肤肉内充，其气敛，其用聚，其动緛戾拘缓，其发惊骇。其化兼所不胜，春有鸣条律畅之化，则秋有雾露清凉之政；春有惨凄残贼之胜，则夏有炎暑燔烁之复。其眚东。其脏肝，其病内舍胠胁，外在关节，上临阳明，上商与正商同，其病支废，痈肿疮疡，其甘虫，邪伤肝也。

初之气，自丙申年大寒日巳初，至是岁春分日卯初，凡六十日八十七刻半。主位少角木，客气太阴土，中见木运。风湿相遇，以行春令，地气迁，阴始凝，气始肃，水乃冰，寒雨化。民病中热胀，面目浮肿，善眠，鼽衄，嚏欠，呕，小便黄赤，甚则淋。宜调太阴之客，以甘补之，以苦泻之，以甘缓之。岁谷宜白，间谷宜麻。虽有湿化，不能为邪。

二之气，自春分日卯正，至小满日丑正，凡六十日有奇。主位太徵火，客气少阳火，中见木运。二火相加，木运相和。阳乃布，民乃舒，物乃生荣，厉大至，民善暴死。宜治少阳之客，以咸补之，以甘泻之，以咸软之。岁谷用白，间谷用豆。虽有火邪，不能为害。

三之气，自小满日寅初，至大暑日子初，凡六十日有奇。主位太徵火，客气阳明金，中见木运。金胜木。天政布，凉乃行，燥热交合，燥极而泽，民病寒热。宜治阳明之客，以酸补之，以辛泻之，以苦泄之。岁谷宜白，间谷宜黍。虽有燥邪，不能为害。

四之气，自大暑日子正，至秋分日戌正，凡六十日有奇。主位少宫土，客气太阳水，中见木①运。寒雨降。民病暴仆振栗，谵妄少气，嗌干引饮，及为心痛、痈肿疮疡、疟寒之疾，骨痿血便。宜治太阳之客，以苦补之，以咸泻之，以苦坚之，以辛润之。岁谷宜丹，间谷宜稷。虽有寒邪，不能为害。

五之气，自秋分日亥初，至小雪日酉初，凡六十日有奇。主位太商金，客气厥阴木，中见水运，气与运同。司气为苍化，春令反行，草乃生荣，民气和。宜调厥阴之客，以辛补之，以酸泻

① 木：乾隆本、日本抄本、文瑞楼本同，明抄本作"水"。

之，以甘缓之。岁谷宜丹，间谷宜稻。虽有风化，不能为邪。是气也，用温远温，无犯司气之温。

终之气，自小雪日酉正，至大寒日未正，凡六十日有奇。主位少羽水，客气少阴火，中见水运。水生木，木生火，其化顺。阳气布，候反温，蛰虫反见，流水不冰，民乃康平，其病温。宜治少阴之客，以咸补之，以甘泻之，以酸收之。岁谷宜丹，间谷宜豆。虽有热邪，不能为害。

岁气之交，天气胜者，少阳复之；地气胜者，太阳复之。其治各依其胜①复法。

戊戌岁

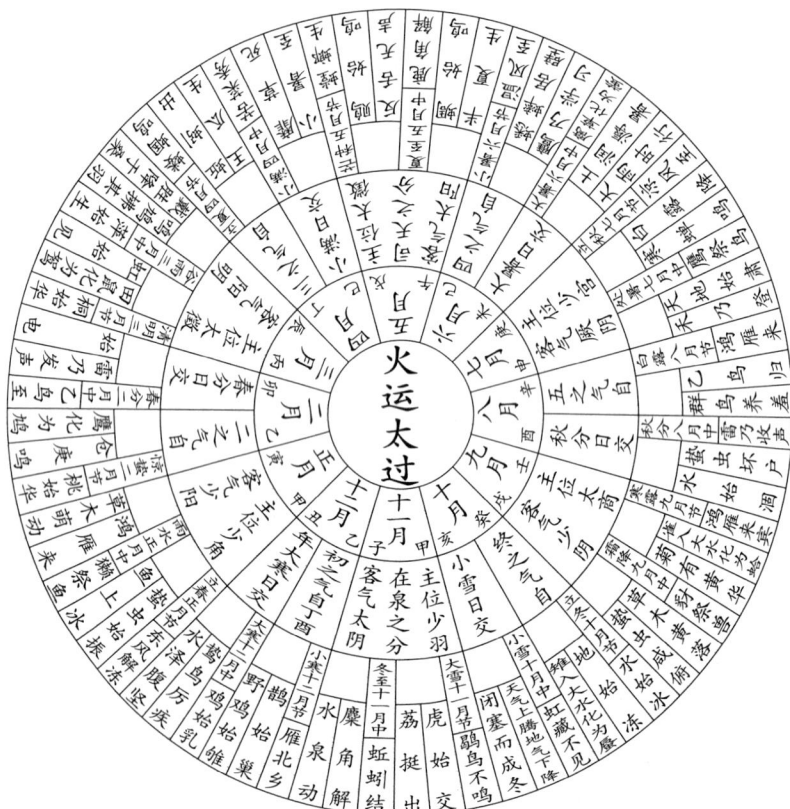

中心：火运太过

----

① 胜：原无，日本抄本、文瑞楼本同，据明抄本、乾隆本及前后文例补。

太阳寒水司天，太阴湿土在泉，中见太徵火运。岁火太过，气化运行先天。寒化在上，左动化，右清化，故天政所布其气肃；甘化在下，左丹化，右灼化，故地气静而其令徐。寒临太虚，其政大举，阳气不令，泽无阳焰，则火发待时，少阳中治，时雨乃涯，止极雨散，还于太阴，云朝北极，湿化乃布，泽流万物，寒敷于上，雷动于下。寒化一^①，热化七^②，湿化五，所谓正化日也。鳞虫静，倮虫育，是谓岁物所宜；鳞虫不成，燥毒不生，是皆地气所制。寒湿之气，持于气交，水^③土合德，上应辰星、镇星，其谷玄黅。民病寒湿发，肌肉萎，足痿不收，濡泻血溢。盖水为天气，土为地气，土胜水，天气虚。先资化源，以助水化，抑其运水^④，扶其不胜，无使暴过而生其疾。食玄黅之谷，以全其真；避虚邪之气，以安其正。岁宜苦以燥之温之，适气同异，多少制之。运与寒湿异，宜以燥湿化，其化上苦温，中甘和，下甘温，所谓药食宜也。岁半之前，天气主之，其化太阳寒水。若寒淫所胜，则寒气反至，水且冰。血变于中，发为痈疡，民病厥心痛，呕血血泄鼽衄，善悲，时眩仆，运火炎烈，雨暴乃雹，胸腹满，手热肘挛腋肿，心澹澹大动，胸胁胃脘不安，面赤目黄，善噫嗌干，甚则色炲，渴而欲饮，病本于心，诊在手神门之脉。其法平以辛热，佐以甘苦，以咸^⑤泻之。岁半之后，地气主之，其化太阴湿土。若湿淫于内，则埃昏岩谷，黄反见黑，至阴之交，民病饮积心痛，耳聋浑浑焞焞，嗌肿喉痹，阴病血见，少腹痛肿，不得小便，病冲头痛，目似脱，项似拔，腰似折，髀不可以回^⑥，腘如结，

① 一：明抄本、乾隆本、文瑞楼本及《素问·六元正纪大论》同，日本抄本作"六"。林亿新校正注《素问·六元正纪大论》："详……戊戌，寒化一。"

② 七：乾隆本、日本抄本、文瑞楼本及《素问·六元正纪大论》同，明抄本作"二"。

③ 水：日本抄本、文瑞楼本及《素问·六元正纪大论》同，明抄本、乾隆本作"木"。

④ 水：明抄本、乾隆本、日本抄本、文瑞楼本同，《素问·六元正纪大论》作"气"。

⑤ 咸：乾隆本、日本抄本、文瑞楼本及《素问·至真要大论》同，明抄本作"酸"。

⑥ 回：日本抄本、文瑞楼本及《素问·至真要大论》同，明抄本、乾隆本作"曲"。

腨如别。其法治以苦热，佐以酸淡，以苦燥之，以淡泄之。岁运之火，纪曰赫曦，是谓蕃茂。阴气内化，阳气外荣，炎暑施化，物得以昌，其化长，其气高，其政动，其令鸣显，其动炎灼妄扰，其[1]德暄暑郁蒸，其变炎烈沸腾，其化兼其所胜。其病笑、疟、疮疡、血流、狂妄、目赤。上见太阳，水抑运火，是谓上羽与正徵同，其收齐，其病痊。其治宜以甘和。

初之气，自丁酉年大寒日申初，至是岁春分日午初，凡六十日八十七刻半。主位少角木，客气少阳火，中见火运，气与运同。地气迁，气乃大温，草乃早荣。民乃厉，温病乃作，身热头痛，呕吐，肌腠疮疡。宜调少阳之客，以咸补之，以甘泻之，以咸软之；岁谷宜玄，间谷宜豆，则火不为邪。是气也，无犯司气之热。

二之气，自春分日午正，至小满日辰正，凡六十日有奇。主位太徵火，客气阳明金，中见火运。岁运得位，阳明客之。燥热相遇，大凉反至，民乃惨，草乃遇寒，火气遂抑，民病气郁中满，寒乃始。宜调阳明之客，以酸补之，以辛泻之，以苦泄之；岁谷宜玄，间谷宜黍，则燥不为邪。

三之气，自小满日巳初，至大暑日卯初，凡六十日有奇。主位太徵火，客气太阳水，中见火运。火当其位。天政布，寒气行[2]。民病寒，反热中，痈疽注下，心热瞀闷，不治者死。宜治太阳之客，以苦补之，以咸泻之，以苦坚之，以辛润之；岁谷宜玄，间谷宜稷，则寒不为邪。

四之气，自大暑日卯正，至秋分日丑正，凡六十日有奇。主位少宫土，客气厥阴木，中见火运。土木相刑。风湿交争，风化为雨，乃长、乃化、乃成。民病大热少气，肌肉萎，足痿，注下赤白。宜治厥阴之客，以辛补之，以酸泻之，以甘缓之；岁谷宜黅，间谷宜稻，则风不为邪。

五之气，自秋分日寅初，至小雪日子初，凡六十日有奇。主位

---

① 其：原作"气"，文瑞楼本同，音近而误，据明抄本、乾隆本、日本抄本改。
② 行：明抄本、乾隆本、文瑞楼本同，此后日本抄本有"雨乃适"，《素问·六元正纪大论》有"雨乃降"。

太商金，客气少阴火，中见火运。气与运同，不司气化。时令至此，阳复化，草①乃长、乃化、乃成，民乃舒。宜调少阴之客，以咸补之，以甘泻之，以酸收之；岁谷宜龄，间谷宜豆，则热不为邪。

终之气，自小雪日子正，至大寒日戌正，凡六十日有奇。主位少羽水，客气太阴土，中见火运。地气正，湿令行，阴凝太虚，埃昏郊野，民乃惨凄，寒风以至，反者孕乃死。宜治太阴之客，以甘补之，以苦泻之，以甘缓之；岁谷宜龄，间谷宜麻，则湿不为邪。

此六气之化也。岁半之前，有胜气者，岁半之后，必有复气。水胜则太阴复之，土胜则厥阴复之。治各以其胜复之法。

己亥岁

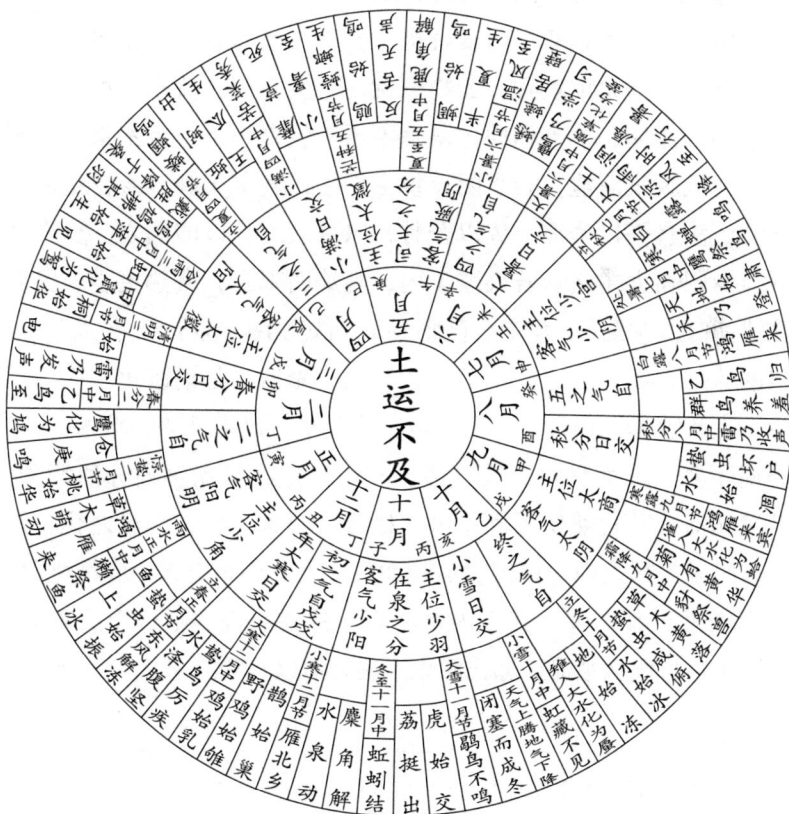

---

① 草：乾隆本、日本抄本、文瑞楼本及《素问·六元正纪大论》同，明抄本此后有"乃生"。

厥阴风木司天，少阳相火在泉，中见少宫土运。岁土不及，气化运行后天。风化为天气，灼化左，藏化右，故天气扰而其政挠；苦化为地气，清化左，黔化右，故地气正而其令速。风生高远，炎热从之，云趋雨府，湿化乃行，风火同德，上应岁星、荧惑，其谷苍丹，间谷言[①]太商[②]者，其耗文角品羽。风化清化胜复同，所谓邪气化日也；风化三，湿化五，火化七，所谓正化日也。毛虫静，羽虫育，是谓岁物之宜；介虫耗，寒毒不生，是皆地气所制。风燥火热，胜复更作，热病行于下，风病行于上，风燥胜复形于中，阴在上，阳在下，天气虚。当资化源，以助木气。岁土不及，上角与正角同，其邪乃微。必赞其运气，无使邪胜。岁宜以辛调上，以咸调下。畏火之气，无妄犯之。故曰其化上辛凉，中甘和，下咸寒，药食宜也。岁半之前，厥阴风化主之。若风淫所胜，则太虚埃昏，云物以扰，寒生春气，流水不冰。民病胃脘当心而痛，上支两胁，鬲咽不通，饮食不下，舌本强，食则呕，冷泄腹胀溏泄，瘕水闭，蛰虫不去，病本于脾，诊在足冲阳之脉。法宜平以辛凉，佐以苦甘，以甘缓之，以酸泻之。岁半之后，少阳相火主之。若火淫于内，则焰明郊野，寒热更至。民病注泄赤白，少腹痛，溺赤，甚则血便。法宜治以咸冷[③]，佐以苦辛，以酸收之，以苦发之。岁运之化，纪曰卑监，是谓减化。化气不令，生政独彰，长气整，雨乃愆，收气平，风寒并兴，草木荣美，秀而不实，成而秕也，其气散，其用静定，其动疡涌分溃痈肿，其发濡滞，其化兼所不胜，风化盛行。四维有埃云润泽之化，则春有鸣条鼓拆之政；四维发振拉飘腾之变，则秋有肃杀霖霆之复。其眚四维。其脏脾，其病内舍心腹，外在肌肉四肢，上临厥阴，气同正角，民病飧泄，邪伤脾也。法宜治以甘和。

① 言：乾隆本、日本抄本、文瑞楼本同，明抄本作"命"。
② 太商：乾隆本、日本抄本、文瑞楼本同，明抄本及《素问·六元正纪大论》作"太"。
③ 冷：日本抄本、文瑞楼本及《素问·至真要大论》同，明抄本作"寒冷"，乾隆本作"寒"。

初①之气，自戊戌年大寒日亥初，至是岁春分日酉初，凡六十日八十七刻半。主位少角木，客气阳明金，中见土运。土生金，清化行。寒始肃，杀气方至，民病寒于右之下。宜治阳明之客，以酸补之，以辛泻之，以苦泄。岁谷宜苍，间谷宜黍。制其燥邪，弗能为害。

二之气，自春分日酉正，至小满日未正，凡六十日有奇。主位太徵火，客气太阳水，中见土运。湿寒合气，以行舒荣之化，寒不去，华雪水冰，杀气施化，霜乃降，名草上焦，寒雨数至，阳复化，民病热于中。宜治太阳之客，以苦补之，以咸泻之，以苦坚之，以辛润之。岁谷宜苍，间谷宜稷。制其寒邪，弗能为害。

三之气，自小满日申初，至大暑日午初，凡六十日有奇。主位太徵火，客气厥阴木，中见土运。木胜土，天政布，风乃时举。民病泣出，耳鸣掉眩。宜治厥阴之客，以辛补之，以酸泻之，以甘缓之。岁谷宜苍，间谷宜稻。制其风邪，莫能为害。

四之气，自大暑日午正，至秋分日辰正，凡六十日有奇。主位少宫土，客气少阴火，中见土运。土居其位，少阴居之。溽暑至，湿热相薄，争于左之上。民病黄瘅而为胕肿。宜治少阴之客，以咸补之，以甘泻之，以酸收之。岁谷宜丹，间谷宜豆。制其邪热，莫能为害。

五之气，自秋分日巳初，至小雪日卯初，凡六十日有奇。主位太商金，客气太阴土，中见土运，气与运同。燥湿更胜，沉阴乃布，寒气及体，风雨乃行。宜治太阴之客，以甘补之，以苦泻之，以甘缓之。岁谷宜丹，间谷宜麻。制其湿邪，莫能为害。是气也，无犯司气。

终之气，自小雪日卯正，至大寒日丑正，凡六十日有奇。主位少羽水，客气少阳火，中见土运。火土相得，畏火司令。阳乃大化，蛰虫出见，流水不冰，地气大发，草乃生，人乃舒，其病温厉。宜治少阳之客，以咸补之，以甘泻之，以咸软之。岁谷宜丹，间谷宜豆。制其火邪，莫能为害。岁气大法，风胜则有阳明之复，火胜则有太阳之复。观气所至，各以其法治之。

---

① 初：原作"始"，文瑞楼本同，据明抄本、乾隆本、日本抄本及前后文例改。

庚子岁

少阴①君火司天，阳明燥金在泉，中见太商金运。岁金太过，气化运行先天。坚成之纪，曰上徵与正商同。经又曰太商下加阳明，太过而加同天符，天符为执法，是谓平气之化，命曰审平之纪。收而不争，杀而无犯，五化宣明，其气洁，其性刚，其用散落，其化坚敛，其政劲肃，其候清切，其令燥，其类金，其应秋，其谷稻，其果桃，其实壳，其虫介，其畜鸡，其物外坚，其色白，其味辛，其音商，其数九。其在人也，在脏为肺，在窍为鼻，在体为皮毛，在病为咳。此岁运所主也。天地之气，热化在上，左柔化，右动化，故天政所布其气明；辛化在下，左藏化，右明化，

---

① 阴：原作"阳"，文瑞楼本同，据明抄本、乾隆本、日本抄本及文义改。

故地气肃而其令切。二岁交司之气，寒交暑，天地相应之气，热加燥。云驰雨府，湿化乃行，时雨乃降，金火合德，上应荧惑、太白，其谷丹白。热化七，清化九，燥化九，所谓正化之^①日；羽虫静，介虫育，是谓岁物所宜。毛虫耗，湿毒不生，是谓地气所制。水火寒热，持于气交，而为病始。热病生于上，清病生于下，寒热相犯而争于中。民病咳喘，血溢血泄，鼽嚏，目赤眦疡，寒厥入胃，心痛腰痛腹大，嗌干肿上。岁半之前，少^②阴君火以司天气，少阴之化，有本标之异，寒热得中，其气乃和，而无热淫之胜。岁半之后，阳明燥金以司地气，阳明不从标本，以中气为化，燥湿相兼，其化乃平而无燥淫之胜。是岁平金无胜复。不取化源，惟资岁胜，折其郁气，无使暴过而生其病。岁宜以咸寒调其上，以酸温安其下，以辛温调其中。食丹白之谷，以全真气；食间气之谷，以辟虚邪。运同地气，宜多温^③热化。司气以凉，用凉远凉，此其道也。

初之气，自己亥年大寒日寅初，至是岁春分日子初，凡六十日八十七刻半。主位少角木，客气太阳水，中见金运。风寒燥三气，同奉少阴之政，以行春令。地气迁，燥将去，寒乃始，蛰复藏，水乃冰，霜复降，风乃至，阳气郁。民反周密，关节禁固，腰脽痛，炎暑将起，中外疮疡。宜治太阳之客，以苦补之，以咸泻之，以苦坚之，以辛润之；岁谷用丹，间谷用稷，乃无寒邪之害。

二之气，自春分日子正，至小满日戌正，凡六十日有奇。主位太徵火，客气厥阴木，中见金运。风火燥三气，同奉少阴之政，以行舒荣之化。木火相得，阳气布，风乃行，春气以正，万物应荣，寒气时至，民乃和。其病淋，目瞑目赤，气郁于上而热。宜治厥阴之客，以辛补之，以酸泻之，以甘缓之；岁谷用丹，间谷用稻，乃无风邪之害。

---

① 之：日本抄本、文瑞楼本同，明抄本、乾隆本无。

② 少：原作"小"，文瑞楼本同，据明抄本、乾隆本、日本抄本及前后文例改。

③ 温：乾隆本、日本抄本、文瑞楼本及《素问·六元正纪大论》同，明抄本作"湿"。

三之气，自小满日亥初，至大暑日酉初，凡六十日有奇。主位太徵火，客气少阴火，中见金运。二火胜运，又为天政所布，故大火行，庶类蕃鲜，寒气时至。民病气厥心痛，寒热更作，咳喘目赤。宜治少阴之客，以咸补之，以甘泻之，以酸收之；岁谷用丹，间谷用豆，乃无热邪之害。

四之气，自大暑日酉正，至秋分日未正，凡六十日有奇。主位少宫土，客气太阴土，中见金运。土得其位，以生运金，二气相得，以行阳明之令。溽暑至，大雨时行，寒热互至。民病寒热，嗌干，黄瘅，衄衊，饮发。宜治太阴之客，以甘补之，以苦泻之，以甘缓之；岁谷用白，间谷用麻，乃无湿邪之害。

五之气，自秋分日申初，至小雪日午初，凡六十日有奇。主位太商金，客气少阳火，中见金运。岁金虽得位，客气少阳用事，清化乃抑，畏火临。暑反至，阳乃化，万物乃生、乃长荣，民乃康，其病温。宜治少阳之客，以咸补之，以甘泻之，以咸软之；岁谷用白，间谷用豆，乃无火邪之害。

终之气，自小雪日午正，至大寒日辰正，凡六十日有奇。主位少羽水，客气阳明金，中见金运。金气相符，水气生之，又为岁之司气，金气乃平。故燥令行，余火内格，民病肿于上，咳喘，甚则血溢，寒气数举则雾霿翳，病生皮腠，内舍于胁，下连少腹而作寒中。宜调阳明之客，以酸补之，以辛泻之，以苦泄之；岁谷用白，间谷用黍，乃无燥邪之害。是气也，司气以凉。用凉无犯，是谓至治。

辛丑岁

太阴湿土司天，太阳寒水在泉，中见少羽水运。岁水不及，气化运行后天。涸流之纪，曰上宫与正宫同，是岁天气平。又少羽下加太阳，不及而加同岁会。凡岁会为行令，此运化亦平也。诸同正岁，气化运行同天。岁运既平，命曰静顺之纪。藏而勿害，治而善下，五化咸整，其气明，其性下，其用沃衍，其化凝坚，其政流演，其候凝肃，其令寒，其类水，其应冬，其谷豆，其果

中央：水运不及　同岁会年

栗，其实濡，其虫鳞，其畜彘，其色黑，其味咸，其音羽，其数六。其在人也，其脏为肾，其主二阴，其养骨髓，其病厥。此岁运之化也。天地之气，湿化在上，明化左，灼化右，故地气上腾而其政肃；咸化在下，动化左，清化右，故天气下降而其令寂。阴专其政，阳气退辟，大风时起，原野昏霿，白埃四起，云奔南极，寒雨数至，物成于差夏，湿寒合德，黄黑埃昏，流行气交，上应镇星、辰星，其谷黅玄。故阴凝于上，寒积于下，寒水胜火，则为冰雹，阳光不治，杀气乃行。民病寒湿，腹满，身腹膹，胕肿痞逆，寒厥拘急。故有余宜高，不及宜下；有余宜晚，不及宜早。土之利，气之化也，民气亦从之。间谷命太徵太商之谷①。岁

---

① 太徵太商之谷：朝隆本、日本抄本、文瑞楼本同，明抄本作"太者"，《素问·六元正纪大论》作"其太"。

气既平，不取化源，唯折其水郁之气，无使邪胜。食黅玄之谷，以全其真；食间气之谷，以保其精。岁宜以苦热调上，以苦热调下，以苦和调中，燥之温之。岁半之前，天气太阴主之。太阴所至为云雨，其化从本，当其时多行雨湿化者，太阴之政也。岁半之后，地气太阳主之。太阳所至为寒雾，其化从本从标，当其时寒气至而热气应者，地气之平也。

初之气，自庚子岁大寒日巳初，至是年春分日卯初，凡六十日八十七刻半。主位少角木，客气厥阴木，中见水运。木当其位，水运统之，奉太阴之政，而行春令。地气迁，寒乃去，春气正，风乃来，生布，万物以荣，民气条舒，风湿相薄，雨乃后。民病血溢，筋络拘强，关节不利，身重筋痿。宜治厥阴之客，以辛补之，以酸泻之，以甘缓之；岁谷用黅，间谷用稻，乃无客风之害。

二之气，自春分日卯正，至小满日丑正，凡六十日有奇。主位太徵火，客气少阴火，中见水运。火当其位，阴精承之，寒热二气，奉太阴之政，以行舒荣之化。太火正，物承化，民乃和。其病温厉盛行，远近咸若。湿蒸相薄，雨乃时降。宜治少阴之客，以咸补之，以甘泻之，以酸收之；岁谷用黅，间谷用豆，乃无客热之害。

三之气，自小满日寅初，至大暑日子初，凡六十日有奇。主位太徵火，客气太阴土，中见水运。天政所布，湿气降，地气腾，雨乃时降，寒乃随之。感于寒湿，民病身重胕肿，胸腹满。宜治太阴之客，以甘补之，以苦泻之，以甘缓之；岁谷用黅，间谷用麻，乃无湿邪之害。

四之气，自大暑日子正，至秋分日戌正，凡六十日有奇。主位少宫土，客气少①阳火，中见水运。火土相得，奉太阳之令，畏火临。溽蒸化，地气腾，天气否隔，寒风晓暮，蒸热相薄，草木凝烟，湿化不流，则白露阴布，以成秋令。民病腠理热，血暴溢，

---

① 少：原作"小"，据明抄本、乾隆本、日本抄本、文瑞楼本改。

疟，心腹满热胕胀，甚则胕^①肿。宜治少阳之客，以咸补之，以甘泻之，以咸软之；岁谷用玄，间谷用豆，乃无热邪之害。

五之气，自秋分日亥初，至小雪日酉初，凡六十日有奇。主位太商金，客气阳明金，中见水运。金当其位，与水运相得。惨令已行，寒露下，霜乃早降，草木黄落，寒气及体，君子周密，民病皮腠。宜治阳明之客，以酸补之，以辛泻之，以苦泄之；岁谷用玄，间谷用黍，乃无客燥之害。

终之气，自小雪日酉正，至大寒日未正，凡六十日有奇。主位少羽水，客气太阳水，中见水运，气运^②符会。寒大举，湿大化，霜乃积，阴乃凝，水坚冰，阳光不治。感于寒，则病人关节禁固，腰脽痛，寒湿持于气交而为疾也。宜治太阳之客，以苦补之，以咸泻之，以苦坚之，以辛润之；岁谷用玄，间谷用稷，乃无客寒^③之害。

是岁行平气之化，岁会为行令，无淫气胜复，唯行德化政令。然土为天气，水为地气，水土虽睦，而运化不及，湿土在上，天^④气刑之，或有湿邪，其气亦微。《内经》所谓中行令者，其病徐而持也。

壬寅岁

少阳相火司天，厥阴风木在泉，中见太角木运。岁木太过，气化运行先天。太角下加厥阴，太过而加同天符，天符为执^⑤法，平木之化也，命曰敷和之纪。木德周行，阳舒阴布，五化宣平，其气端，其性随，其用曲直，其化生荣，其政发散，其候温和，其类草木，其物中坚，其令风，其应春，其谷麻，其果李，其实核，其虫毛，其畜犬，其色苍，其味酸，其音角，其数八。其在

① 胕：原作"肘"，文瑞楼本同，据明抄本、乾隆本、日本抄本改。

② 运：日本抄本、文瑞楼本同，明抄本、乾隆本此前有"与"。

③ 寒：日本抄本、文瑞楼本同，明抄本、乾隆本作"热"。

④ 天：原无，日本抄本、文瑞楼本同，据卷第一上"辛未岁"之"天气刑之"句补。明抄本、乾隆本作"土"。

⑤ 执：原作"热"，日本抄本、文瑞楼本同，形近而误，据明抄本、乾隆本及前后文义改。

木运太过

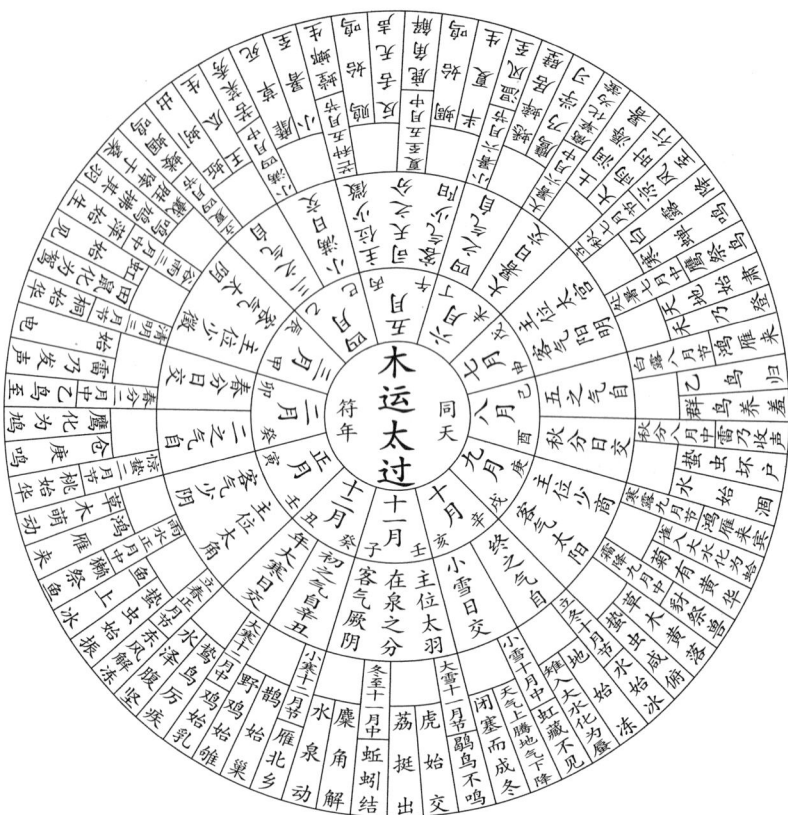

人也，其脏肝，其主目，其养筋，其病里急支满。此岁运所主也。天地之气，火化在上，左清化，右柔化，故天气正而其政严；酸化在下，左灼化，右藏化，故地气扰而其令挠。风乃暴举，木偃沙飞，炎火乃流，阴行阳化，雨乃时应，火木同德，上应荧惑、岁星，其谷丹苍。风热参布，云物沸腾，太阴横流，寒乃时至，凉雨并起。民病寒中，外发疮疡，内为泄满。圣人遇之，和而不争。往复之作，民病寒热疟泄，聋瞑，呕吐，上怫肿色变。岁半之前，天气少阳主之。少阳所至为炎暑，其化从本，当其时火化盛行，风气应之，候乃和。岁半之后，地气厥阴主之。厥阴所至为风府，其化不从标本，而以中气为化。当其时风从火化者，厥阴之中也。是岁运化既平，不取化源，惟赞所不胜，则暴过不生，苛疾不起。岁宜以咸寒调上，以辛凉调下，以酸和调中，渗

之、泄之、渍之、发之。运同风热，宜多寒化。司气以温，用温远温，治之常也。

初之气，自辛丑年大寒日申初，至是岁春分日午初，凡六十日八十七刻半。主位太角木，客气少阴火，中见木^①运。木火相得，运当其位，以奉少阳之政而行春令。地气迁，风胜乃摇，寒乃去，候乃大温，草木早荣，寒来不杀。温病乃起，其病气怫于上，血溢目赤，咳逆头痛，血伤^②，胁满，肤腠中疮。宜治少阴之客，以咸补之，以甘泻之，以酸收之；岁谷宜丹，间谷宜豆，则热不为邪。

二之气，自春分日午正，至小满日辰正，凡六十日有奇。主位少徵火，客气太阴土，中见木运。风湿之气，奉畏火之政，以行舒荣之化。火反郁，白埃四起，云趋雨府，风不胜湿，雨乃零，民乃康。其病热郁于上，咳逆呕吐，疮发于中，胸嗌不利，头痛身热，昏愦脓疮。宜治太阴之客，以甘补之，以苦泻之，以甘缓之；岁谷宜丹，间谷宜麻，则湿不为邪。

三之气，自小满日巳初，至大暑日卯初，凡六十日有奇。主位少徵火，客气少阳火，中见木运。火当其位，与木运之气相得。天政布，炎暑至，少阳临上，雨乃涯。民病热中聋瞑，血溢脓疮，咳呕鼽衄，渴，嚏欠，喉痹目赤，善暴死。宜治少阳之客，以咸补之，以甘泻之，以咸软之；岁谷宜丹，间谷宜豆，则火不为邪。是岁木气适平，自无暴死。

四之气，自大暑日卯正，至秋分日丑正，凡六十日有奇。主位太宫土，客气阳明金，中见木运。风燥之气，下应在泉厥阴之令，而为天地交司。秋气早行，凉乃至，炎暑间化，白露降，民气和平，其病满、身重。宜治阳明之客，以酸补^③之，以辛泻之，

---

① 木：乾隆本、日本抄本、文瑞楼本同，明抄本作“水”。

② 伤：乾隆本、日本抄本、文瑞楼本同，明抄本及《素问·六元正纪大论》作“崩”。

③ 补：明抄本、日本抄本、文瑞楼本及《素问·至真要大论》同，乾隆本作“收”。

以苦泄之；岁谷宜苍，间谷宜黍，则燥不为邪。

五之气，自秋分日寅初，至小雪日子初，凡六十日有奇。主位少商金，客气太阳水，中见木运。水木相和，与金相得。当此一气，寒化早至，阳乃去，寒乃来，雨乃降，气门乃闭，刚木早凋。民避寒邪，君子周密。宜治太阳之客，以辛补之，以咸泻之，以苦坚之，以辛润之；岁谷宜苍，间谷宜稷，则寒不为邪。

终之气，自小雪日子正，至大寒日戌正，凡六十日有奇。主位太羽水，客气厥阴木，中见木运。太角下加厥阴之时，运与气符，其化和平。又居水位，水木相得①，其化乃顺。地气正，风乃至，万物反生，霜雾以行。其病关闭不禁，心痛，阳气不藏而咳。气平之时，不应有疾。或有疾者，气有所承，不能无侮。所谓邪中执法也。经曰中执法者，其病速而危。宜治厥阴之客，以辛补之，以酸泻之，以甘缓之；岁谷宜苍，间谷宜稻，则风不为邪。此一气，司气以温，用温无犯。

癸卯岁

阳明燥金司天，少阴君火在泉，中见少徵火运。岁火不及，气化运行后天。伏明之纪，曰上商与正商同，言天气平也。《六元正纪》曰：少徵下加少阴，不及而加同岁会，言岁运平也。诸同正岁，气化运行同天。上见天气平，下见运火平，火气之平，命曰升明之纪。正阳而治，德施周普，五化均衡，其气高，其性速，其用燔灼，其化蕃茂，其政明曜，其候炎暑，其类火，其应夏，其谷麦，其果杏，其实络，其虫羽，其畜马，其色赤，其味苦，其物脉，其音徵，其数七。其在人也，其脏心，其主舌，其养血，其病瞤瘛。此岁运所主也。天地之气，燥化在上，左藏化，右丹化，故天气急而其政切；苦化在下，左柔化，右动化，故地气明而其令暴。阳专其令，炎暑盛行，物燥以坚，淳风乃治，风燥横运，流于气交，多阳少阴，云趋雨府，湿化乃敷，燥极而泽，其

---

① 相得：日本抄本、文瑞楼本同，明抄本、乾隆本作"同德"。

火运不及

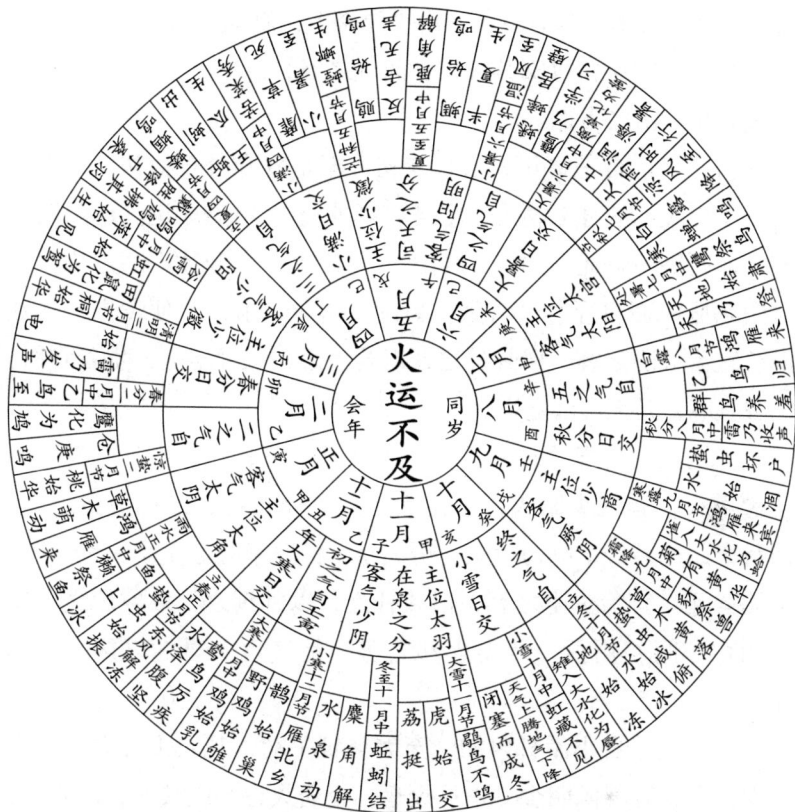

谷白丹，间谷命太者，其耗白甲品羽。金火合德，上应太白、荧惑。清热之气，持于气交。民病咳、嗌塞，寒热发暴，振栗癃闷。清先而劲，毛虫乃死，热后而暴，介虫乃殃。岁运热，寒雨①，寒化雨化胜复同，所谓邪气化日也；燥化四②，热化二，所谓正化日也。岁半之前，天气阳明主之，阳明以中气为化。当其时燥湿相半者，阳明得中也。岁半之后，地气少阴主之，少阴有本标之化。当其时寒热得中者，少阴之气和也。岁火适平，不资化源，唯安

---

① 寒雨：日本抄本、文瑞楼本同，明抄本、乾隆本无。
② 四：明抄本、乾隆本、文瑞楼本同，日本抄本及《素问·六元正纪大论》作"九"。

运气，无使受邪。岁宜以苦、小①温调上，以咸寒调下，以咸温调中。食白丹之谷，以安其气；食间气之谷，以去其邪。运同热气，宜多天化。治之常也。

初之气，自壬寅年大寒日亥初，至是岁春分日酉初，凡六十日八十七刻半。主位太角木，客气太阴土，中见火运。奉阳明之政，而行春令。地气迁，阴始凝，气始肃，水乃冰，寒雨化。其病中热胀，面目浮肿，善眠，衄衊，嚏欠，呕，小便黄赤，甚则淋。宜治太阴之客，以甘补之，以苦泻之，以甘缓之；岁谷宜白，间谷宜麻，乃无湿邪之害。

二之气，自春分日酉正，至小满日未正，凡六十日有奇。主位少徵火，客气少阳火，中见火运。三火相符，以行舒荣之化。阳乃布，民乃舒，物乃生荣，厉大至，民善暴死。是岁火气适平，厉无暴死。宜治少阳之客，以咸补之，以甘泻之，以咸软之；岁谷用白，间谷用豆，乃无火邪之害。是气也，司气以热，用热无犯。

三之气，自小满日申初，至大暑日午初，凡六十日有奇。主位少徵火，客气阳明金，中见火运，金居火位。天政布，凉乃行，燥热交合，燥极而泽，民病寒热。宜治阳明之客，以酸补之，以辛泻之，以苦泄之；岁谷用白，间谷用黍，乃无燥邪之害。

四之气，自大暑日午正，至秋分日辰正，凡六十日有奇。主位太宫土，客气太阳水，中见火运。寒湿之气，下奉少阴之令，寒雨降。病暴仆振栗，谵妄少气，嗌干引饮，及为心痛、痈肿疮疡、疟寒之疾，骨痿血便。宜治太阳之客，以苦补之，以咸泻之，以苦坚之，以辛润之；岁谷用丹，间谷用秬，乃无寒邪之害。

五之气，自秋分日巳初，至小雪日卯初，凡六十日有奇。主位少商金，客气厥阴木，中见火运。春令反行，草乃生荣，民气和。宜调厥阴之客，以辛补之，以酸泻之，以甘缓之；岁谷用丹，

---

① 小：日本抄本、文瑞楼本及《素问·六元正纪大论》同，明抄本、乾隆本作"辛"。

间谷用稻，自无风邪之害。

终之气，自小雪日卯正，至大寒日丑正，凡六十日有奇。主位太羽水，客气少阴火，中见火运，火气符会。阳气布，候反温，蛰虫来见，流水不冰，民乃康平，其病温。宜治少阴之客，以咸补之，以甘泻之，以酸收之；岁谷用丹，间谷用豆，乃无热邪之害。是岁气运适平，若有邪气，则中行令，其病徐而持也。

卷第二之中

甲辰岁 乙巳岁 丙午岁 丁未岁 戊申岁 己酉岁 庚戌岁
辛亥岁 壬子岁 癸丑岁

甲辰岁

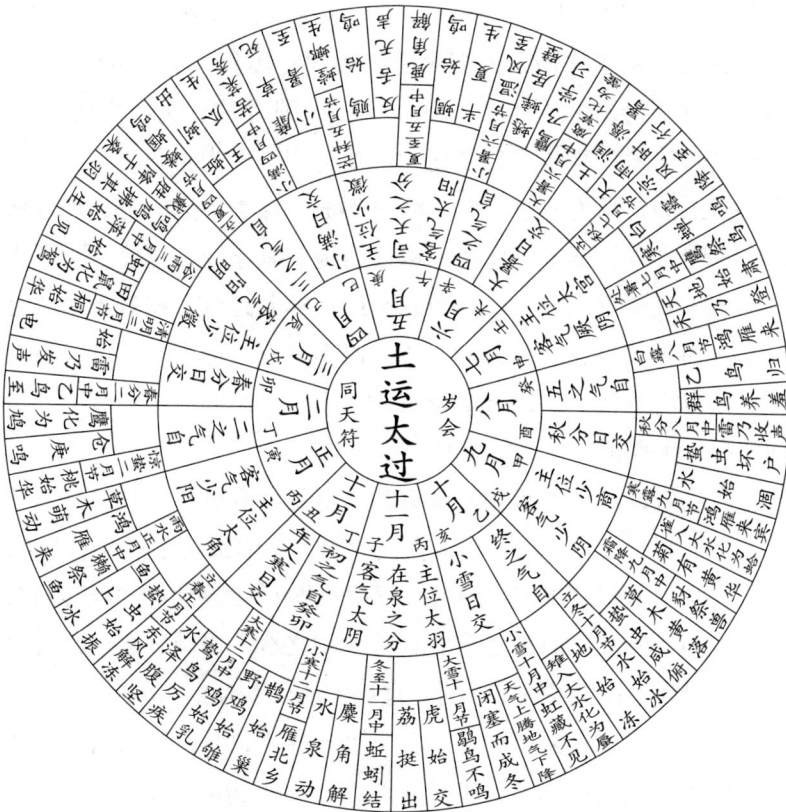

太阳寒水司天，太阴湿土在泉，中见太宫土运。岁土太过，

气化运行先天。太宫下加太阴，太过而加同天符。又土运临辰，是谓岁会，气之平也，平土之岁，命曰备化之纪。气协天休，德流四政，五化齐修，其气平，其性顺，其用高下，其化丰满，其政安静，其候溽蒸，其令湿，其类土，其应长夏，其谷稷，其果枣，其实肉，其虫倮，其畜牛，其物肤，其色黄，其味甘，其音宫，其数五。其在人也，其脏脾，其主口，其养肉，其病否。此岁运所主也。天地之气，寒化在上，左动化，右清化，故天政所布其气肃；寒①化在下，左明化，右灼化，故地气静而其令徐。水土合德，上应辰星、镇星，其谷玄黅。寒临太虚，其政大举，阳气不令，泽无阳焰，则火发待时，少阳中治，时雨乃涯，止极雨散，还于太阴，云朝北极，湿化乃布，泽流万物，寒敷于上，雷动于下，寒湿之气，持于气交。民病寒湿发，肌肉萎，足痿不收，濡泻血溢。岁半之前，太阳主之。太阳有本标之化，寒政大举，热气时应者，天气得中也。岁半之后，太阴主之。太阴之化从本，雨湿甚者，地气之应也；寒化六，湿化五，是为正化之日。倮虫育，鳞虫静，是为岁物所宜；鳞虫不成，燥毒不生，是为地气所制。平土之岁，本不资化源，以运与地气临于戌，岁有三土，天令甚虚，宜先资化源，以助于水，所谓抑其运气，扶其不胜，无使暴过而生其疾也。食玄黅之谷，以全其真；避岁之虚邪，以安其正。以苦热调上，以苦温调下，运土在中，亦以苦温调之。运同寒湿，化宜燥热。治之常也。

初之气，自癸卯年大寒日寅初，至是岁春分日子初，凡六十日八十七刻半。主位太角木，客气少阳火，中见土运。少阳中治，以行春令。地气迁，气乃大温，草乃早荣，民乃厉，温病乃作，身热头痛，呕吐，肌腠疮疡。宜治少阳之客，以咸补之，以甘泻之，以咸软之；岁谷宜玄，间谷宜豆，则火不为邪。

二之气，自春分日子正，至小满日戌正，凡六十日有奇。主位少徵火，客气阳明金，中见土运。金土相和，大凉反至，民乃

---

① 寒：日本抄本、文瑞楼本同，明抄本、乾隆本作"湿"。

惨，草乃遇寒，火气遂抑，民病气郁中满，寒乃始。宜治阳明之客，以酸补之，以辛泻之，以苦泄之；岁谷宜玄，间谷宜黍，则燥不为邪。

三之气，自小满日亥初，至大暑日酉初，凡六十日有奇。主位少徵火，客气太阳水，中见土运。天政布，寒气行，雨乃降。民病寒，反热中，痈疽注下，心热瞀闷，不治者死。宜治太阳之客，以苦补之，以咸泻之，以苦坚之，以辛润之；岁谷宜玄，间谷宜稷，则寒不为邪。

四之气，自大暑日酉正，至秋分日未正，凡六十日有奇。主位太宫土，客气厥阴木，中见土运。岁土得位，风气居之。风湿交争，风化为雨，乃长、乃化、乃成。民病大热少气，肌肉萎，足痿，注下赤白。宜治厥阴之客，以辛补之，以酸泻之，以甘缓之；岁谷宜黅，间谷宜稻，则风不为邪。

五之气，自秋分日申初，至小雪日午初，凡六十日有奇。主位少商金，客气少阴火，中见土运。火能生土，土能生金，气位相和。阳复①化，草②乃长、乃化、乃成，民乃舒。宜调少阴之客，以咸补之，以甘泻之，以酸收之；岁谷宜黅，间谷宜豆，则热不为邪。

终之气，自小雪日午正，至大寒日辰正，凡六十日有奇。主位太羽水，客气太阴土，中见土运，气与运符③。地气正，湿令行，阴凝太虚，埃昏郊野，民乃惨凄，寒风以至，反者孕乃死。宜治太阴之客，以甘补之，以苦泻之，以甘缓之；岁谷宜黅，间谷宜麻，则湿不为邪。是气也，不可犯凉，司气以凉故也。岁气虽平，或有邪气，则中执法。经曰中执法者，其病速而危也。

---

① 复：日本抄本、文瑞楼本及《素问·六元正纪大论》同，明抄本、乾隆本作"反"。

② 草：日本抄本、文瑞楼本及《素问·六元正纪大论》同，明抄本、乾隆本此后有"乃生"。

③ 符：日本抄本、文瑞楼本同，明抄本、乾隆本此前有"同"。

金运不及

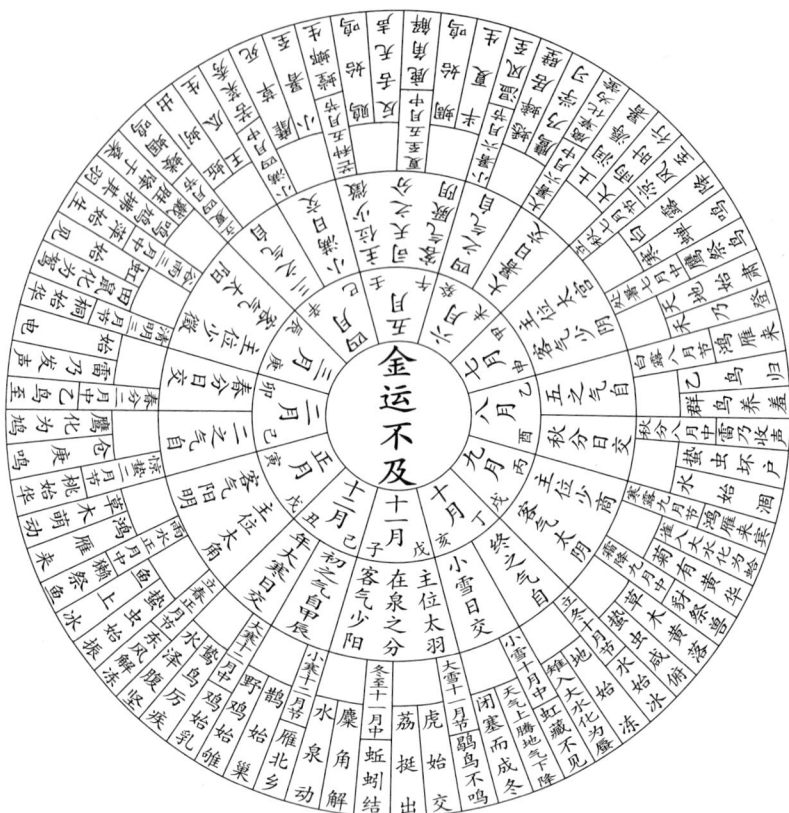

厥阴风木司天，少阳相火在泉，中见少商金运。岁金不及，气化运行后天，上角与正角同①。诸同正岁，气化运行同天。风化行于上，左灼化，右藏化，故天气扰而其政挠；苦化司于地，左素化，右柔化，故地气正而其令速。风生高远，炎热从之，云趋雨府，湿化乃行，风火同德，上应岁星、荧惑，其谷苍丹，间谷言太宫太羽②者，其耗文角品羽。风燥火热，胜复更作，蛰虫来见，流水不冰，热病行于下，风病行于上，风燥胜复形于中。热

---

① 上角与正角同：日本抄本、文瑞楼本同，明抄本、乾隆本无。
② 太宫太羽：乾隆本、日本抄本、文瑞楼本同，明抄本及《素问·六元正纪大论》作"太"。

化寒化胜复同，所谓邪气化日也；风化八，清化四，火化二，所谓正化度也。毛虫静，羽虫育，是乃岁物所宜；介虫耗，寒毒不生，是乃地气所制。然木为天气，火为地气，金运在中，地气胜运，运化胜天，天气虚，地气盈。宜资化源，以助木气，兼赞岁运，无使邪胜。其化上辛凉，中酸和，下咸寒，所谓药食宜也。岁半之前，天气厥阴主之，厥阴以中气为化。当其时风从火化者，天气之和也。若风淫所胜，则太虚埃昏，云物以扰，寒生春气，流水不冰。民病胃脘当心而痛，上支两胁，膈咽不通，饮食不下，舌本强，食则呕，冷泄腹胀溏泄，瘕水闭，病本于脾，诊在足冲阳之脉。法宜平以辛凉，佐以苦甘，以甘缓之，以酸泻之。岁半之后，地气少阳主之，少阳之化从本。若火淫于内，即焰明郊野，寒热更至。民病注泄赤白，少腹痛，溺赤，甚则血便。法宜治以咸冷，佐以苦辛，以酸收之，以苦发之。岁运之化金不及，纪曰从革，是谓折收。收气乃后，生气乃扬，长化合德，火政乃宣，庶类以蕃，其气扬，其用躁切，其动铿禁瞀厥①，其发咳喘，其病邪伤肺。其化兼所不胜，夏有光显郁蒸之令，则冬②有严凝整肃之应；若夏有炎烁燔燎之变，则秋有冰雹霜雪之复。其眚西。其脏肺，其病内舍膺胁肩背，外在皮毛。复则寒雨暴至，乃零冰雹，霜雪杀物，阴厥且格，阳反上行，头脑户痛，延及囟顶发热，甚则心痛。治宜以酸和调中。

初之气，自甲辰年大寒日巳初，至是岁春分日卯初，凡六十日八十七刻半。主位太角木，客气阳明金，中见金运。气与运同，居于木位，与厥阴交司，而行春令，金木气齐。寒始肃，杀气方至，民病寒于右之下。宜治阳明之客，以酸补之，以辛泻之，以苦泄之。岁谷宜苍，间谷宜黍。是气也，司气以凉，用凉无犯。

卷第二 一二三

① 铿禁瞀厥：《类经》卷二十五第十三注《素问·五常政大论》："铿然有声，咳也。禁，声不出也。瞀，闷也。厥，气上逆也。金不足者肺应之，肺主气，故为是病。"

② 冬：日本抄本、文瑞楼本及《素问·气交变大论》同，明抄本、乾隆本作"秋冬"。

二之气，自春分日卯正，至小满日丑正，凡六十日有奇。主位少徵火，客气太阳水，中见金运。金水相得。寒不去，华雪水冰，杀气施化，霜乃降，名草上焦，寒雨数至，阳复化，民病热于中。宜治太阳之客，以苦补之，以咸泻之，以苦坚之，以辛润之。岁谷宜苍，间谷宜稷。

三之气，自小满日寅初，至大暑日子初，凡^①六十日有奇。主位少徵火，客气厥阴木，中见金运。火胜金，金胜木。天政布，风乃时举。民病泣出，耳鸣掉眩。宜治厥阴之客，以辛补之，以酸泻之，以甘缓之。岁谷宜苍，间谷宜稻。

四之气，自大暑日子正，至秋分日戌正，凡六十日有奇。主位太宫土，客气少阴火，中见金运。火胜金。溽暑至，湿热相薄，争于左之上。民病黄瘅而为胕肿。宜治少阴之客，以咸补之，以甘泻之，以酸收之。岁谷宜丹，间谷宜豆。

五之气，自秋分日亥初，至小雪日酉初，凡六十日有奇。主位少商金，客气太阴土，中见金运。岁运之金得位，与土相和，其化燥湿更胜，沉阴乃布，寒气及体，风雨乃行。宜调太阴之客，以甘补之，以苦泻之，以甘缓之。岁谷宜丹，间谷^②宜麻。

终之气，自小雪日酉正，至大寒日未正，凡六十日有奇。主位太羽水，客气少阳火，中见金运。畏火司令。阳乃大化，蛰虫出见，流水不冰，地气大发，草乃生，人乃舒，其病温厉。宜治少阳之客，以咸补之，以甘泻之，以咸软之。岁谷宜丹，间谷宜豆。

六气之常也。岁气之化，天气胜者，阳明复之；地气胜者，太阳复之。其治各以其胜复法。

丙午岁

少阴君火司天，阳明燥金在泉，中见太羽水运。岁水太过，

---

① 凡：原无，文瑞楼本同，据明抄本、乾隆本、日本抄本及前后文例补。

② 间谷：原作"谷间"，文义不顺，据明抄本、乾隆本、日本抄本、文瑞楼本乙转。

圣济总录

水运太过

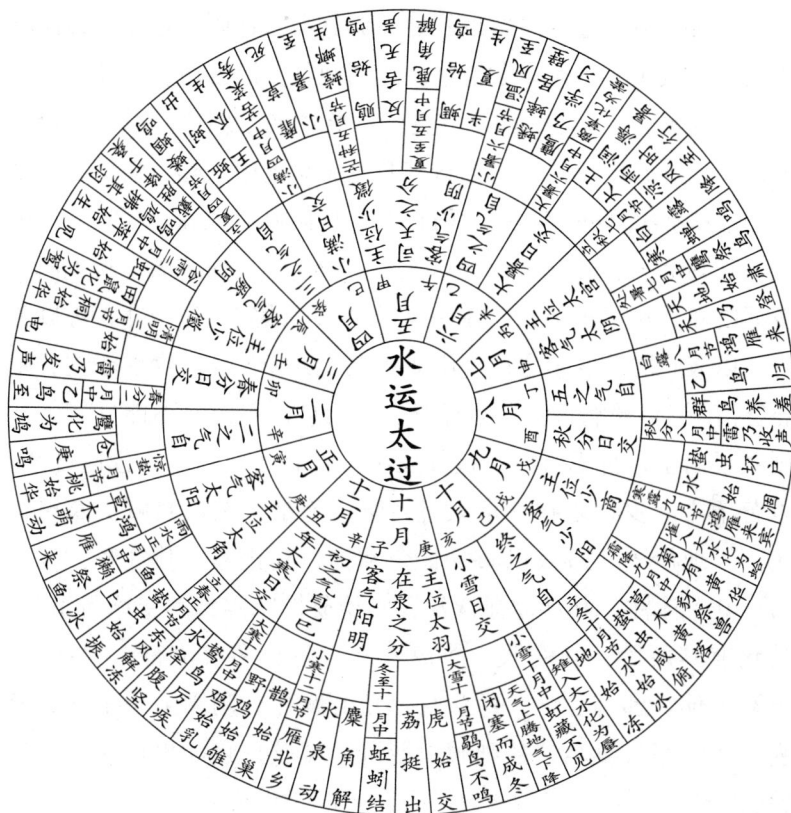

气化运行先天。热化在上，柔化左，动化右，辛化在下，玄化左，明化右，故天政所布其气明，地气肃而其令切。寒交暑，热加燥，云驰雨府，湿化乃行，时雨乃降，金火合德，上应荧惑、太白，其谷丹白。热化二，寒化六，清化四，正化度也；羽虫静，介虫育，是谓岁物之宜。毛虫耗，湿毒不生，是皆地气所制。水火寒热，持于气交，而为病始。热病生于上，清病生于下，寒热相犯而争于中。民病咳喘，血溢血泄，鼽①嚏，目赤眦疡，寒厥入胃，心痛腰痛腹大，嗌干肿上。是岁火为天气，金为地气，火胜金，天气盈，当取火之化源；水运在中，火邪乃微，必抑其运水，资其岁胜，无使暴过而生其病。食丹白之谷，以全真气；食

① 鼽：明抄本、日本抄本、文瑞楼本及《素问·六元正纪大论》同，乾隆本此后有"衄"。

间气之谷，以辟虚邪。咸以软之而调其上，甚则以苦发之、以酸收之而安其下，甚则以苦泄之。运同地气，以温热化。其化上咸寒，中咸热，下酸温，药食宜也。岁半之前，少阴主之，其政热。若热淫所胜，则怫热至，火行其政。民病胸中烦热，嗌干，右胠满，皮肤痛，寒热咳喘，大雨且至，唾血血泄鼽衄，嚏呕，溺色变，甚则疮疡胕肿，肩背臂臑及缺盆中痛，心痛肺䐜，腹大满膨膨而喘咳，病本于肺，诊在手尺泽之脉。法宜平以咸寒，佐以苦甘，以酸收之。岁半之后，阳明主之，其令燥。若燥淫于内，则霜雾清暝^①。民病喜呕，呕有苦，善太息，心胁痛不能反侧，甚则嗌干面尘，身无膏泽，足外反热。法宜治以苦温，佐以甘辛，以苦下之。岁运之化，水太过，纪曰流衍，是谓封藏。寒司物化，天地严凝，藏政以布，长令不扬，其化凛，其气坚，其政谧，其令流注，其动漂泄沃涌，其德凝惨寒雾，其变冰雪霜雹，其化兼其所胜，其病胀。故曰岁水太过，寒气流行，大雨至，埃雾霭郁。邪害心火，民病身热烦心躁悸，阴厥上下中寒，谵妄心痛，寒气早至，甚则腹大胫肿，喘咳，寝汗出憎风。其治悉以咸热。

初之气，自乙巳年大寒日申初，至是岁春分日午初，凡六十日八十七刻半。主位太角木，客气太阳水，中见水运，气与运同。地气迁，燥将去，寒乃始，蛰复藏，水乃冰，霜复降，风乃至，阳气郁。民反周密，关节禁固，腰脽痛，炎暑将起，中外疮疡。宜治太阳之客，以苦补之，以咸泻之，以苦坚之，以辛润之。岁谷宜丹，间谷宜稷。虽有寒邪，弗能为害。是气也，用寒远寒，无犯司气之寒。

二之气，自春分日午正，至小满日辰正，凡六十日有奇。主位少徵火，客气厥阴木，中见水运。水生木。阳气布，风乃行，春气以正，万物应荣，寒气时至，民乃和。其病淋，目暝目赤，

圣济总录

一二六

---

① 清暝：原作"暝清"，日本抄本、文瑞楼本同，据明抄本、乾隆本及《素问·至真要大论》乙转。

气郁于上而热。宜治厥阴之客，以辛补之，以酸泻之，以甘缓之。岁谷宜丹，间谷宜稻。虽有风邪，弗能为害。

三之气，自小满日巳初，至大暑日卯初，凡六十日有奇。主位少徵火，客气少阴火，中见水运。二火相加，水运承之。天政布，大火行，庶类蕃鲜，寒气时至。民病气厥心痛，寒热更作，咳喘目赤。宜治少阴之客，以咸补之，以甘泻之，以酸收之。岁谷宜丹，间谷宜豆。虽有热邪，弗能为害。

四之气，自大暑日卯正，至秋分日丑正，凡六十日有奇。主位太宫土，客气太阴土，中见水运。土居其位，又能胜水。溽暑至，大雨时行，寒热互至。民病寒热，嗌干，黄瘅，衄衊，饮发。宜调太阴之客，以甘补之，以苦泻之，以甘缓之。岁谷宜白，间谷宜麻。虽有湿邪，弗能为害。

五之气，自秋分日寅初，至小雪日子初，凡六十日有奇。主位少商金，客气少阳火，中见水运。火胜金，水运承之，畏火临。暑反至，阳乃化，万物乃生、乃长荣，民乃康，其病温。宜治少阳之客，以咸补之，以甘泻之，以咸软之。岁谷宜白，间谷宜豆。虽有火邪，弗能为害。

终之气，自小雪日子正，至大寒日戌正，凡六十日有奇。主位太羽水，客气阳明金，中见水运。水运得位，燥令行。余火内格，肿于上，咳喘，甚则血溢，寒气数举则雾霿翳，病生皮腠，内舍于胁，下连少腹而作寒中。地将易也。宜调阳明之客，以酸补之，以辛泻之，以苦泄之。岁谷宜白，间谷宜黍。虽有燥邪，弗能为害。

此六气之化也。岁气之交，天气胜则有太阳之复，地气胜则有少阳之复。其治各依胜复之法。寒者热之，热者寒之，无翼其胜，无赞其复。此其道也。

丁未岁

太阴湿土司天，太阳寒水在泉，中见少角木运。岁木不及[1]，

---

[1] 不及：乾隆本、日本抄本、文瑞楼本同，明抄本作"太过"。

圣济总录

一二八

木运不及

气化运行后天。太阴湿化在上，少阳明化为左间，少阴灼化为居气；太阳咸化在下，厥阴动化为左间，阳明清化为右间。故地气上腾而其政肃，天气下降而其令寂。阴专其政，阳气退辟，大风时起，原野昏霿，白埃四起，云奔南极，寒雨数至，物成于差夏，湿寒合德，上应镇星、辰星，其谷龄玄。故阴凝于上，寒积于下，寒水胜火，则为冰雹，阳光不治，杀气乃行。民病寒湿，腹满，身膹愤，胕肿痞逆，寒厥拘急。清化热化胜复同，邪气化度也；雨化五，风化三，寒化一，正化度也。委和之纪，曰上宫与正宫同，诸同正岁，气化运行同天，此言天气之平也。岁物所宜，则鳞虫育，倮虫静；地气所制，则羽虫耗，热毒不生。故有余宜高，不及宜下；有余宜晚，不及宜早。土之利，气之化也，民气亦从之，间谷命太徵太商①者。然土为天气，水为地气，土胜水，天气盈。宜取化源，以平土气，益其岁气，无使邪胜。食黅玄之谷，以全其真；食间气之谷，以保其精。以苦燥之、温之，甚者发之、泄之。不发不泄，则湿气外溢，肉溃皮拆而水血交流。必赞其阳火，令御甚寒，从气之异，少②其判也。岁半以前，天气太阴主之，太阴所至其令湿。若湿淫所胜，则沉阴且布，雨变枯槁，胕肿骨痛阴痹，阴痹者，按之不得，腰脊头项③痛，时眩，大便难，阴气不用，饥不欲食，咳唾则有血，心如悬，病本于肾，诊在足太溪之脉。法宜平以苦热，佐以酸辛，以苦燥之，以淡泄之。岁半以后，地气太阳主之，太阳所至其令寒。若寒淫于内，则凝肃惨栗，民病少腹控睾，引腰脊，上冲心痛，血见，嗌痛颔肿。法宜治以甘热，佐以苦辛，以咸泻之，以辛润之，以苦坚之。岁木不及，是谓胜生，生气不政，化气乃扬，长气自平，收令乃早，凉雨时降，风云并兴，草木晚荣，苍干凋落，物秀而实，肤肉内充，其气敛，其用聚，其化兼所不胜。春有鸣条律畅之化，则秋有雾露清凉之政；春有惨凄残贼之胜，则夏有炎暑燔烁之复。其眚东。其病内舍胠胁，外在关节，复则炎暑流火，民病寒热，疮疡痈疹痈痤。法宜调以辛温。

初之气，自丙午年大寒日亥初，至是岁春分日酉初，凡六十日八十七刻半。主位少角木，客气厥阴木，中见木运，岁木当位。地气迁，寒乃去，春气正，风乃来，生布，万物以荣，民气条舒，风湿相薄，雨乃后。民病血溢，筋络拘强，关节不利，身重筋痿。宜调厥阴之客，以辛补之，以酸泻之，以甘缓之；岁谷宜黅，间谷宜稻，则风不为邪。是气也，司气以温，用温无犯。

二之气，自春分日酉正，至小满日未正，凡六十日有奇。主

---

① 太徵太商：乾隆本、日本抄本、文瑞楼本同，明抄本作"太"，《素问·六元正纪大论》作"其太"。
② 少：明抄本、乾隆本、日本抄本、文瑞楼本同，《素问·六元正纪大论》作"少多"。
③ 项：文瑞楼本及《素问·至真要大论》同，明抄本、乾隆本、日本抄本作"顶"。

位太徵火，客气少阴火，中见木运，火气当位。大火正，物承化，民乃和。其病温厉盛行，远近咸若。湿蒸相薄，雨乃时降。宜调少阴之客，以咸补之，以甘泻之，以酸收之；岁谷宜黅，间谷宜豆，则热不为邪。

三之气，自小满日申初，至大暑日午初，凡六十日有奇。主位太徵火，客气太阴土，中见木运。木生火，火生土，其化顺，天政布，湿气降，地气腾，雨乃时降，寒乃随之。感于寒湿，则民病身重胕肿，胸腹满。宜治太阴之客，以甘补之，以苦泻之，以甘缓之。岁谷宜黅，间谷宜麻。虽有湿邪，不能为害。

四之气，自大暑日午正，至秋分日辰正，凡六十日有奇。主位少宫土，客气少阳火，中见木运。地气交司，畏火临。溽蒸化，地气腾，天气否隔，寒风晓暮，蒸热相薄，草木凝烟，湿化不流，则白露阴布，以成秋令。民病腠理热，血暴溢，疟，心腹满热胪胀，甚则胕肿。宜治少阳之客，以咸补之，以甘泻之，以咸软之。岁谷宜玄，间谷宜豆。虽有火邪，不能为害。

五之气，自秋分日巳初，至小雪日卯初，凡六十日有奇。主位太商金，客气阳明金，中见木运。金气得位。惨令已行，寒露下，霜乃早降，草木黄落，寒气及体，君子周密，民病皮腠。宜治阳明之客，以酸补之，以辛泻之，以苦泄之；岁谷宜玄，间谷宜黍，则燥不为邪。

终之气，自小雪日卯正，至大寒日丑正，凡六十日有奇。主位少羽水，客气太阳水，中见木运，水当其位。寒大举，湿大化，霜乃积，阴乃凝，水坚冰，阳光不治。感于寒，则病人关节禁固，腰脽痛，寒湿持于气交而为疾也。宜调太阳之客，以苦补之，以咸泻之，以苦坚之，以辛润之；岁谷宜玄，间谷宜稷，则寒不为邪。

此六气之化也。岁气之交，天气胜则有厥阴之复，地气胜则有太阴之复。观其气至而治之，无翼其胜，无赞其复，温者清之，湿者燥之。此其道也。

戊申岁

火运太过　天符

　　少阳相火司天，厥阴风木在泉，中见太徵火运。岁火太过，气化运行先天。太徵上临少①阳，太过而同天化，是谓天符，气之平也。火气适平，命曰升明之纪。正阳而治，德施周普，五化均衡，其气高，其性速，其用燔灼，其化蕃茂，其政明曜，其候炎暑，其令热，其类火，其应夏，其谷麦，其果杏，其实络，其虫羽，其畜马，其色赤，其味苦，其物脉，其音徵，其数七。其在人也，其脏心，其主舌，其养血，其病瞤瘛。此岁运之化也。天地之气，火化在上，左清化，右柔化，故天气正而其政严；酸化

---

　　① 少：日本抄本、文瑞楼本同，明抄本、乾隆本作"太"。

在下，左灼化，右藏化，故地气扰而其令挠。风乃暴举，木偃沙飞，炎火乃流，阴行阳化，雨乃时应，火木同德，上应荧惑、岁星，其谷丹苍。岁气之化，火化七，风化三，正化度也。羽虫静，毛虫育，岁物所宜也；倮虫耗，清毒不生，地气制之也。岁半之前，天气主之，其气少阳相火，其令暄者，少阳之政也。岁半之后，地气主之，其气厥阴风木，其令风者，厥阴之化也。风热参布，云物沸腾，太阴横流，寒乃时至，凉雨并起。民病寒中，外发疮疡，内为泄满。圣人遇之，和而不争。往复之作，民病寒热疟泄，聋瞑，呕吐，上怫肿色变。是岁阳为天气，阴为地气，风火相值，其气专，其化淳。又遇火运统之，运与天符，火化升明，天气盈。先取化源，抑其运火，赞其金气，则暴过不生，苛疾不起。岁宜咸、宜辛、宜酸，渗之、泄之、渍之、发之。观气寒温，以调其过。运同风热，宜多寒化。其化上咸寒，中甘和，下辛凉，药食宜也。

初之气，自丁未年大寒日寅初，至是岁春分日子初，凡六十日八十七刻半。主位少角木，客气少阴火，中见火运。气与运同，君火不司气化。地气迁，风胜乃摇，寒乃去，候乃大温，草木早荣，寒来不杀，温病乃起。其病气怫于上，血溢目赤，咳逆，头痛，胁①满，肤腠中疮。宜调少阴之客，以咸补之，以甘泻之，以酸收之；岁谷宜丹，间谷宜豆，则热不为邪。

二之气，自春分日子正，至小满日戌正，凡六十日有奇。主位太徵火，客气太阴土，中见火运。湿气所客，火反郁。白埃四起，云趋雨府，风不胜湿，雨乃零，民乃康。其病热郁于上，咳逆呕吐，疮发于中，胸嗌不利，头痛身热，昏愦脓疮。宜调太阴之客，以甘补之，以苦泻之，以甘缓之；岁谷宜丹，间谷宜麻，则湿不为邪。

三之气，自小满日亥初，至大暑日酉初，凡六十日有奇。主

---

① 胁：明抄本、乾隆本、日本抄本、文瑞楼本同，《素问·六元正纪大论》此前有"血崩"。

位太徵火，客气少阳火，中见火运，气符于天而天政布。炎暑至，少①阳临上，雨乃涯。民病热中聋瞑，血溢脓疮，咳呕鼽衄，渴，嚏欠，喉痹目赤，善暴死。岁火既平，其邪乃微。宜调少阳之客，以咸补之，以甘泻之，以咸软之；岁谷宜丹，间谷宜豆，则火不为邪。是气也，用热远热，无犯司气之热。

四之气，自大暑日酉正，至秋分日未正，凡六十日有奇。主位少宫土，客气阳明金，中见火运。土生金。凉乃至，炎暑间化，白露降，民气和平，其病满身重。宜调阳明之客，以酸补之，以辛泻之，以苦泄之；岁谷宜苍，间谷宜黍，则燥不为邪。

五之气，自秋分日申初，至小雪日午初，凡六十日有奇。主位太商金，客气太阳水，中见火运。火胜金，水制之。阳乃去，寒乃来，雨乃降，气门乃闭，刚木早凋。民避寒邪，君子周密。宜调太阳之客，以苦补之，以咸泻之，以苦坚之，以辛润之；岁谷宜苍，间谷宜稷，则寒不为邪。

终之气，自小雪日午正，至大寒日辰正，凡六十日有奇。主位少羽水，客气厥阴木，中见火运。水生木。地气正，风乃至，万物反生，霜雾以行。其病关闭不禁，心痛，阳气不藏而咳。宜调厥阴之客，以辛补之，以酸泻之，以甘缓之；岁谷宜苍，间谷宜稻，则风不为邪。

此六气之化也。岁气天符为执法。若有邪气，则民有卒急之病。所谓邪中执法者，民病速而危也。

己酉岁

阳明燥金司天，少阴君火在泉，中见少宫土运。岁土不及，气化运行后天。燥化在上，左藏化，右明化，天气急而其政切；苦化在下，左黅化，右动化，地气明而其令暴。阳专其令，炎暑盛行，物燥以坚，淳风乃治，风燥横运，流于气交，多阳少阴，

---

① 少：原作“小”，文瑞楼本同，据明抄本、乾隆本、日本抄本及《素问·六元正纪大论》改。

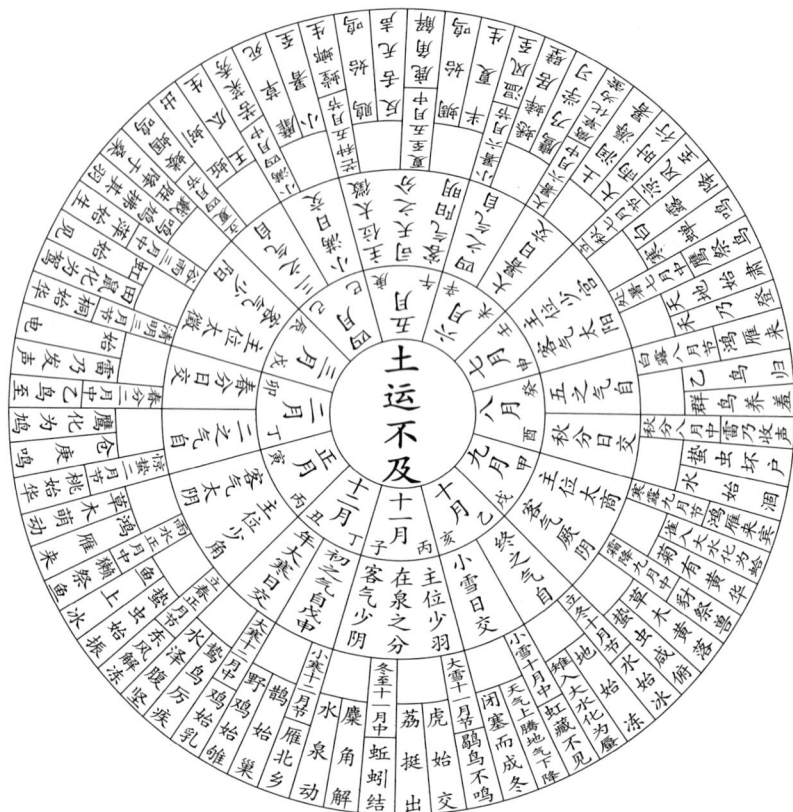

云趋雨府，湿化乃敷，燥极而泽。其为气也，清热之气，持于气交。风化清化胜复同，所谓邪气化度也；清化九，雨化五，热化七，是谓正化度也。金火合德，上应太白、荧惑，其谷白丹，间谷命太徵①者。岁物所宜，则羽虫育；地气所制，则介虫耗。寒毒不生，其耗白甲品羽。蛰虫乃见，流水不冰。民病咳、嗌塞，寒热发暴，振栗癃闷。清先而劲，毛虫乃死，热后而暴，介虫乃殃。然金为天气，火为地气，火能胜金，土运间之，其邪乃微，天气虚。宜资化源，以助金气，兼安其运土，无使受邪。食白丹之谷，以安其气；食间气之谷，以去其邪。岁宜以咸、以苦、以辛，汗

① 太徵：乾隆本、日本抄本、文瑞楼本同，明抄本及《素问·六元正纪大论》作"太"。

之、清之、散之。运同清气，宜多地化。治之常也。岁半之前，天气阳明主之。若燥淫所胜，木乃晚荣，草乃晚生。民病左胠胁痛，寒清于中，感而疟，大凉革候，咳，腹中鸣，注泄鹜溏，心胁暴痛，嗌干面尘，腰痛，目眛[①]眦疡，疮痤痈，病本于肝，诊在足太冲之脉。法宜平以苦温，佐以酸辛，以苦下之。岁半之后，地气少阴主之。热淫于内，则焰浮川泽，阴处反明，蛰虫不藏。民病腹中常鸣，气上冲胸，喘不能久立，寒热，皮肤痛，目瞑齿痛颐肿，恶寒发热如疟，少腹中痛，腹大。法宜治以咸寒，佐以甘苦，以酸收之，以苦发之。岁运之化，土不及，纪曰卑监，是谓减化。化气不令，生政独彰，长气整，雨乃愆，收气平，风寒并兴，草木荣美，秀而不实，成而秕也，其气散，其用静定，其化兼所不胜。四维有埃云润泽之化，则春有鸣条鼓拆之政；若四维发振拉飘腾之变，则秋有肃杀霖霆之复。其眚四维。其脏脾，其病内舍心腹，外在肌肉四肢，复则收政严峻，名木苍凋，苍[②]谷乃损，胸胁暴痛，下引少腹，善太息，气客于脾，食少失味。治宜以甘和调中。

初之气，自戊申年大寒日巳初，至是岁春分日卯初，凡六十日八十七刻半。主位少角木，客气太阴土，中见土运，气与运同。风不胜湿，地气迁，阴始凝，气始肃，水乃冰，寒雨化。其病中热胀，面目浮肿，善眠，鼽衄，嚏欠，呕，小便黄赤，甚则淋。宜治太阴之客，以甘补之，以苦泻之，以甘缓之。岁谷宜白，间谷宜麻。虽有湿邪，不能为害。是气也，司气以凉，用凉无犯。

二之气，自春分日卯正，至小满日丑正，凡六十日有奇。主位太徵火，客气少阳火，中见土运，二火同治。阳乃布，民乃舒，物乃生荣[③]，厉大至，民善暴死。宜治少阳之客，以咸补之，以甘

---

① 眛：原作"眛"，明抄本、乾隆本、日本抄本、文瑞楼本同，据《素问·至真要大论》改。

② 苍：日本抄本、文瑞楼本及《素问·六元正纪大论》同，明抄本、乾隆本作"黔"。

③ 荣：日本抄本、文瑞楼本及《素问·六元正纪大论》同，明抄本、乾隆本无。

泻之，以咸软之。岁谷宜白，间谷宜豆。虽有厉邪，不能为害。

三之气，自小满日寅初，至大暑日子初，凡六十日有奇。主位太徵火，客气阳明金，中见土运，火土金相生。天政布，凉乃行，燥热交合，燥极而泽，民病寒热。宜治阳明之客，以酸补之，以辛泻之，以苦泄之。岁谷宜白，间谷宜黍。虽有燥邪，不能为害。

四之气，自大暑日子正，至秋分日戌正，凡六十日有奇。主位少宫土，客气太阳水，中见土运。运土得位，太阳居之，寒雨降。病暴仆振栗，谵妄少气，嗌干引饮，及为心痛、痈肿疮疡、疟寒之疾，骨痿血便。宜治太阳之客，以苦补之，以咸泻之，以苦坚之，以辛润之。岁谷宜丹，间谷宜稷。虽有寒邪，不能为害。

五之气，自秋分日亥初，至小雪日酉初，凡六十日有奇。主位太商金，客气厥阴木，中见土运，客气胜运。春令反行，草乃生荣，民气和。宜调厥阴之客，以辛补之，以酸泻之，以甘缓之。岁谷宜丹，间谷宜稻。虽有风邪，不能为害。

终之气，自小雪日酉正，至大寒日未正，凡六十日有奇。主位少羽水，客气少阴火，中见土运，火土相得。阳气布，候反温，蛰虫来见，流水不冰，民乃康平，其病温。宜治少阴之客，以咸补之，以甘泻之，以酸收之。岁谷宜丹，间谷宜豆。虽有热邪，不能为害。

此六气之常也。岁气之交，天气胜则有少阳之复，地气胜则有太阳之复。其治各以其胜复法。

庚戌岁

太阳寒水司天，太阴湿土在泉，中见太商金运。岁金太过，气化运行先天。天地之气，寒化在上，左动化，右素化，故天政所布其气肃；甘化在下，左明化，右灼化，故地气静而其令徐。寒临太虚，阳气不令，寒政大举，泽无阳焰，则火发待时，少阳中治，时雨乃涯，止极雨散，还于太阴，云朝北极，湿化乃布，泽流万物，寒敷于上，雷动于下，水土合德，上应辰星、镇星，

图中心：金运太过

其谷玄黅。岁气之化，寒化一，清化九，雨化五，正化度也。倮虫育，岁物所宜也；鳞虫耗，燥毒不生，地气制之也。寒湿之气，持于气交。民病寒湿发，肌肉萎，足痿不收，濡泻血溢。是岁水为天气，土为地气，中见金运。土能胜水，天化为虚，金运统之，土生金，金生水，以下生上，其化不纯，天化虽虚，气运相生，其邪乃微。宜于九月，先资化源，以助天气之虚，抑其运金，扶其木气，无使暴过而生其疾。食玄黅之谷，以全其真；避虚邪之气，以安其正。岁宜以苦热调上，以甘热调下，以辛温调中。运同寒湿，以燥热化。治之常也。淫胜之气，岁半之前，天气太阳主之。若寒淫所胜，则寒气反至，水且冰，血变于中，发为痈疡，民病厥心痛，呕血血泄鼽衄，善悲，时眩仆，运火炎烈，雨暴乃雹，胸腹满，手热肘挛腋肿，心澹澹大动，胸胁胃脘不安，面赤目黄，善噫嗌干，甚则色炱，渴而欲饮，病本于心，诊在手神门之脉。法宜平以辛热，佐以甘苦，以咸泻之。岁半之后，地气太阴主之。若湿淫于内，则埃昏岩谷，黄反见黑，至阴之交，民病饮积心痛，耳聋①，嗌肿喉痹，阴病血见，少腹痛肿，不得小便，病冲头痛，目项腰䐴胴腨皆痛②。法宜治以苦热，佐以酸淡，以苦燥之，以淡泄之。岁运之化，金太过，纪曰坚成，是谓收引。天气洁，地气明，阳气随，阴治化，燥行其政，物以司成，收气繁布，化洽不终，其化成，其气削，其政肃，其令锐切，其德雾露肃飚，其动暴折疡疰，其病喘喝，胸凭仰息，其物兼其所胜。故《经》曰岁金太过，燥气流行，肝木受邪，民病两胁下、少腹痛，目赤痛眦疡，耳无所闻，肃杀而甚，则体重烦冤，胸痛引背，两胁满，且痛引少腹，甚则喘咳逆气，肩背痛，下连③股膝髀腨胻足皆病，收气峻，生气下，草木敛，苍干凋陨，心胁暴痛，不可反侧④，咳逆，甚而血溢，诊在足太冲之脉。其治悉以辛温调中。

初之气，自己酉年大寒日申初，至是岁春分日午初，凡六十日八十七刻半。主位少角木，客气少阳火，中见金运，客气胜运。地气迁，气乃大温，草乃早荣。民乃厉，温病乃作，身热头痛，呕吐，肤腠疮疡。宜治少阳之客，以咸补之，以甘泻之，以咸软之。岁谷宜玄，间谷宜豆。虽有火邪，不能为害。

二之气，自春分日午正，至小满日辰正，凡六十日有奇。主位太徵火，客气阳明金，中见金运，气与运同。大凉反至，民乃惨，草乃遇寒，火气遂抑，民病气郁中满，寒乃始。宜治阳明之客，以酸补之，以辛泻之，以苦泄之。岁谷宜玄，间谷宜黍。虽

---

① 聋：日本抄本、文瑞楼本同，此后明抄本、乾隆本有"浑浑焞焞，目似脱"，《素问·至真要大论》有"浑浑焞焞"。

② 目项腰䐴胴腨皆痛：《素问·至真要大论》作"目似脱，项似拔，腰似折，髀不可以回，腘如结，腨如别"。

③ 下连：乾隆本、日本抄本、文瑞楼本同，明抄本及《素问·气交变大论》作"尻阴"。

④ 心胁暴痛不可反侧：《素问·气交变大论》作"病反暴痛，胠胁不可反侧"。

有燥邪，不能为害。是气也，无犯司气之凉。

三之气，自小满日巳初，至大暑日卯初，凡六十日有奇。主位太徵火，客气太阳水，中见金运。水胜火。天政布，寒乃行，雨乃降。民病寒，反热中，痈疽注下，心热瞀闷，不治者死[①]。宜治太阳之客，以苦补之，以咸泻之，以苦坚之，以辛润之。岁谷宜玄，间谷宜稷。虽有寒邪，不能为害。

四之气，自大暑日卯正，至秋分日丑正，凡六十日有奇。主位少宫土，客气厥阴木，中见金运。木胜土，金反制之，又遇太阴交司。风湿交争，风化为雨，乃长、乃化、乃成。民病大热少气，肌肉萎，足痿，注下赤白。宜治厥阴之客，以辛补之，以酸泻之，以甘缓之。岁谷宜黅，间谷宜稻。虽有风邪，不能为害。

五之气，自秋分日寅初，至小雪日子初，凡六十日有奇。主位太商金，客气少阴火，中见金运。岁运得位，客气胜之。阳复化，草乃长、乃化、乃成，民乃舒。宜调少阴之客，以咸补之，以甘泻之，以酸收之。岁谷宜黅，间谷宜豆。虽有热化，不能为邪。

终之气，自小雪日子正，至大寒日戌正，凡六十日有奇。主位少羽水，客气太阴土，中见金运。土生金，金生水。其化顺，地气正，湿令行，阴凝太虚，埃昏郊野，民乃惨凄，寒风以至，反者孕乃死。宜治太阴之客，以甘补之，以苦泻之，以甘缓之。岁谷宜黅，间谷宜麻。虽有湿邪，不能为害。

此六气之化也。是岁天气胜者，太阴复之；地气胜者，厥阴复之。其治皆如复气之法，湿者燥之，温者清之，无翼其胜，无赞其复。此其道也。

辛亥岁

厥阴风木司天，少阳相火在泉，中见少羽水运。岁水不及，

---

① 不治者死：原无，日本抄本、文瑞楼本同，据明抄本、乾隆本及《素问·六元正纪大论》补。

水运不及

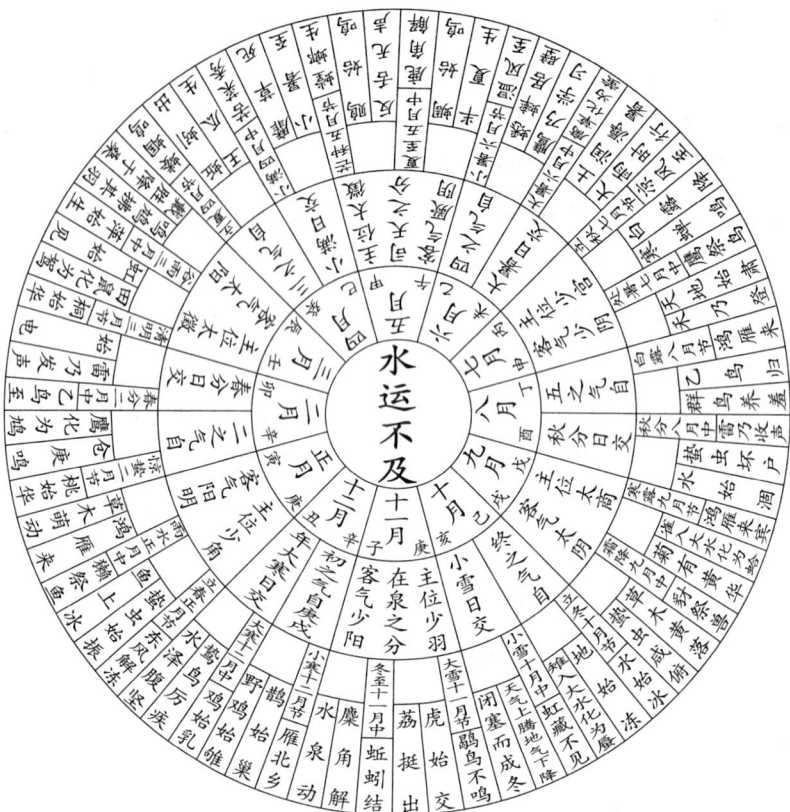

气化运行后天。风化在上，左灼化，右玄化，故天气扰而其政挠；苦化在下，左清化，右柔化，故地气正而其令速。风生高远，炎热从之，云趋雨府，湿化乃行，风火同德，上应岁星、荧惑，其谷苍丹，间谷言①太商②者，其耗文角品羽。风燥火热，胜复更作，风病行于上，热病行于下，风燥胜复形③于中。雨化风化胜复同，邪气化度也；风化三，寒化一，火化七，正化度也。其在物，则毛虫静，羽虫育，是为岁物所宜；介虫耗，寒毒不生，是为地气所制。然岁气升降，天气为阴而其化虚，地气为阳而其化盈。当

---

① 言：日本抄本、文瑞楼本同，明抄本、乾隆本作"命"。

② 太商：乾隆本、日本抄本、文瑞楼本同，明抄本及《素问·六元正纪大论》作"太"。

③ 形：日本抄本、文瑞楼本及《素问·六元正纪大论》同，明抄本、乾隆本作"行"。

资化源，以助司天之木气。化源虽虚，水运在中，水能生木，邪乃微也。必赞岁运之水，扶其不足，调上用辛，调下用咸。畏火之气，慎无妄犯。岁半之前，厥阴为主。若风淫所胜，则太虚埃昏，云物以扰，寒生春气，流水不冰。民病胃脘当心而痛，上支两胁，鬲咽不通，饮食不下，舌本强，食则呕，冷泄腹胀溏泄，瘕水闭，病本于脾，诊在足冲阳之脉。其法平以辛凉，佐以苦甘，以甘缓之，以酸泻之。岁半之后，少阳主之。火淫所胜，则焰明郊野，寒热更至。民病注泄赤白，少腹痛，溺赤，甚则血便。其法治以咸冷，佐以苦辛，以酸收之，以苦发之。是岁水运不及，纪曰涸流，是谓反阳。藏令不举，化气乃昌，长气宣布，蛰虫不藏，土润水泉减，草木条茂，荣秀满盛，其气滞，其用渗泄，其动坚止，其发燥槁，其果枣杏，其实濡肉，其谷黍稷，其味甘咸，其色黅玄，其畜彘牛，其虫鳞倮，其运埃郁昏翳，其声羽宫。其在人也，病为痿厥坚下，从土化也，病为癃闷，邪伤肾也。法宜以苦和调之也。

初之气，自庚戌年大寒日亥初，至是岁春分日酉初，凡六十日八十七刻半。主位少角木，客气阳明金，中见水运。金胜木，水运间之。寒始肃，杀气方至，民病寒于右之下。宜治阳明之客，以酸补之，以辛泻之，以苦泄之。岁谷宜苍，间谷宜黍。

二之气，自春分日酉正，至小满日未正，凡六十日有奇。主位太徵火，客气太阳水，中见水运，气与运同。寒不去，华雪水冰，杀气施化，霜乃降，名草上焦，寒雨数至，阳复化，民病热于中。宜治太阳之客，以苦补之，以咸泻之，以苦坚之，以辛润之。岁谷宜苍，间谷宜稷。是气也，慎无犯寒。

三之气，自小满日申初，至大暑日午初，凡六十日有奇。主位太徵火，客气厥阴木，中见水运。天政布，风乃时举。民病泣出，耳鸣掉眩。宜治厥阴之客，以辛补之，以酸泻之，以甘缓之。岁谷宜苍，间谷宜稻。

四之气，自大暑日午正，至秋分日辰正，凡六十日有奇。主位少宫土，客气少阴火，中见水运。溽暑湿热相薄，争于左之上。

民病黄瘅而为胕肿。宜治少阴之客，以咸补之，以甘泻之，以酸收之。岁谷宜丹，间谷宜豆。

五之气，自秋分日巳初，至小雪日卯初，凡六十日有奇。主位太商金，客气太阴土，中见水运。燥湿更胜，沉阴乃布，寒气及体，风雨乃行。宜治太阴之客，以甘补之，以苦泻之，以甘缓之。岁谷宜丹，间谷宜麻。

终之气，自小雪日卯正，至大寒日丑正，凡六十日有奇。主位少羽水，客气少阳火，中见水运，畏火司令。阳乃大化，蛰虫出见，流水不冰，地气大发，草乃生，人乃舒，其病温厉。宜治少阳之客，以咸补之，以甘泻之，以咸软之。岁谷宜丹，间谷宜豆。

此六气之化也。岁气之交，司天气胜，则阳明复之；在泉气胜，则太阳复之。治胜复者各以其法。

壬子岁

少阴君火司天，阳明燥金在泉，中见太角木运。岁木太过，气化运行先天。君火在上，左太阴，右厥阴；燥金在下，左太阳，右少阳。故天政所布其气明，地气肃而其令切。寒交暑，热加燥，云驰雨府，湿化乃行，时雨乃降，金火合德，上应荧惑、太白，其谷丹白。热化二，风化八，清化四，正化度也。羽虫静，介虫育，岁物之宜也；毛虫耗，湿毒不生，地气制之也。寒热之气，持于气交，而为病始。热病生于上，清病生于下，寒热相犯而争于中。民病咳喘，血溢血泄，鼽嚏，目赤眦疡，寒厥入胃，心痛腰痛腹大，嗌干肿上。是岁火为天气，金为地气，木运在中。火胜金，木生火，天气盈。宜先取火之化源，必抑其运木，资其岁胜，无使暴过而生其病。食丹白之谷，以全真气；食间气之谷，以辟虚邪。岁宜咸以软之而调其上，甚则以苦发之；以酸收之而安其下，甚则以苦泄之。运同天气，宜以寒清化。其化上咸寒，中酸凉，下酸温，药食宜也。岁半之前，热化主之。热淫所胜，则怫热至，火行其政。民病胸中烦热，嗌干，右胠满，皮肤

木运太过

痛，寒热咳喘，大雨且至，唾血血泄鼽衄，嚏呕，溺色变，甚则疮疡胕肿，肩背臂臑及缺盆中痛，心痛肺䐜，腹大满膨膨而喘咳，病本于肺，诊在手尺泽之脉。法宜平以咸寒，佐以苦甘，以酸收之。岁半之后，燥化主之。燥淫所胜，则霿雾清瞑。民病喜呕，呕有苦，善太息，心胁痛不能反侧，甚则嗌干面尘，身无膏泽，足外反热。法宜治以苦温，佐以甘辛，以苦下之。岁运之化，纪曰发生，是谓启陈。土疏泄，苍气达，阳和布化，阴气乃随，生气淳化，万物以荣，其化生，其气美，其政散，其令条舒，其动掉眩巅疾，其德鸣靡启拆，其变振拉摧拔，其化兼其所胜，其病怒，上徵则其气逆，其病吐利。故曰岁木太过，风气流行，脾土受邪，民病飧泄食减，体重烦冤，肠鸣，腹支满，甚则忽忽善怒，眩冒巅疾，化气不政，生气独治，云物飞动，草木不宁，甚而摇落，反胁痛而吐甚，诊在足冲阳之脉。味宜以酸凉调之也。

初之气，自辛亥年大寒日寅初，至是岁春分日子初，凡六十日八十七刻半。主位太角木，客气太阳水，中见木运。地气迁，燥将去，寒乃始，蛰复藏，水乃冰，霜复降，风乃至，阳气郁。民反周密，关节禁固，腰脽痛，炎暑将起，中外疮疡。宜调太阳之客，以苦补之，以咸泻之，以苦坚之，以辛润之；岁谷宜丹，间谷宜稷，则寒气不能为害。

二之气，自春分日子正，至小满日戌正，凡六十日有奇。主位少徵火，客气厥阴木，中见木运。气与运同，是谓司气。阳气布，风乃行，春气以正，万物应荣，寒气时至，民乃和。其病淋，目瞑目赤，气郁于上而热。宜调厥阴之客，以辛补之，以酸泻之，以甘缓之；岁谷宜丹，间谷宜稻，则风气不能为害。是气也，无犯司气之温。

三之气，自小满日亥初，至大暑日酉初，凡六十日有奇。主位少徵火，客气少阴火，中见木运。木生火，火当其位。天政布，大火行，庶类蕃鲜，寒气时至。民病气厥心痛，寒热更作，咳喘目赤。宜治少阴之客，以咸补之，以甘泻之，以酸收之；岁谷宜丹，间谷宜豆，则热邪不能为害。

四之气，自大暑日酉正，至秋分日未正，凡六十日有奇。主位太宫土，客气太阴土，中见木运，土居其位。溽暑至，大雨时行，寒热互至。民病寒热，嗌干，黄瘅，衄衊，饮发。宜调太阴之客，以甘补之，以苦泻之，以甘缓之；岁谷宜白，间谷宜麻，则湿气不能为害。

五之气，自秋分日申初，至小雪日午初，凡六十日有奇。主位少商金，客气少阳火，中见木运。木生火，畏火临。暑反至，阳乃化，万物乃生、乃长荣，民乃康，其病温。宜治少阳之客，以咸补之，以甘泻之，以咸软之；岁谷宜白，间谷宜豆，则火气不能为害。

终之气，自小雪日午正，至大寒日辰正，凡六十日有奇。主位太羽水，客气阳明金，中见木运。金胜木，燥令行。余火内格，肿于上，咳喘，甚则血溢，寒气数举则雾霿翳，病生皮腠，内舍于胁，下连少腹而作寒中，地将易也。宜治阳明之客，以酸补之，以辛泻之，以苦泄之；岁谷宜白，间谷宜黍，则燥气不能为害。

岁气之交，天气胜，则太阳复之；地气胜，则少阳复之。观其气至，以法为治，热者寒之，寒者热之，清者温之，无翼其胜，无赞其复。此治之大体也。

癸丑岁

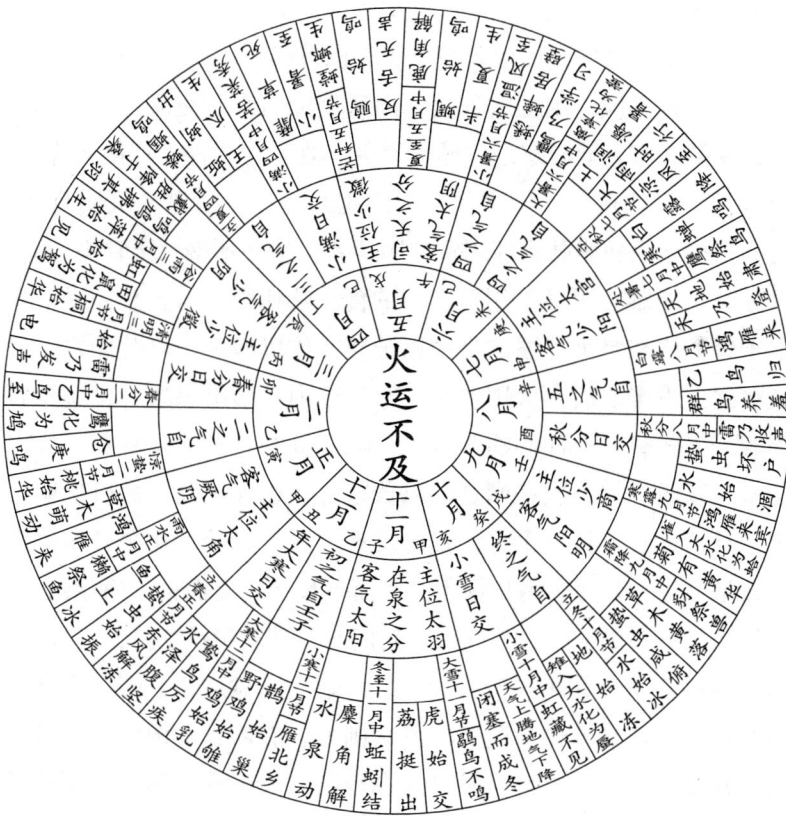

太阴湿土司天，太阳寒水在泉，中见少徵火运。岁火不及，气化运行后天。太阴在上，左少阳，右少阴，故地气上腾，阴专其政而其政肃；太阳在下，左厥阴，右阳明，故天气下降，阳气

退辟而其令寂。大风时起，原野昏霭，白埃四起，云奔南极，寒雨数至，物成于差夏，湿寒合德，黄黑埃昏，流行气交，上应镇星、辰星，其谷黔玄，间谷命太角之谷[①]。寒化雨化胜复同，是谓邪气化度也；雨化五，火化二，寒化六，是谓正化度也。阴凝于上，寒积于下，寒水胜火，则为冰雹，阳光不治，杀气乃行。倮虫静，鳞虫育，是为岁物所宜；羽虫耗，热毒不生，是为地气所制。有余宜高，不及宜下；有余宜晚，不及宜早。土之利，气之化也，民气亦从之。其病寒湿，腹满，身䐜愤，胕肿痞逆，寒厥拘急。是岁湿土在上，寒水在下，土能制水，天气盈，地气虚。宜取化源，以平土气，益其岁气，无使邪胜。食黔玄之谷，以全其真；食间气之谷，以保其精。岁宜以苦燥之、温之，甚者发之、泄之。不发不泄，则湿气外溢，肉溃皮拆而水血交流。必赞其阳火，令御甚寒。运异寒湿，燥热宜少。故药食之宜，其化上苦温，中咸温，下甘热。岁半之前，太阴主之。湿淫所胜，沉阴且布，雨变枯槁。民病胕肿骨痛阴痹，阴痹者，按之不得，腰脊头项痛，时眩，大便难，阴气不用，饥不欲食，咳唾则有血，心如悬，病本于肾，诊在足大[②]溪。当平以苦热，佐以酸辛，以苦燥之，以淡泄之。岁半之后，太阳主之。寒淫于内，凝肃惨栗，民病少腹控睾，引腰脊，上冲心痛，血见，嗌痛颔肿。宜治以甘热，佐以苦辛，以咸泻之，以辛润之，以苦坚之。运火不及，命曰伏明之纪，是谓胜长。长气不宣，藏气反布，收气自政，化令乃衡，寒清数举，暑令乃薄，承化物生，生而不长，成实而稚，遇化已老，阳气屈伏，蛰虫早藏，其气郁，其用暴，其动彰伏变易，其发痛，其病昏惑悲忘，其化兼所不胜。夏有炳明光显之化，则冬有严肃霜寒之政；若夏有惨凄凝冽之胜，则不时有埃昏大雨之复。其眚南。其脏心，其病内舍膺胁，外在经络。故曰岁火不及，寒乃盛

---

① 太角之谷：乾隆本、日本抄本、文瑞楼本同，明抄本作"太"，《素问·六元正纪大论》作"其太"。

② 大：日本抄本、文瑞楼本同，明抄本、乾隆本作"太"。大，通"太"。见后注。

行，长政不用，物荣而下，凝惨而甚，则阳气不化，乃折荣美。民病胸中痛，胁支满，两胁痛，膺背肩胛间及两臂内痛，甚则屈不能伸，髋髀如别。复则埃郁，大雨且至，黑气乃辱，民病泄注。其法悉以咸温调中。

初之气，自壬子年大寒日巳初，至是岁春分日卯初[1]，凡六十日八十七刻半。主位太角木，客气厥阴木，中见火运，风木得位。地气迁，寒乃去，春气正，风乃来，生布，万物以荣，民气条舒，风湿相薄，雨乃后。民病血溢，筋络拘强，关节不利，身重筋痿。宜调厥阴之客，以辛补之，以酸泻之，以甘缓之；岁谷宜龄，间谷宜稻，则风不为邪。

二之气，自春分日卯正，至小满日丑正，凡六十日有奇。主位少徵火，客气少阴火，中见火运。君火自居其位，不司气化，是谓灼化。大火正，物承化，民乃和。其病温厉盛行，远近咸若。湿蒸相薄，雨乃时降。宜调少阴之客，以咸补之，以甘泻之，以酸收之；岁谷宜龄，间谷宜豆，则热不为邪。

三之气，自小满日寅初，至大暑日子初，凡六十日有奇。主位少徵火，客气太阴土，中见火运。岁火当位，湿化郁之。天政布，湿气降，地气腾，雨乃时降，寒乃随之。感于寒湿，则民病身重胕肿，胸腹满。宜治太阴之客，以甘补之，以苦泻之，以甘缓之；岁谷宜龄，间谷宜麻，则湿不为邪。

四之气，自大暑日子正，至秋分日戌正，凡六十日有奇。主位太宫土，客气少阳火，中见火运。气与运同，畏火临。溽蒸化，地气腾，天气否隔，寒风晓暮，蒸热相薄，草木凝烟，湿化不流，则白露阴布，以成秋令。民病腠理热，血暴溢，疟，心腹满热胪胀，甚则胕肿。宜治少阳之客，以咸补之，以甘泻之，以咸软之；岁谷宜玄，间谷宜豆，则火不为邪。是气也，无犯司气之热。

五之气，自秋分日亥初，至小雪日酉初，凡六十日有奇。主

---

① 初：日本抄本、文瑞楼本同，明抄本、乾隆本作"正"。

位少商金，客气阳明金，中见火运，气与运①同。燥令已行，寒露下，霜乃早降，草木黄落，寒气及体，君子周密，民病皮腠。宜调阳明之客，以酸补之，以辛泻之，以苦泄之；岁谷宜玄，间谷宜黍，则燥不为邪。

终之气，自小雪日酉正，至大寒日未正，凡六十日有奇。主位太羽水，客气太阳水，中见火运。水当其位，而能胜火。寒大举，湿大化，霜乃积，阴乃凝，水坚冰，阳光不治。感于寒，则病人关节禁固，腰脽痛，寒湿持于气交而为疾也。宜调太阳之客，以苦补之，以咸泻之，以苦坚之，以辛润之；岁谷宜玄，间谷宜稷，则寒不为邪。

此六节之气也。气交之化，天气胜者，则有厥阴之复；地气胜者，则有太阴之复。各以其胜②复法治之。

卷第二之下

甲寅岁　乙卯岁　丙辰岁　丁巳岁　戊午岁　己未岁　庚申岁
辛酉岁　壬戌岁　癸亥岁

甲寅岁

少阳相火司天，厥阴风木在泉，中见太宫土运。岁土太过，气化运行先天。火化在上，清化左，黅化右；酸化在下，灼化左，藏化右。故天气正而其政严，地气扰而其令挠。风乃暴举，木偃沙飞，炎火乃流，阴行阳化，雨乃时应，风热参布，云物沸腾，太阴横流，寒乃时至，凉雨并起。火化二，雨化五，风化八，正化度也。火木同德，上应荧惑、岁星，其谷丹苍。羽虫静，毛虫育，是谓岁物所宜；倮虫耗，清毒不生，是皆地气所制。民病寒中，外发疮疡，内为泄满。圣人遇之，和而不争。往复之作，民病寒热疟泄，聋瞑，呕吐，上怫肿色变。是岁阳为天气，阴为地气，天气盈，地气虚。宜先取化源，以平火气，抑其运土，赞所

---

① 运：原作"位"，日本抄本、文瑞楼本同，文义不顺，据明抄本、乾隆本及前后文例改。

② 胜：原无，日本抄本、文瑞楼本同，据明抄本、乾隆本及前后文例补。

土运太过

不胜，则暴过不生，苛疾不起。岁宜咸、宜辛、宜酸，渗之、泄之、渍之、发之。观气寒温，以调其过。运异风热，宜少①用寒化。其化上咸寒，中咸和，下辛凉，药食宜也。岁行土运，天气生运。岁半之前，天气主之。火淫所胜，则温气流行，金政不平。民病头痛，发热恶寒而疟，热上皮肤痛，色变黄赤，传而为水，身面胕肿，腹满仰息，泄注赤白，疮疡，咳唾血，烦心胸中热，甚则鼽衄，病本于肺，诊在手天府之脉。其法平以咸冷，佐以苦甘，以酸收之，以苦发之，以酸复之。岁半之后，地气主之。风淫所胜，则地气不明，平野昧，草乃早秀。民病洒洒振寒，善伸数欠，心痛支满，两胁里急，饮食不下，鬲咽不通，食则呕，腹

---

① 少：原作"小"，文瑞楼本同，文义不顺，据元刻本、明抄本、乾隆本、日本抄本改。

胀善噫，得后与气，则快然如衰，身体皆重。其法治以辛凉，佐以苦，以甘缓之，以辛散之。岁运之化，纪曰敦阜，是谓广化。厚德清静，顺长以盈，至阴内实，物化充成，烟埃朦郁，见于厚土，大雨时行，湿气乃用，燥政乃辟，其化圆，其气丰，其政静，其令周备，其动濡积并稸，其德柔润重淖，其变震惊飘骤，其化兼其所胜。其病腹满，四支不举。故曰岁土太过，雨湿流行，肾水受邪，民病腹满，清厥，意不乐，体重烦冤，甚则肌肉萎，足痿不收，行善瘛，脚下痛，饮发，中满食减，四肢不举，变生得位，藏气伏，化气独治之，泉涌河衍，涸^①泽生鱼，风雨大至，土溃^②，鳞见于陆，病腹满溏泄肠鸣，反下甚，而太溪脉绝者不治。其法宜以咸和调中。

初之气，自癸丑年大寒日申初，至是岁春分日午初，凡六十日八十七刻半。主位太角木，客气少阴火，中见土运。木生火，地气迁，风胜乃摇，寒乃去，候乃大温，草木早荣，寒来不杀。温病乃起，其病气怫于上，血溢目赤，咳逆，头痛^③，胁满，肤腠中疮。宜治少阴之客，以咸补之，以甘泻之，以酸收之。岁谷宜丹，间谷宜豆。虽有热邪，不能为害。

二之气，自春分日午正，至小满日辰正，凡六十日有奇。主位少徵火，客气太阴土，中见土运。气与运同，司气为黅化。火反郁，白埃四起，云趋雨府，风不胜湿，雨乃零，民乃康。其病热郁于上，咳逆呕吐，疮发于中，胸嗌不利，头痛身热，昏愦脓疮。宜治太阴之客，以甘补之，以苦泻之，以甘缓之。岁谷宜丹，间谷宜麻。虽有湿邪，不能为害。是气也，无犯司气。

三之气，自小满日巳初，至大暑日卯初，凡六十日有奇。主位少徵火，客气少阳火，中见土运，火居其位。天政布，炎暑至，少阳临上，雨乃涯。民病热中聋瞑，血溢脓疮，咳呕衄衄，渴，

---

① 涸：原作"洞"，日本抄本、文瑞楼本同，据明抄本、乾隆本及前后文例改。

② 溃：明抄本、乾隆本、日本抄本、文瑞楼本同，《素问·气交变大论》作"崩溃"。

③ 头痛：明抄本、乾隆本、文瑞楼本同，此后日本抄本有"血伤"，《素问·六元正纪大论》有"血崩"。

嚏欠，喉痹目赤，善暴死。宜调少阳之客，以咸补之，以甘泻之，以咸软之。岁谷宜丹，间谷宜豆。虽有火化，不能为邪。

四之气，自大暑日卯正，至秋分日丑正，凡六十日有奇。主位太宫土，客气阳明金，中见土运，岁土当位。凉乃至，炎暑间化，白露降，民气和平，其病满、身重。宜调阳明之客，以酸补之，以辛泻之，以苦泄之。岁谷宜苍，间谷宜黍。虽有燥邪，不能为害。

五之气，自秋分日寅初，至小雪日子初，凡六十日有奇。主位少商金，客气太阳水，中见土运。寒清相交，阳乃去，寒乃来，雨乃降，气门乃闭，刚木早凋，民避寒邪，君子周密。宜调太阳之客，以苦补之，以咸泻之，以苦坚之，以辛润之。岁谷宜苍，间谷宜稷。虽有寒邪，不能为害。

终之气，自小雪日子正，至大寒日戌正，凡六十日有奇。主位太羽水，客气厥阴木，中见土运。木制土。地气正，风乃至，万物反生，霜雾以行。其病关闭不禁，心痛，阳气不藏而咳。宜治厥阴之客，以辛补之，以酸泻之，以甘缓之。岁谷宜苍，间谷宜稻。虽有风邪，不能为害。

岁气之交，天气胜者，太阳复之；地气胜者，阳明复之。观其复至，无翼其胜，无赞其复，依法为治，寒者热之，清者温之，各安其气，则邪气衰去，归其所宗。此治之大体也。

乙卯岁

阳明燥金司天，少阴君火在泉，中见少商金运。岁金不及，气化运行后天。少商上临阳明，上商与正商同，不及而同天化，是谓天符，气之平也。平金之岁，命曰审平之纪。收而不争，杀而无犯，五化宣明，其气洁，其性刚，其用散落，其化坚敛，其政劲肃，其候清切，其令燥，其类金，其应秋，其谷稻，其果桃，其实壳，其虫介，其畜鸡，其色白，其味辛，其音商，其数九，其物外坚。其在人也，其脏肺，其主鼻，其养皮毛，其病咳。此岁运之化也。天地之气，阳明在上，左太阳，右少阳，故天气急

圣济总录

一五二

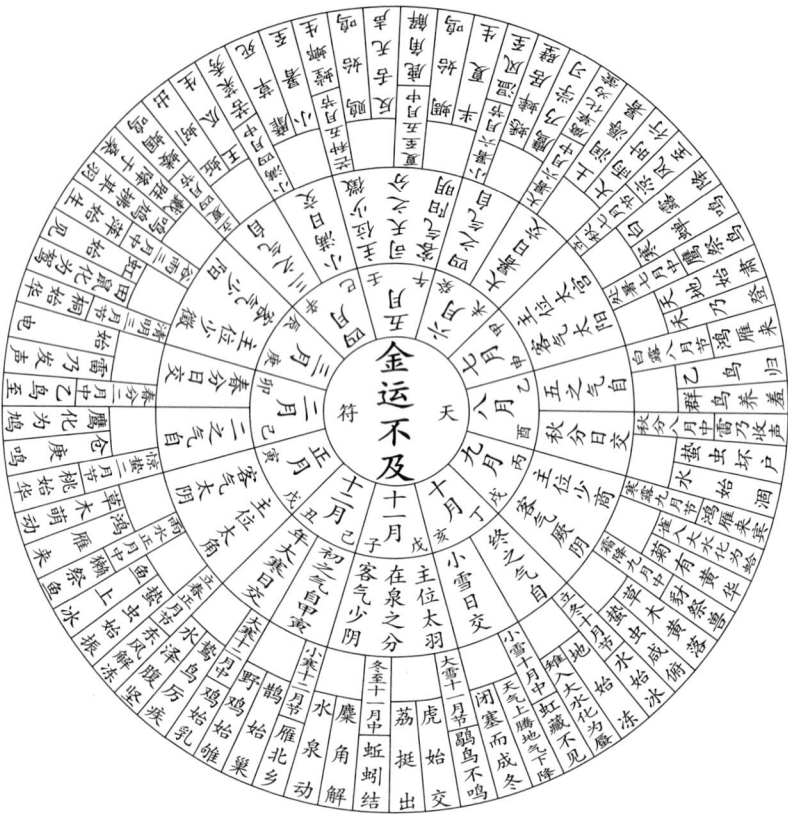

而其政切；少阴在下，左太阴，右厥阴，故地气明而其令暴。阳专其令，炎暑盛行，物燥以坚，淳风乃治，风燥横运，流于气交，多阳少阴，云趋雨府，湿化乃敷，燥极而泽，蛰虫乃见，流水不冰，金火合德，上应太白、荧惑，其谷白丹，间谷命太者，其耗白甲品羽。故热化寒化胜复同，邪气化度也；燥化四，清化四，热化二，正化度也。岁物之宜，介虫静，羽虫育；地气所制，介虫耗，寒毒不生。清热之气，持于气交，清先而劲，毛虫乃死，热后而暴，介虫乃殃，其发躁。民病咳、嗌塞，寒热发暴，振栗癃閟。岁半以前，清气主之，其化燥者，天之政也。岁半以后，热气主之，其化热者，地之令也。金为天气，火为地气，火胜金，天气虚，当资金之化源。是岁金气平，不资化源，惟安其运金，无使受邪。食白丹之谷，以安其气；食间气之谷，以去其邪。岁

宜以咸、以苦、以辛，汗之、清之、散之。其运与清化同，宜多地化。经^①曰其化上苦、小温，中苦和，下咸寒，药食之宜也。

初之气，自甲寅年大寒日亥初，至是岁春分日酉初，凡六十日八十七刻半。主位太角木，客气太阴土，中见金运。地气迁，阴始凝，气始肃，水乃冰，寒雨化。其病中热胀，面目浮肿，善眠，鼽衄，嚏欠，呕，小便黄赤，甚则淋。宜调太阴之客，以甘补之，以苦泻之，以甘缓之；岁谷宜白，间谷宜麻，则湿不为邪。

二之气，自春分日酉正，至小满日未正，凡六十日有奇。主位少徵火，客气少阳火，中见金运。二火相加，火胜金。阳乃布，民乃舒，物乃生荣，厉大至，民善暴死。岁运和平，其邪乃微。宜调少阳之客，以咸补之，以甘泻之，以咸软之；岁谷宜白，间谷宜豆，则火不为邪。

三之气，自小满日申初，至大暑日午初，凡六十日有奇。主位少徵火，客气阳明金，中见金运，气运相符。天政布，凉乃行，燥热交合，燥极而泽，民病寒热。宜调阳明之客，以酸补之，以辛泻之，以苦泄之；岁谷宜白，间谷宜黍，则燥不为邪。是气也，用凉远凉，无犯司气。

四之气，自大暑日午正，至秋分日辰正，凡六十日有奇。主位太宫土，客气太阳水，中见金运。金生水。寒雨降。病暴仆振栗，谵妄少气，嗌干引饮，及为心痛、痈肿疮疡、疟寒之疾，骨痿血便。宜调太阳之客，以苦补之，以咸泻之，以苦坚之，以辛润之；岁谷宜丹，间谷宜稷，则寒不为邪。

五之气，自秋分日巳初，至小雪日卯初，凡六十日有奇。主位少商金，客气厥阴木，中见金运。风木用事。春令反行，草乃生荣，民乃和。宜调厥阴之客，以辛补之，以酸泻之，以甘缓之；岁谷宜丹，间谷宜稻，则风不为邪。

终之气，自小雪日卯正，至大寒日丑正，凡六十日有奇。主

---

① 经：元刻本、明抄本、文瑞楼本同，乾隆本、日本抄本无。

位太羽水，客气少①阴火，中见金运。火胜金。阳气布，候反温，蛰虫来见，流水不冰，民乃康平，其病温。宜调少阴之客，以咸补之，以甘泻之，以酸收之；岁谷宜丹，间谷宜豆，则热不为邪。

此六气之常也。是岁天符为执法，若有邪气，则民病卒急。经曰邪中执法者，其病速而危。

丙辰岁

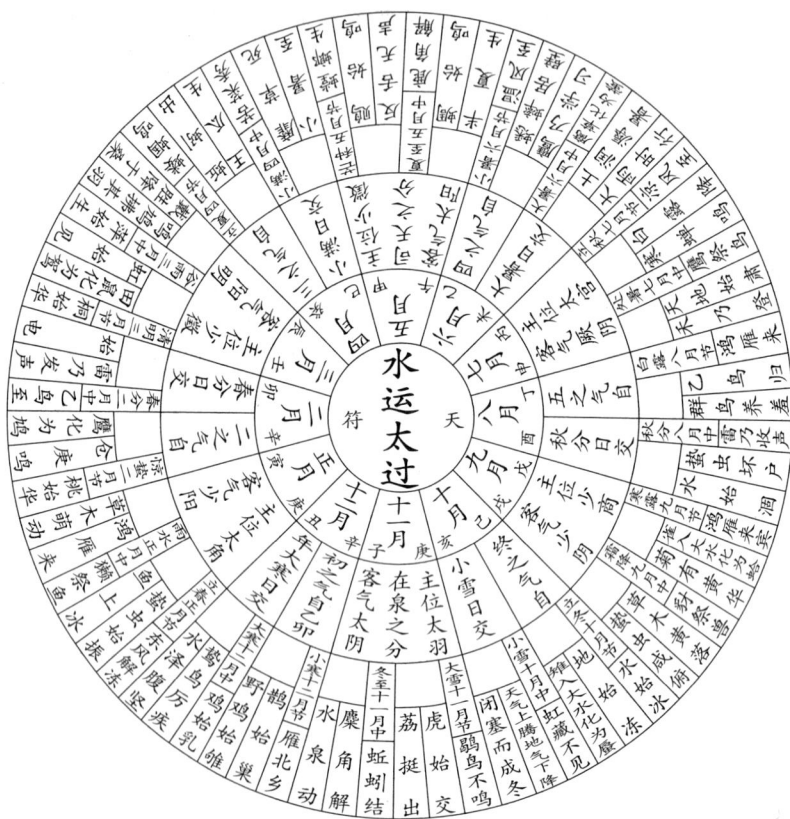

太阳寒水司天，太阴湿土在泉，中见太羽水运。岁水太过，气化运行先天，太过而同天化，是谓天符，平水之岁也。水运平者，命曰静顺之纪。藏而勿害，治而善下，五化咸整，其气

---

① 少：元刻本、明抄本、日本抄本、文瑞楼本同，乾隆本作“太”。

明，其性下，其用沃衍，其化凝坚，其政流演，其候凝肃，其令寒，其类水，其应冬，其谷豆，其果栗，其实濡，其虫鳞，其畜彘，其色黑，其味咸，其音羽，其数六，其物濡。其在人也，其脏肾，其主二阴，其养骨髓，其病厥，此岁运之化也。天地之气，太阳在上，左厥阴，右阳明，故天政所布其气肃；太阴在下，左少阳，右少阴，故地气静而其令徐。寒临太虚，其政大举，阳气不令，泽无阳焰，则火发待时，少阳中治，时雨乃涯，止极雨散，还于太阴，云朝北极，湿化乃布，泽流万物。寒化六，雨化五，正化度也。鳞虫静，倮虫育，岁物之宜也；鳞虫不成，燥毒不生，地气制之也。寒敷于上，雷动于下，水土合德，上应辰星、镇星，其谷玄黅。寒湿之气，持于气交。民病寒湿发，肌肉萎，足痿不收，濡泻血溢。是岁水在上，土在下，土胜水，天气虚，水运符天，其气自平。不资化源，惟抑运水，扶其不胜，无使暴过而生其疾。岁宜以苦燥之温之。食玄黅之谷，以全其真；避虚邪之气，以安其正。运与寒同，宜燥热化。故曰其化上苦热，中咸温，下甘热，药食宜也。岁半之前，太阳主之，太阳有本标之化，当其时，寒热得中者，天之和气至也。岁半之后，太阴主之，太阴之化从本，当其时湿化应者，地之令也。

初之气，自乙卯年大寒日寅初，至是岁春分日子初，凡六十日八十七刻半。主位太角木，客气少阳火，中见水运。少阳中治，地气迁，气乃大温，草乃早荣。民乃厉，温病乃作，身热头痛，呕吐，肌腠疮疡。宜调少阳之客，以咸补之，以甘泻之，以咸软之；岁谷宜玄，间谷宜豆，则火不为邪。

二之气，自春分日子正，至小满日戌正，凡六十日有奇。主位少徵火，客气阳明金，中见水运。大凉反至，民乃惨，草乃遇寒，火气遂抑，民病气郁中满，寒乃始。宜调阳明之客，以酸补之，以辛泻之，以苦泄之；岁谷宜玄，间谷宜黍，则燥不为邪。

三之气，自小满日亥初，至大暑日酉初，凡六十日有奇。主位少徵火，客气太阳水，中见水运。气与运相符，而布天政。寒气行，雨乃降。民病寒，反热中，痈疽注下，心热瞀闷，不治者死。宜调太阳之客，以苦补之，以咸泻之，以苦坚之，以辛润之；岁谷宜玄，间谷宜稷，则寒不为邪。是气也，用寒远寒，无犯司气之寒。

四之气，自大暑日酉正，至秋分日未正，凡六十日有奇。主位太宫土，客气厥阴木，中见水运。水生木。风湿交争，风化为雨，乃长、乃化、乃成。民病大热少气，肌肉萎，足痿①，注下赤白。宜调厥阴之客，以辛补之，以酸泻之，以甘缓之；岁谷宜黅，间谷宜稻，则风不为邪。

五之气，自秋分日申初，至小雪日午初，凡六十日有奇。主位少商金，客气少阴火，中见水运，大火所居。阳复化，草乃长、乃化、乃成，民乃舒。宜调少阴之客，以咸补之，以甘泻之，以酸收之；岁谷宜黅，间谷宜豆，则热不为邪。

终之气，自小雪日午正，至大寒日辰正，凡六十日有奇。主位太羽水，客气太阴土，中见水运。水运得位，湿土居之。地气正，湿令行，阴凝太虚，埃昏郊野，民乃惨凄，寒风以至，反者孕乃死。宜调太阴之客，以甘补之，以苦泻之，以甘缓之；岁谷宜黅，间谷宜麻，则湿不为邪。

此六气之化也。岁行平水之化，天符为执法。邪或中之，民有卒急之病。故经曰中执法者，其病速而危。

丁巳岁

厥阴风木司天，少阳相火在泉，中见少角木运。岁木不及，上角与正角同。又木不及而同天化，气化运行同天。气与天符，木气适平，命曰敷和之纪。木德周行，阳舒阴布，五化宣平，其气端，其性随，其用曲直，其化生荣，其政发散，其候温和，其令风，其类草木，其应春，其谷麻，其果李，其实核，其虫毛，其畜犬，其色苍，其味酸，其音角，其数八，其物中坚。其在人

---

① 痿：元刻本、日本抄本、文瑞楼本及《素问·六元正纪大论》同，明抄本、乾隆本此后有"不收"。

（左侧竖排）

木运不及

天符

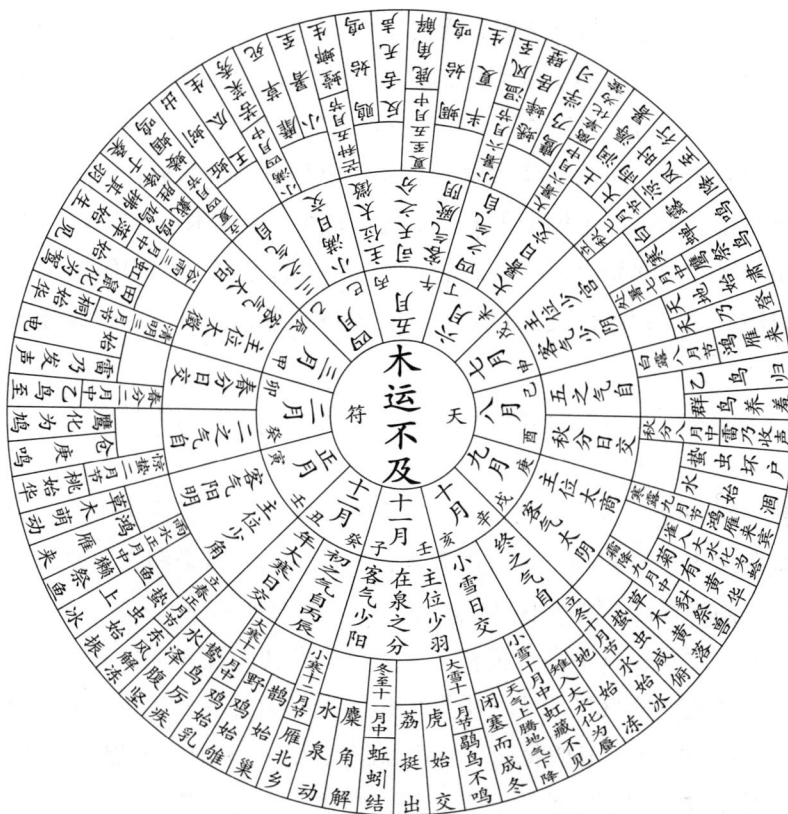

也，其脏肝，其主目，其养筋，其病里急支满。此岁运之化也。天地之化，风化在上，左灼化，右藏化，故天气扰而其政挠；苦化在下，左清化，右柔化，故地气正而其令速。风生高远，炎热从之，云趋雨府，湿化乃行，风火同德，上应岁星、荧惑，其谷苍丹，间谷言太商之谷①，其耗文角品羽。清化热化胜复同，邪气化度也；风化三，火化七，正化度也。毛虫静，羽虫育，是乃岁物所宜；介虫耗，寒毒不生，是皆地气所制。故风燥火热，胜复更作，蛰虫来见，流水不冰，热病行于下，风病行于上，风燥胜复形于中。是岁阴为天气，阳为地气，天气虚，木运符之。又木火同德，其气专。不资化源，惟赞运木，无使邪胜。岁宜以辛调

① 太商之谷：元刻本、日本抄本、文瑞楼本同，明抄本及《素问·六元正纪大论》作"太"，乾隆本作"太商者"。

上，以咸调下。畏火之气，无妄犯之。故曰其化上辛凉，中辛和，下咸寒，药食宜也。岁半之前，天气主之，天布厥阴之政，其令风。岁半之后，地气主之，地行少阳之令，其化火。气化之常也。

初之气，自丙辰年大寒日巳初，至是岁春分日卯初，凡六十日八十七刻半。主位少角木，客气阳明金，中见木运。岁运得位，金燥客之。寒始肃，杀气方至，民病寒于右之下。宜调阳明之客，以酸补之，以辛泻之，以苦泄之；岁谷宜苍，间谷宜黍，则燥不为邪。

二之气，自春分日卯正，至小满日丑正，凡六十日有奇。主位太徵火，客气太阳水，中见木运。寒不去，华雪水冰，杀气施化，霜乃降，名草上焦，寒雨数至，阳复化，民病热于中。宜调太阳之客，以苦补之，以咸泻之，以苦坚之，以辛润之；岁谷宜苍，间谷宜稷，则寒不为邪。

三之气，自小满日寅初，至大暑日子初，凡六十日有奇。主位太徵火，客气厥阴木，中见木运，木与天符。天政布，风乃时举。民病泣出，耳鸣掉眩。宜调厥阴之客，以辛补之，以酸泻之，以甘缓之；岁谷宜苍，间谷宜稻，则风不为邪。是气也，用温远温，无犯司气之温。

四之气，自大暑日子正，至秋分日戌正，凡六十日有奇。主位少宫土，客气少阴火，中见木运。溽暑湿热相薄，争于左之上。民病黄瘅而为胕肿。宜调少阴之客，以咸补之，以甘泻之，以酸收之；岁谷宜丹，间谷宜豆，则热不为邪。

五之气，自秋分日亥初，至小雪日酉初，凡六十日有奇。主位太商金，客气太阴土，中见木运。燥湿更胜，沉阴乃布，寒气及体，风雨乃行。宜调太阴之客，以甘补之，以苦泻之，以甘缓之；岁谷宜丹，间谷宜麻，则湿不为邪。

终之气，自小雪日酉正，至大寒日未正，凡六十日有奇。主位少羽水，客气少阳火，中见木运。木生火，畏火司令。阳乃大化，蛰虫出见，流水不冰，地气大发，草乃生，人乃舒，其病温厉。宜调少阳之客，以咸补之，以甘泻之，以咸软之；岁谷宜丹，间谷宜豆，则火不为邪。

此六气之化也。岁为平木，或有邪气，则中执法，人有急卒之病。故经曰中执法者，其病速而危。

戊午岁

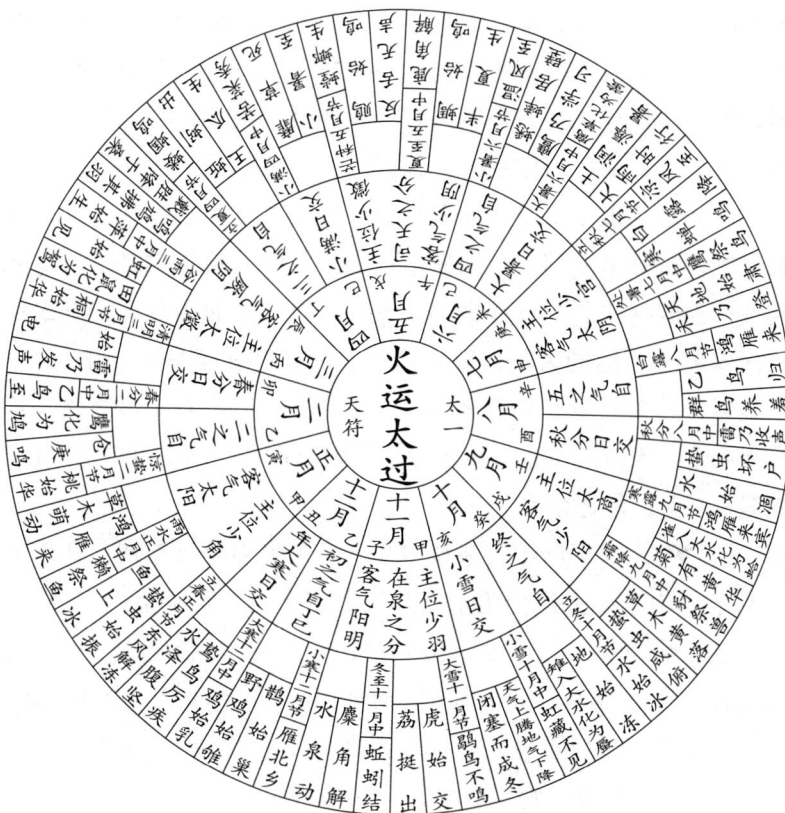

少阴君火司天，阳明燥金在泉，中见太徵火运。岁火太过，气化运行先天。太过而同天化，是谓天符。又火运临午，是谓岁会，气之平也。上见天符，下见岁会，三合而治。太一天符之会，平之至也。平火之岁，命曰升明之纪。正阳而治，德施周普，五化均衡，其气高，其性速，其用燔灼，其化蕃茂，其政明曜，其候炎暑，其令热，其类火，其应夏，其谷麦，其果杏，其实络，其虫羽，其畜马，其色赤，其味苦，其物脉，其音徵，其数七。

其在人也，其脏心，其主舌，其养血，其病瞤瘈。此岁运之化也。少阴在上，左太阴，右厥阴，故天政所布其气明；阳明在下，左太阳，右少阳，故地气肃而其令切。寒交暑，热加燥，云驰雨府，湿化乃行，时雨乃降，金火合德，上应荧惑、太白，其谷丹白。热化七，清化九，正化度也；羽虫静，介虫育，岁物所宜也；毛虫耗，湿毒不生，地气制之也。水火寒热，持于气交，而为病始。热病生于上，清病生于下，寒热争于中。民病咳喘，血溢血泄，鼽嚏，目赤眦疡，寒厥入胃，心痛腰痛腹大，嗌干肿上。是岁火在上，金在下，火在中，火胜金，天气盈，天[1]气虽平，热甚于上。宜于年前十二月，先取化源，平其火气，必抑其运火，资其岁胜，折其金之郁气，无使暴过而生其病。食丹白之谷，以全真气；食间气之谷，以辟虚邪。岁宜咸以软之而调其上，以酸收之而安其下。运同天气，以寒清化。故曰其化上咸寒，中甘寒，下酸温，药食宜也。岁半之前，少阴主之，少阴有本标之化，寒热得中者，天政之平也。岁半以后，阳明主之，阳明以中气为化，燥湿相半者，地之令也。

初之气，自丁巳年大寒日申初，至是岁春分日午初，凡六十日八十七刻半。主位少角木，客气太阳水，中见火运。水胜火，地气迁，燥将去，寒乃始，蛰复藏，水乃冰，霜复降，风乃至，阳气郁。民反周密，关节禁固，腰脽痛，炎暑将起，中外疮疡。宜调太阳之客，以苦补之，以咸泻之，以苦坚之，以辛润之；岁谷宜丹，间谷宜稷，则寒不为邪。

二之气，自春分日午正，至小满日辰正，凡六十日有奇。主位太徵火，客气厥阴木，中见火运。木火相生。阳气布，风乃行，春气以正，万物应荣，寒气时至，民乃和。其病淋，目瞑目赤，气郁于上而热。宜调厥阴之客，以辛补之，以酸泻之，以甘缓之；岁谷宜丹，间谷宜稻，则风不为邪。

三之气，自小满日巳初，至大暑日卯初，凡六十日有奇。主

---

① 天：元刻本、日本抄本、文瑞楼本同，明抄本、乾隆本作"地"。

位太徵火，客气少阴火，中见火运，气与运符。天政布，大火行，庶类蕃鲜，寒气时至。民病气厥心痛，寒热更作，咳喘目赤。宜调少阴之客，以咸补之，以甘泻之，以酸收之；岁谷宜丹，间谷宜豆，则热不为邪。

四之气，自大暑日卯正，至秋分日丑正，凡六十日有奇。主位少宫土，客气太阴土，中见火运。土当其位，火化兼之。溽暑至，大雨时行，寒热互至。民病寒热，嗌干，黄瘅，鼽衄，饮发。宜调太阴之客，以甘补之，以苦泻之，以甘缓之；岁谷宜白，间谷宜麻，则湿不为邪。

五之气，自秋分日寅初，至小雪日子初，凡六十日有奇。主位太商金，客气少阳火，中见火运。气同运化，畏火临。暑反至，阳乃化，万物乃生、乃长荣，民乃康，其病温。宜调少阳之客，以咸补之，以甘泻之，以咸软之；岁谷宜白，间谷宜豆，则火不为邪。是气也，用热远热，无犯司气之热。

终之气，自小雪日子正，至大寒日戌正，凡六十日有奇。主位少羽水，客气阳明金，中见火运。火胜金，水反制之，燥令行，余火内格，肿于上，咳喘，甚则血溢，寒气数举则雾霿翳，病生皮腠，内舍于胁，下连少腹而作寒中，地将易也。宜调阳明之客，以酸补之，以辛泻之，以苦泄之；岁谷宜白，间谷宜黍，则燥不为邪。

此六气之化也。岁气之交，平火在上，金气抑郁。治宜泄之，各安其气，必清必静，则邪气自衰，归其所宗。此治之大体也。

己未岁

太阴湿土司天，太阳寒水在泉，中见少宫土运。岁土不及，上宫与正宫同。少宫上临太阴，是为天符；土运临丑，是为岁会；上见天符，下见岁会，三合为治。太一、天符之岁，气至平也，命曰备化之纪。气协天休，德流四政，五化齐修，其气平，其性顺，其用高下，其化丰满，其政安静，其候溽蒸，其令湿，其类土，其应长夏，其谷稷，其果枣，其实肉，其虫倮，其畜牛，其

土运不及

天符　太一

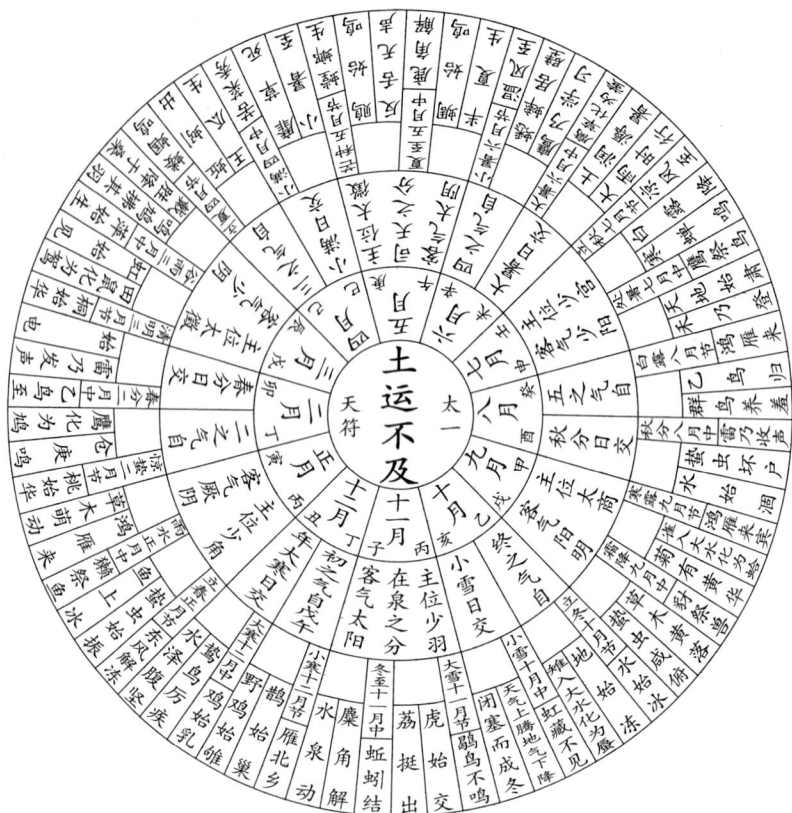

色黄，其味甘，其物肤，其音宫，其数五。其在人也，其脏脾，其主口，其养肉，其病否。此岁运之化也。岁气之化，太阴在上，少阳左，少阴右，故地气上腾而其政肃；太阳在下，厥阴左，阳明右，故天气下降而其令寂。阴专其政，阳气退辟，大风时起，原野昏霿，白埃四起，云奔南极，寒雨数至，湿寒合德，黄黑埃昏，流行气交，上应镇星、辰星，其谷龄玄，间谷命太商太徵①者，物成于差夏。故阴凝于上，寒积于下，寒水胜火，则为冰雹，阳光不治，杀气乃行。有余宜高，不及宜下；有余宜晚，不及宜早。土之利，气之化也，民气亦从之。其病寒湿，腹满，身腫愤，

---

① 太商太徵：元刻本、乾隆本、日本抄本、文瑞楼本同，明抄本作"太"，《素问·六元正纪大论》作"其太"。

胕肿痞逆，寒厥拘急。故曰风化清化胜复同，邪气化度也；雨化五，寒化一，正化度也。倮虫静，鳞虫育，岁物所宜也；羽虫耗，热毒不生，地气制之也。是岁土在上，水在下，土胜水，天气盈，当取化源。岁遇太一天符，其气至平，不取化源，惟折其水郁，益其岁胜，赞其阳火，令御甚寒，无使邪胜。食黅玄之谷，以全其真；食间气之谷，以保其精。岁宜以苦燥之温之。运与湿同，宜以燥化。故曰其化上苦热，中甘和，下甘热，药食宜也。岁半之前，其政湿；岁半之后，其令寒。

初之气，自戊午年大寒日亥初，至是岁春分日酉初，凡六十日八十七刻半。主位少角木，客气厥阴木，中见土运，木当其位。地气迁，寒乃去，春气正，风乃来，生布，万物以荣，民气条舒，风湿相薄，雨乃后。民病血溢，筋络拘强，关节不利，身重筋痿。宜调厥阴之客，以辛补之，以酸泻之，以甘缓之；岁谷宜黅，间谷宜稻，则风不为邪。

二之气，自春分日酉正，至小满日未正，凡六十日有奇。主位太徵火，客气少阴火，中见土运。大火正，物承化，民乃和。其病温厉盛行，远近咸若。湿蒸相薄，雨乃时降。宜调少阴之客，以咸补之，以甘泻之，以酸收之；岁谷宜黅，间谷宜豆，则热不为邪。

三之气，自小满日申初，至大暑日午初，凡六十日有奇。主位太徵火，客气太阴土，中见土运。气与运符，而行平气。天政布，湿气降，地气腾，雨乃时降，寒乃随之。感于寒湿，则民病身重胕肿，胸腹满。宜调太阴之客，以甘补之，以苦泻之，以甘缓之；岁谷宜黅，间谷宜麻，则湿不为邪。是气也，无犯司气。

四之气，自大暑日午正，至秋分日辰正，凡六十日有奇。主位少宫土，客气少阳火，中见土运。岁运得位，相火居之，畏火临。溽蒸化，地气腾，天气否隔，寒风晓暮，蒸热相薄，草木凝烟，湿化不流，则白露阴布，以成秋令。民病腠理热，血暴溢，疟，心腹满热胪胀，甚则胕肿。宜调少阳之客，以咸补之，以甘泻之，以咸软之；岁谷宜玄，间谷宜豆，则火不为邪。

五之气，自秋分日巳初，至小雪日卯初，凡六十日有奇。主位太商金，客气阳明金，中见土运。土生金，金得位。惨令已行，寒露下，霜乃早降，草木黄落，寒气及体，君子周密，民病皮腠。宜调阳明之客，以酸补之，以辛泻之，以苦泄之；岁谷宜玄，间谷宜黍，则燥不为邪。

终之气，自小雪日卯正，至大寒日丑正，凡六十日有奇。主位少羽水，客气太阳水，中见土运。水当其位，湿土合气。寒大举，湿大化，霜乃积，阴乃凝，水坚冰，阳光不治。感于寒，则病人关节禁固，腰脽痛，寒湿持于气交而为疾也。宜调太阳之客，以苦补之，以咸泻之，以苦坚之，以辛润之；岁谷宜玄，间谷宜稷，则寒不为邪。

此六气之化也。气交之化，岁有水郁，治宜折之，皆随胜气，安其屈伏，无问其数，以平为期。此其道也。

庚申岁

少阳相火司天，厥阴风木在泉，中见太商金运。岁金太过，气化运行先天。上见少阳，左阳明，右太阴，故天气正而其政严；下见厥阴，左少阴，右太阳，故地气扰而其令挠。风乃暴举，木偃沙飞，炎火乃流，阴行阳化，雨乃时应，风热参^①布，云物沸腾，太阴横流，寒乃时至，凉雨并起，火木同德，上应荧惑、岁星，其谷丹苍。火化七，清化九，风化三，正化度也。羽虫静，毛虫育，是谓岁物之宜；倮虫耗，清毒不生，是皆地气所制。民病寒中，外发疮疡，内为泄满。圣人遇之，和而不争。往复之作，民病寒热疟泄，聋瞑，呕吐，上怫肿色变。是岁阳为天气，阴为地气，金运在中，天气刑运，运刑地气，天气盈，地气虚。当于年前，先取化源，以平火气，无使运郁，兼抑其运金，赞所不胜，无使木郁，折其郁气，则暴过不生，苛疾不起。岁宜咸、宜

——
① 参：元刻本、日本抄本、文瑞楼本及《素问·六元正纪大论》同，明抄本、乾隆本作"惨"。

金运太过

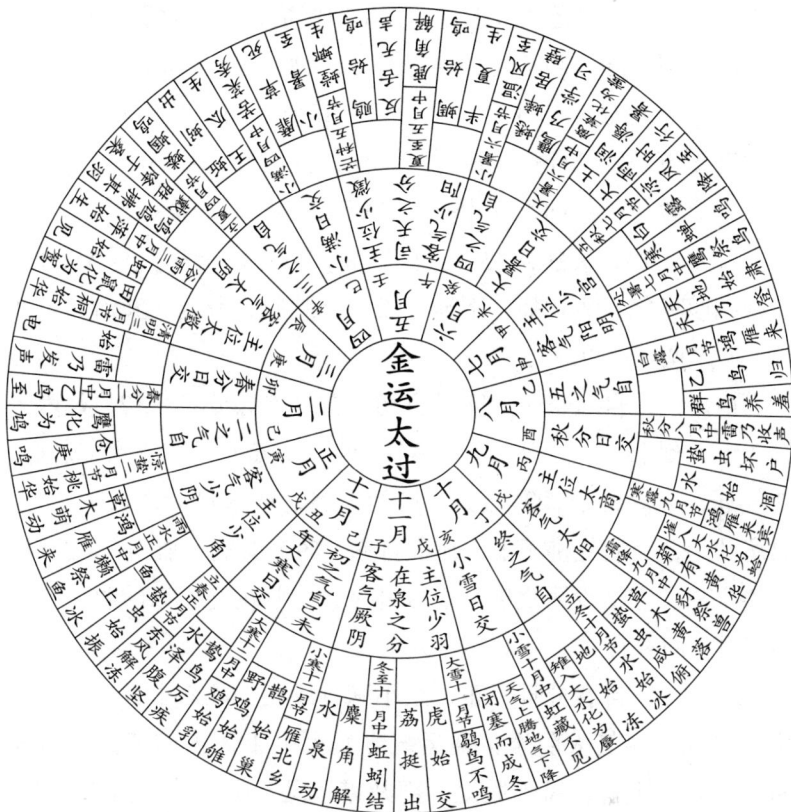

辛、宜酸，渗之、泄之、渍之、发之。运异风热，少用寒化。其化上咸寒，中辛温，下辛凉，药食宜也。候其气者，岁半之前，其主少阳。若火淫所胜，则温①气流行，金政不平，民病头痛，发热恶寒而疟，热上皮肤痛，色变黄赤，传而为水，身面胕肿，腹满仰息，泄注赤白，疮疡，咳唾血，烦心胸中热，甚则鼽衄，病本于肺，诊在手天府之脉。法宜平以咸冷，佐以苦甘，以酸收之，以苦发之，以酸复之。岁半之后，其主厥阴。若风淫于内，则地气不明，平野昧，草乃早秀，民病洒洒振寒，善伸数欠，心痛支满，两胁里急，饮食不下，膈咽不通，食则呕，腹胀善噫，得后与气，则快然如衰，身体皆重。法宜治以辛凉，佐以苦，以甘缓

---

① 温：元刻本、日本抄本、文瑞楼本及《素问·六元正纪大论》同，明抄本、乾隆本作"湿"。

之，以辛散之。岁运之金太过，其纪曰坚成，是谓收引。天气洁，地气明，阳气随，阴治化，燥行其政，物以司成，收气繁布，化洽不终，其化成，其气削，其政肃，其令锐切，其动暴折疡疰，其德雾露萧飋，其变肃杀凋零，其化兼其所胜，其病喘喝，胸凭仰息，上徵与正商同，其生齐，其病咳。故曰岁金太过，燥气流行，肝木受邪，民病两胁下、少腹痛，目赤痛眦疡，耳无所闻，甚则喘咳逆气，肩背痛，下连[1]股膝髀腨胻足皆病。其治宜以辛温，所以调其运也。

初之气，自己未年大寒日寅初，至是岁春分日子初，凡六十日八十七刻半。主位少角木，客气少阴火，金运统之，火能胜金。地气迁，风胜乃摇，寒乃去，候乃大温，草木早荣，寒来不杀。温病乃起，其病气怫于上，血溢目赤，咳逆头痛，血伤[2]，胁满，肤腠中疮。宜治少阴之客，以咸补之，以甘泻之，以酸收之。岁谷宜丹，间谷宜豆。

二之气，自春分日子正，至小满日戌正，凡六十日有奇。主位太徵火，客气太阴土，金运统之。火生土，土盛郁火。白埃四起，云趋雨府，风不胜湿，雨乃零，民乃康。其病热郁于上，咳逆呕吐，疮发于中，胸嗌不利，头痛身热，昏愦脓疮。宜治太阴之客，以甘补之，以苦泻之，以甘缓之。岁谷宜丹，间谷宜麻。

三之气，自小满日亥初，至大暑日酉初，凡六十日有奇。主位太徵火，客气少阳火，金运统之，火当其位。天政布，炎暑至，少阳临上，雨乃涯。民病热中聋瞑，血溢脓疮，咳呕鼽衄，渴，嚏欠，喉痹目赤，善暴死。宜治少阳之客，以咸补之，以甘泻之，以咸软之。岁谷宜丹，间谷宜豆。

四之气，自大暑日酉正，至秋分日未正，凡六十日有奇。主位少宫土，客气阳明金，金运统之。气与运同，是谓司气。凉乃

---

① 下连：元刻本、乾隆本、日本抄本、文瑞楼本同，明抄本及《素问·气交变大论》作"尻阴"。

② 伤：诸校本同，《素问·六元正纪大论》作"崩"。

至，炎暑间化，白露降，民气和平，其病满身重。宜治阳明之客，以酸补之，以辛泻之，以苦泄之。岁谷宜苍，间谷宜黍。是气也，司气以凉。药食之宜，用凉无犯。

五之气，自秋分日申初，至小雪日午初，凡六十日有奇。主位太商金，客气太阳水，金得其位，与水相生。阳乃去，寒乃来，雨乃降，气门乃闭，刚木早凋，民避寒邪，君子周密。宜治太阳之客，以苦补之，以咸泻之，以苦坚之，以辛润之。岁谷宜苍，间谷宜稷。

终之气，自小雪日午正，至大寒日辰正，凡六十日有奇。主位少羽水，客气厥阴木，金运统之。金本刑木，水反生之。地气正，风乃至，万物反生，雾霜以行。其病关闭不禁，心痛，阳气不藏而咳。宜治厥阴之客，以辛补之，以酸泻之，以甘缓之。岁谷宜苍，间谷宜稻。

岁气之交，天气火胜，即太阳来复；地气木胜，即阳明来复。观其气至，治以胜复之法，寒者热之，清者温之，无翼其胜，无赞其复。是谓至治。

辛酉岁

阳明燥金司天，少阴君火在泉，中见少羽水运。岁水不及，气化运行后天。阳明在上，太阳左，少阳右，故天气急而其政切；少阴在下，太阴左，厥阴右，故地气明而其令暴。阳专其令，炎暑盛行，物燥以坚，淳风乃治，风燥横运，流于气交，多阳少阴，云趋雨府，湿化乃敷，燥极而泽，金火合德，上应太白、荧惑，其谷白丹，间谷命太徵[①]者，其耗白甲品羽。雨化风化胜复同，邪气化度也。清化九，寒化一，热化七，正化度也。介虫静，羽虫育，是乃岁物之宜；介虫耗，寒毒不生，是皆地气所制。蛰虫出见，流水不冰，清热之气，持于气交。民病咳、嗌塞，寒热发暴，

---

① 太徵：元刻本、乾隆本、日本抄本、文瑞楼本同，明抄本及《素问·气交变大论》作"太"。

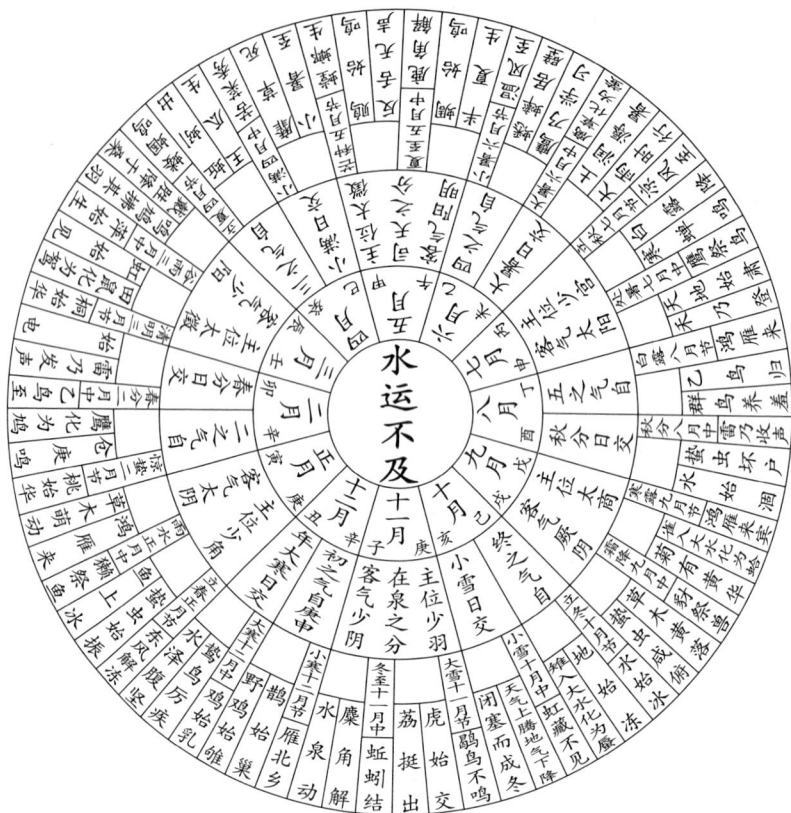

振栗癃闭。清先而劲，毛虫乃死，热后而暴，介虫乃殃，其发躁。是岁金在上，火在下，水运在中，水胜火，火胜金，天气虚，水能制火而生金，其邪乃微。宜资其化源，以助金气，安其运水，无使受邪，折其火气之郁。食白丹之谷，以安其气；食间气之谷，以去其邪。岁宜以咸、以苦、以辛，汗之、清之、散之。运化同清，宜多地化。其化上苦、小温，中苦和，下咸寒，药食宜也。候其气者，岁半之前，阳明主之。燥淫所胜，则木乃晚荣，草乃晚生，筋骨内变，民病左胠胁痛，寒清于中，感而疟，大凉革候，咳，腹中鸣，注泄鹜溏，名木敛，生菀于下，草焦上首，心胁暴痛，不可反侧，嗌干面尘，腰痛，目昧[①]眦疡，疮痤痈，病本于

① 昧：原作"眜"，明抄本、乾隆本、日本抄本、文瑞楼本同，据元刻本及《素问·至真要大论》改。

肝，诊在足太冲之脉。法宜平以苦温，佐以酸辛，以苦下之。岁半之后，少阴主之。热淫于内，则焰浮川泽，阴处反明，民病腹中常鸣，气上冲胸，喘不能久立，寒热，皮肤痛，目瞑齿痛颐肿，恶寒发热如疟，少腹中痛，腹大。法宜治以咸寒，佐以甘苦，以酸收之，以苦发之。气交之间，水运统之，涸流之纪，是谓反阳。岁令不举，化气乃昌，长气宣布，蛰虫不藏，土润，水泉减，草木条茂，荣秀满盛，其气滞，其用渗泄，其动坚止，其发燥槁，其脏肾，其化兼所不胜，其病癃闷，邪伤肾也。候其气者，四维有湍润埃云之化，则不时有和风生发之应；若四维发埃昏骤注之变，则不时有飘荡振拉之复。其眚北。其病内舍腰脊骨髓，外在溪谷踹膝。故曰岁水不及，湿乃盛行，长气反用，其化乃速，暑雨数至。民病腹满身重，濡泄，寒疡流水，腰股痛发，腘腨股膝不便，烦冤，足痿清厥，脚下痛，甚则胕肿，脏气不政，肾气不衡。复则大风暴发，草偃木零，生长不鲜。面色时变，筋骨并辟，肉𥆧瘛，目视䀮䀮，肌肉胗发，气并膈中，痛于心腹。黄气乃损，其谷不登。

初之气，自庚申年大寒日巳初，至是岁春分日卯初，凡六十日八十七刻半。主位少角木，客气太阴土，中见水运。土胜水。地气迁，阴始凝，气始肃，水乃冰，寒雨化。其病中热胀，面目浮肿，善眠，衄衊，嚏欠，呕，小便黄赤，甚则淋。宜治太阴之客，以甘补之，以苦泻之，以甘缓之。岁食白谷，间谷用麻。虽有湿邪，莫之能害。

二之气，自春分日卯正，至小满日丑正，凡六十日有奇。主位太徵火，客气少阳火，中见水运。阳乃布，民乃舒，物乃生荣。厉大至，民善暴死，水运承之，其邪亦微。宜治少阳之客，以咸补之，以甘泻之，以咸软之。岁食白谷，间谷用豆。虽有火邪，莫之能害。

三之气，自小满日寅初，至大暑日子初，凡六十日有奇。主位太徵火，客气阳明金，中见水运。天政布，凉乃行，燥热交合，燥极而泽，民病寒热。宜治阳明之客，以酸补之，以辛泻之，以苦泄之。岁食白谷，间谷用黍。虽有燥邪，莫之能害。

四之气，自大暑日子正，至秋分日戌正，凡六十日有奇。主位少宫土，客气太阳水，中见水运。气与运同，是谓司气。寒雨降。病暴仆振栗，谵妄少气，嗌干引饮，及为心痛、痈肿疮疡、疟寒之疾，骨痿血便。宜治太阳之客，以苦补之，以咸泻之，以苦坚之，以辛润之。岁食丹谷，间谷用稷。虽有寒邪，莫之能害。是气也，用寒远寒，无犯司气之寒。

五之气，自秋分日亥初，至小雪日酉初，凡六十日有奇。主位太商金，客气厥阴木，中见水运。水生木。春令反行，草乃生荣，民气和。宜调厥阴之客，以辛补之，以酸泻之，以甘缓之。岁食丹谷，间谷用稻。虽有风邪，莫之能害。

终之气，自小雪日酉正，至大寒日未正，凡六十日有奇。主位少羽水，客气少阴火，中见水运。水运得位，少阴居之。阳气布，候反温，蛰虫来见，流水不冰，民乃康平，其病温。宜治少阴之客，以咸补之，以甘泻之，以酸收之。岁食丹谷，间谷用豆。虽有热邪，莫之能害。

此六气之化也。岁气之交，天气胜者，少阳复之；地气胜者，太阳复之。详察阴阳所在而调之，以正为期。

壬戌岁

太阳寒水司天，太阴湿土在泉，中见太角木运。岁木太过，气化运行先天。太阳为天气，左厥阴，右阳明，故天政所布其气肃；太阴为地气，左少阳，右少阴，故地气静而其令徐。寒临太虚，其政大举，则火发待时，少阳中治，时雨乃涯，云朝北极，湿化乃布，泽流万物。寒化六，风化八，雨化五，正化度也。鳞虫静，倮虫育，岁物之宜也；鳞虫不成，燥毒不生，地气制之也。寒敷于上，雷动于下，寒湿之气，持于气交。民病寒湿发，肌肉萎，足痿不收，濡泻血溢。是岁水为天气，土为地气，土胜水，当资化源，以助天气。又岁遇木运，木能制土，地气乃郁，其邪亦微，必折郁土，抑其运木，扶其不胜，无使暴过而生其疾。食

木运太过

玄黓之谷，以全其真；避虚邪之气，以安其正。运与寒湿异，宜以燥湿化。其化上苦温，中酸和，下甘温，药食宜也。岁半之前，太阳主之。寒淫所胜，则寒气乃至，水且冰，血变于中，发为痈疡，民病厥心痛，衄[①]衄，善悲，时眩[②]仆，病本于心，诊在神门之脉。其法平以辛热，佐以甘苦，以咸泻之。岁半之后，太阴主之。湿淫于内，则埃昏岩谷，黄反见黑，至阴之交，民病饮积心痛，耳聋浑浑焞焞，嗌肿喉痹，少腹痛肿，病冲头痛，目项腰髀

---

① 衄：诸校本同，《素问·至真要大论》此前有"呕血血泄"。
② 眩：元刻本、日本抄本、文瑞楼本及《素问·至真要大论》同，明抄本、乾隆本作"瞑"。

胭膈皆痛^①。其法宜治以苦热，佐以酸淡，以苦燥之，以淡泄之。气交之间，木运太过，命曰发生之纪，是谓启陈。土疏泄，苍气达，阳和布化，阴气乃随，生气淳化，万物以荣，其化生，其气美，其政散，其令条舒，其动掉眩巅疾，其德鸣靡启拆，其象春，其变振拉摧拔，其谷麻稻，其果李桃，其畜鸡犬，其虫毛介，其物中坚外坚，其色青黄白，其味酸甘辛，其经足厥阴少阳，其脏肝脾，其病怒。故曰岁木太过，风气流行，脾土受邪，民病飧泄，食减体重，烦冤肠鸣，腹支满，甚则忽忽善怒，眩冒巅疾，胁痛，诊在冲阳之脉。其法治以酸和。

初之气，自辛酉岁大寒日申初，至是年春分日午初，凡六十日八十七刻半。主位太角木，客气少阳火，中见木运。岁木当位，相火居之。地气迁，气乃大温，草乃早荣，民^②乃厉，温病乃作，身热头痛，呕吐，肌腠疮疡。宜治少阳之客，以咸补之，以甘泻之，以咸软之。岁谷宜玄，间谷宜豆。虽有火邪，不能为害。

二之气，自春分日午正，至小满日辰正，凡六十日有奇。主位少徵火，客气阳明金，中见木运。金胜木。大凉乃至，草乃遇寒，火气遂抑。民病气郁中满，寒乃始。宜治阳明之客，以酸补之，以辛泻之，以苦泄之。岁谷宜玄，间谷宜黍。虽有燥邪，不能为害。

三之气，自小满日巳初，至大暑日卯初，凡六十日有奇。主位少徵火，客气太阳水^③，中见木运。天政布，寒气行，雨乃降。民病寒，乃热中，痈疽注下，心热瞀闷。宜治太阳之客，以苦补之，以咸泻之，以苦坚之，以辛润之。岁谷宜玄，间谷宜稷。虽有寒邪，不能为害。

四之气，自大暑日卯正，至秋分日丑正，凡六十日有奇。主

---

① 目项腰髀胭膈皆痛：元刻本、明抄本、乾隆本、文瑞楼本同，日本抄本及《素问·至真要大论》作"目似脱，项似拔，腰似折，髀不可以回，胭如结，膈如别"。

② 民：原无，文瑞楼本同，据元刻本、明抄本、乾隆本、日本抄本及《素问·六元正纪大论》补。

③ 水：原无，文瑞楼本同，据元刻本、明抄本、乾隆本、日本抄本补。

位太宫土，客气厥阴木，中见木运。气与运同，是谓司气。风湿交争，风化为雨，乃长、乃化、乃成。民病大热少气，肌肉萎，足痿，注下赤白。宜治厥阴之客，以辛补之，以酸泻之，以甘缓之。岁谷宜黅，间谷宜稻。虽有风邪，不能为害。是气也，用温远温，无犯司气之温。

五之气，自秋分日寅初，至小雪日子初，凡六十日有奇。主位少商金，客气少阴火，中见木运。木生火，火胜金。阳复化，草乃长、乃化、乃成，民乃舒。宜调少阴之客，以咸补之，以甘泻之，以酸收之。岁谷宜黅，间谷宜豆。虽有热邪，不能为害。

终之气，自小雪日子正，至大寒日戌正，凡六十日有奇。主位太羽水，客气太阴土，中见木运。地气正，湿令行，阴凝太虚，寒风以至。宜治太阴之客，以甘补之，以苦泻之，以甘缓之。岁谷宜黅，间谷宜麻。虽有湿邪，不能为害。

此六气之化也。岁气之交，天气胜则有太阴之复，地气胜则有厥阴之复。依其复法治之，所谓湿者燥之，温者清之。故其气乃平也。

癸亥岁

厥阴风木司天，少阳相火在泉，中见少徵火运。岁火不及，气化运行后天。不及而同地化，是谓同岁会，气之平也。诸同正岁，气化运行同天。平火之岁，命曰升明之纪。正阳而治，德施周普，五化均衡，其气高，其性速，其用燔灼，其化蕃茂，其政明曜，其候炎暑，其令热，其类火，其应夏，其谷麦，其果杏，其实络，其虫羽，其畜马，其色赤，其味苦，其物脉，其音徵，其数七[1]。其在人也，其脏心，其主舌，其养血，其病瞤瘛。此岁运之化也。天地之气，上见厥阴，左少阴，右太阳，故天气扰而

---

① 七：元刻本、日本抄本、文瑞楼本及《素问·五常政大论》同，明抄本、乾隆本作"九"。

火运不及

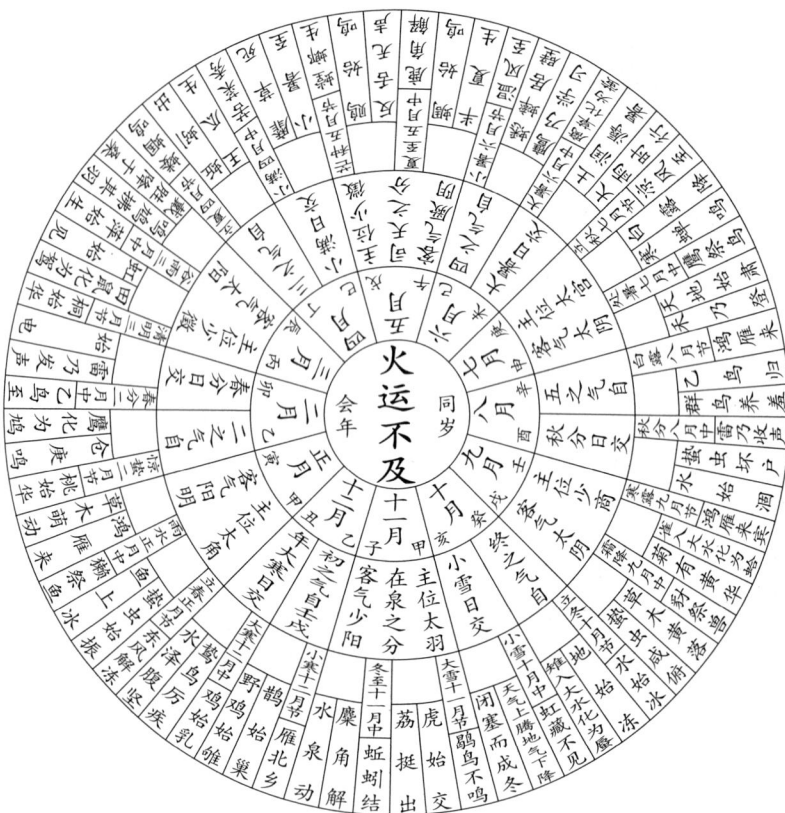

其政挠；下见少阳，左阳明，右太阴，故地气正而其令速①。风生高远，炎热从之，云趋雨府，湿化乃行，风火同德，上应岁星、荧惑，其谷苍丹，间谷言太宫太羽②者，其耗文角品羽。寒化雨化胜复同，邪气化度也；风化八，火化二，正化度也。岁物之宜，则毛虫静，羽虫育；地气所制，则介虫耗，寒毒不生。风燥火热，胜复更作，蛰虫来见，流水不冰，热病行于下，风病行于上，风燥胜复形于中。是岁阴为天气，阳为地气，天气虚，火运适平。不资化源，惟赞其运火，无使邪胜。岁宜以辛调上，以咸调下。

---

① 速：元刻本、明抄本、日本抄本、文瑞楼本及《素问·六元正纪大论》同，乾隆本作"肃"。

② 太宫太羽：乾隆本、日本抄本、文瑞楼本同，明抄本及《素问·六元正纪大论》作"太"。

畏火之气，无妄犯之。其化上辛凉，中咸和，下咸寒，药食宜也。岁半之前，厥阴主之，多风化者，厥阴之政也。岁半之后，少阳主之，多火化者，少阳之令也。

初之气，自壬戌岁大寒日亥初，至是年春分日酉初，凡六十日八十七刻半。主位太角木，客气阳明金，中见火运。寒始肃，杀气方至，民病寒于右之下，运行平火，其邪乃微。宜调阳明之客，以酸补之，以辛泻之，以苦泄之。岁谷宜苍，间谷宜黍。

二之气，自春分日酉正，至小满日未正，凡六十日有奇。主位少徵火，客气太阳水，中见火运。火居其位，寒水承之。寒不去，华雪水冰，杀气施化，霜乃降，名草上焦，寒雨数至，阳复化，民病热于中。宜调太阳之客，以苦补之，以咸泻之，以苦坚之，以辛润之。岁谷宜苍，间谷宜稷。

三之气，自小满日申初，至大暑日午初，凡六十日有奇。主位少徵火，客气厥阴木，中见火运。火当其位，风木客之。天政布，风乃时举。民病泣出，耳鸣掉眩。宜调厥阴之客，以辛补之，以酸泻之，以甘缓之。岁谷宜苍，间谷宜稻。

四之气，自大暑日午正，至秋分日辰正，凡六十日有奇。主位太宫土，客气少阴火，中见火运，气与运同。灼化所居，溽暑湿热相薄，争于左之上。民病黄瘅而为胕肿。宜调少阴之客，以咸补之，以甘泻之，以酸收之。岁谷宜丹，间谷宜豆。

五之气，自秋分日巳初，至小雪日卯初，凡六十日有奇。主位少商金，客气太阴土，中见火运。火生土。燥湿更胜，沉阴乃布，寒①气及体，风雨乃行。宜调太阴之客，以甘补之，以苦泻之，以甘缓之。岁谷宜丹，间谷宜麻。

终之气，自小雪日卯正，至大寒日丑正，凡六十日有奇。主位太羽水，客气少阳火，中见火运。火气符会，畏火司令。阳乃大化，蛰虫出见，流水不冰，地气大发，草乃生，人乃舒，其病

---

① 寒：元刻本、日本抄本、文瑞楼本及《素问·六元正纪大论》同，明抄本、乾隆本作"阴"。

温厉。宜调少阳之客，以咸补之，以甘泻之，以咸软之。岁谷宜丹，间谷宜豆。是气也，用热远热，无犯司气之热。岁气之化，其气专，其化淳，又遇火气平，与岁会同，是谓行令，邪气乘之，其病持久。经曰中行令者，其病徐而持也。

上六气司岁，五运统岁，五六相合，三十年一周，六十年再周，凡千四百四十气，而天地之气数备焉。终而复始，时立气布，如环无端。守其数，稽其化，若合符节，可谓悉矣。此特定期之纪，气化之常也。不能无变，变不可以常拘。推考其要，或因本标不同，谓太阳为寒，阳明为燥，少阳为炎，太阴为湿，少阴为热，厥阴为风，所谓本也。本之下，为中之见，见之下，为气之标。太阳之中见少阴，时或为暄；太阴之中见阳明，时或为燥，以至燥湿相交，暄寒相应，风火相值，其本标不同有如此者。或因积数之差，若春温、夏暑、秋凉、冬寒，时令之常也。或春夏秋冬各差其分，应在四维后，皆三十度有奇，积数之差有如此者。或因有胜有复，谓六气之化，行各有次，止各有位，随六节以观其应，或至而太过者，六气之胜也；若有非常之气，应在岁半之前者，名为岁气淫胜；应在岁半之后者，名为六气来复，其胜复有如此者。或因气位相胜，谓天有常政，地有常令，应各有时，当其时各以其化来报，至而甚者客胜也；若临在反胜之位，则司岁之气，不得其应，是为主胜，其气位相胜有如此者。或因气运之郁，谓气运各有所制，屈而不伸也。天气胜运，则运化郁；运胜在泉，则地气郁；或六气临胜己之位，则六气亦郁。凡有所郁，则进退升降，皆不能也，其气郁有如此者。或因郁而必发，谓五气之郁乘时而发也，木发则飘骤，其应无时；火发则曛昧，应在四气；土发则昏溃，应在长夏；金发而毁折，应在秋；水发而雹雪，应在二火前后，其郁气之发有如此者。或因邪气反胜，谓天政布于夏，地令行于冬，至其时，或当寒而热，当热而寒，当温而清，当燥而热，当湿而燥，反胜有如此者。夫定期之外，犹有是者，则不拘于常数也。兹造化密移，所以新新不穷欤。

卷第三

叙　例

补　遗

医方之论，本自上古，行用既久，其间文理脱漏，承疑传谬，习以为常。比降诏命，虑方书药法，有不如古，遗失不完者。如《内经》论鼻渊，今为清涕，以肉苛为不仁，以劳风为风热，以飧泄为泻利之类，所谓事不如古；《内经》治血枯以乌贼鱼骨，治阳厥以铁落，治鼓胀以鸡矢醴，治脾瘅以兰之类，后世未尝讲明，此所谓遗失不完。今举阙误，并行刊正，具补遗于篇首，仍列诸病方治于逐病门中。

治　法

汗下补泻，针灸汤醴，各有所宜。知其要者，一言而终；不知其要，流散无穷。善治病者，随其所宜，适事为故，然后施治，则病不足治。假令邪在皮肤，当汗而发之；其有邪者，渍形以为汗。中满内实者泻之，形精不足者补之。其高者，因而越之，为可吐也；慓悍者，按而收之，为按摩也。脏寒虚夺者，治以灸焫；脉病挛痹者，治以针刺；血实蓄结肿热者，治以砭石；气滞痿厥寒热者，治以导引；经络不通，病生于不仁者，治以醪醴；血气凝泣^①，病生于筋脉者，治以熨药。而况治有先后，取标本不同者；法有逆从，用多少为制者。药性轻重奇偶制度，必参其所用；土地风气高下不同，当随其所宜。诚能参合于此，为治疗之法，则万举万全矣。

等　差

病有中风、伤寒、寒热、温疟之类，各有等差，今论方叙病，特以中风为首。以风者百病之长，善行而数变故也。其余伤寒、温疟、杂病，各从其重轻缓急而先后之。至于九窍诸科，与妇人、小儿，又宜析而次之。

药　品

药品有物异名同者，有物同名异者，称呼既别，性用不一，修合之际，多有疑贰，今悉改正。如通脱木、木通二物，皆名通草，古方既不分别，故用木通者，不知与通脱木为异，此物异名同者也。古方用干地黄，不分蒸暴^②生干，二者治疗^③性用不同，今以生熟为别，此物同名异者也。至如药名中，有从《神农》正经者，有从诸家注解者，盖取世俗称呼行用多者，庶无所惑。

汤　散

古方汤法㕮咀，谓剉如麻豆；散法㕮罗，谓剉择捣罗。盖卒

---

① 泣：通"涩"，滞涩。《六书故·地理三》："泣，萱曰：又与涩通。"《素问·五脏生成论》"凝于脉者为泣"，王冰注："泣谓血行不利。"
② 暴：晒干，后作"曝"。《广韵·屋韵》："暴，日干也。"
③ 疗：元刻本、日本抄本、文瑞楼本同，明抄本、乾隆本作"药"。

病贼邪，须汤以荡涤；久病痼疾，须散以渐渍。近世一切为散，遂忘汤法。今以剉切㕮咀，或粗捣筛之类为汤，捣罗极细者为散。又如丹、丸、膏、煎之名，不知异用之实。盖丹者，烹炼而成，有一阳在中之义；丸者，取其以物收摄而已；膏者，谓摩傅之药；煎者，取其和熟为服食之剂。今以火炼及色赤者为丹，非炼者为丸，以服食者为煎，涂傅者为膏。审此数者，他可推类而知也。

煎　煮

凡煎药，当取新水，令极清洁，微火小沸。若利汤，欲少水而多取；补汤，欲多水而少取，此古法也。其汤剂大小，古今升两不同。当依世俗见①行之法，大约每用药三钱匕，以水一盏，煎取七分为率。其余多少增损，当视病之轻重大小。

服　饵

病在胸膈以上者，先食后服药；病在心腹以下者，先服药后食；病在四肢血脉者，服药宜空腹而在旦；病在骨髓者，服药宜饱满而在夜，此用药之常法也。若卒病受邪，则攻治宜速，岂可拘以常法。

凡服利汤，贵在侵②早。仍欲稍热，若冷则令人吐呕。又须澄清，若浊则令人心闷。大约分为三服，初与一服，宜在最多，乘病人谷气尚强故也，次与渐少，又次最少。若其疏数之节，当问病人，前药稍散，乃可再服。

凡服补益丸散者，自非衰损之人，皆可先服利汤，泻去胸腹③中壅积痰实，然后可服补药。应服治风汤散，皆须三五剂。自有久滞风病，即须倍此，乃至百余日可差。又当斟酌所宜，伤寒时气，不拘旦暮，当即亟治，其服药亦不可拘以常法，庶使病易得

---

①　见：用同"现"。《史记·项羽本纪》："今岁饥民贫，士卒食芋菽，军无见粮。"张守节正义："颜监云：无见在之粮。"

②　侵：渐近。

③　腹：元刻本、明抄本、乾隆本、日本抄本同，文瑞楼本作"膈"。

愈，不致传变。是以小儿、女子得病，益以滋甚者，良由隐忍冀差，不即治之也。

服药多少

凡服药多少，要与病人气血相宜。盖人之禀受，本有强弱，又贵贱苦乐，所养不同，岂可以一概论。况病有久新之异，尤在临时以意裁之。故古方云，诸富贵人骤病，或少壮肤腠致密，与受病日浅者，病势虽轻，用药宜多；诸久病之人，气形羸弱，或腠理开疏者，用药宜少。

禁　忌

术忌桃李、胡荽、大蒜、青鱼酢①等。巴豆忌芦笋。黄连、桔梗忌猪肉。地黄忌芜荑。半夏、菖蒲忌饴糖、羊肉。细辛忌生菜。甘草忌菘菜。牡丹皮忌胡荽。商陆忌犬肉。常山忌生葱、生菜。空青、丹砂忌生血物。茯苓忌醋。鳖甲忌苋菜。天门冬忌鲤鱼。

古方逐名下，并载此禁忌。谓如理中丸，合忌桃李、胡荽、大蒜、青鱼酢、菘菜等物，即使服饵者多致疑惑。自非单行久服饵者，当依此法。仓卒治病，不必拘忌。今除药有相反者已行删去外，所有逐病门通行禁忌法，复具如下。

凡风病，通忌五辛甘滑、生冷油腻之类。

凡伤寒时气，忌羊肉杂食，及病差后，尤忌肉食。

凡热病新差及大病之后，食猪肉及肠血、肥鱼、油腻等，必大下痢，医不能疗也。

又食饼饵糍②黍、饴脯鲙炙、枣栗诸果及坚实难消之物，必更结热，以药下之，则胃中虚冷，大利不禁，难救。

凡脚气之病，极须慎房室，羊肉、牛肉、鱼、蒜、蕺菜、菘

---

① 青鱼酢（cù 醋）：青鱼腌制的酱之类。酢，原指酱，后又指醋之类酸味品，此处乃指酱。段玉裁注《说文》"酢"曰："酢，本戴酱之名，引申之凡味酸者皆谓之酢。"

② 糍（cí 磁）：稻饼。《说文·食部》："糍，稻饼也。糍，餈或从米。"

菜、蔓菁、瓠子、酒、面、酥、油、乳、麋、猪、鸡、鹅、鸭，有方用鲤鱼头，此等并切禁，不得犯之。并忌大怒，生果子、酸酢①之食。又特忌食瓠子、蒜菜。犯之，一世治不愈。

凡癥瘕癖积，忌生冷、酥、滑物。

凡吐逆下利等，忌生冷、酢、滑腻物。

凡噎塞胀满及痼冷诸气，并忌生冷。

凡积热，忌鱼、酒、热面等。

凡咳嗽咯血吐血，忌诸热物。

凡痰饮，忌酒醋。

凡消渴，忌房室。

凡水气，忌羊头、蹄②及盐一切咸物。

凡服药，不可食生胡荽诸滑物及果实、肥猪犬肉、油腻肥羹、鱼鲙腥臊等物。

又云，服药通忌见死尸及产妇淹秽事。

治　择

凡药有燥湿精粗不同，必先治择炮焙讫，乃秤之。若用巴豆则不然，当先秤，然后治择。其言巴豆霜者，当依分两用之。

修　制

古方修制法度，多于叙例开述。今欲临方易为检用，兼有一药修制不同，故各于逐方下③注释。

秤　两

吴人以二两为一两，隋人以三两为一两。今以新法斤两为则，

---

① 酢（cù 醋）：元刻本、明抄本、日本抄本、文瑞楼本同，乾隆本作"醋"。下文"冷酢"、"酒醋"同。酢，此指味酸之品，即醋之类。《急就篇》："酸咸酢淡辨浊清"，颜师古注："大酸谓之酢。"参见"青鱼酢"注。

② 蹄：元刻本、明抄本、乾隆本、文瑞楼本同，日本抄本无。

③ 下：原无，文瑞楼本同，据元刻本、明抄本、乾隆本、日本抄本补。

凡云等分者，谓不拘多寡，以分两悉同也。

升　合

古今升斗大小不同，盖古之三升为今一升。凡方中用水言升合者，今以中盏为率，庶与世俗相通，无多少之惑。其他如酒、酢、乳、蜜之类，凡言升合者，亦合以盏为则①。

妇　人

妇人之病，除妊娠产后、血风血气门外，余杂病及耳目口鼻诸疾，与男子无异。当于逐门中随证用之。

小　儿

凡小儿之病，与大人不殊，惟用药分剂差小耳。除别立专治小儿门编次外，有未详尽处，可于大人方中推类斟量用之。

食　治

人资食以为养，故凡有疾，当先以食疗之。盖食能排邪而保冲气②也。食疗不已，然后命药者，其不得已而用之欤。

针　灸

凡针灸腧穴，并依《铜人经》及《黄帝三部针灸经》参定，各随经络编次。复撮其疗病要穴，分门开具。又禁忌报针法，附于卷末③，庶临病易于讨论。

符　禁

符禁乃祝由之法。然上古治病，祝由而已，以其病微浅，故

---

① 则：明抄本、乾隆本此后有小字注："怡云子曰：中盏亦不可考，《博古图》云'一升为爵'为是。"
② 冲气：元刻本、日本抄本、文瑞楼本同，明抄本、乾隆本作"冲和之气"。义皆通。
③ 末：原作"未"，形近而误，据诸校本及文义改。

其法甚略。后世病者，滋蔓而所感既深，符印祝诅，兼取并用，禳却厌胜，而不可以已。要之精神之至，与天地流通，惟能以我齐明妙于移变，是乃去邪辅正之道也。

补 遗

煎 厥

《内经》曰：阳气者，烦劳则张，精绝，辟积于夏，使人煎厥，目盲不可以视，耳闭不可以听，溃溃乎若坏都，汨汨乎不可止。夫阳气者，卫外而为固也，起居有常，喜怒调节，则志气[①]治而阳不扰。若动作烦劳，气乃张大，阳气张大，则真气耗而精绝，积至夏，阳气益盛，则卫外者躁而不静。此其证所以煎迫而厥逆，视听昏塞，溃溃汨汨，莫知所以然也。《内经》又曰：少气善怒者，阳气不治，则阳气不得出，肝气当治而未得，故善怒者，名曰煎厥。亦以谓阳气壹郁[②]于内，不得其平，故气煎迫而厥逆也。有方附于四十一卷。

薄 厥

《内经》曰：阳气者，大怒则形气绝，而血菀[③]于上，使人薄厥。夫苍天之气清净，则志意[④]治，顺之则阳气固。若乃物或触之，怒而气上，则形气不属，血与之俱，故其证胸中菀结，与气相薄而厥逆也。有方附于四十一卷。

---

① 气：元刻本、明抄本、日本抄本、文瑞楼本同，乾隆本作"意"。

② 壹郁：元刻本、日本抄本、文瑞楼本同，明抄本、乾隆本作"抑郁"。壹，通"抑"。"壹郁"即"抑郁"，忧闷抑郁。萧统《文选序》："耿介之意既伤，壹郁之怀靡诉。"吕向注："壹郁，忧思也。"

③ 菀（yùn 运）：通"蕴"，郁结。《集韵·隐韵》："蕴，《说文》：'积也。'或作蕴、菀。"

④ 意：元刻本、明抄本、日本抄本、文瑞楼本及《素问·生气通天论》同，乾隆本作"气"。

飧 泄

《内经》曰：清气在下，则生飧泄。又曰：久风为飧泄。夫脾胃，土也，其气冲和，以化为事。今清浊相干，风邪之气，久而干胃，故冲①气不能化而食物完出。夕食谓之飧，以食之难化者，尤在于夕，食故不化而泄出也，谓之飧泄。此俗所谓水谷利也。有方附于七十四卷。

䐜 胀

《内经》曰：浊气在上，则生䐜胀。此阴阳反作，病之逆从也。夫清阳为天，浊阴为地，二者不可相干。今浊气在上，为阴气干扰，而清阳之气郁而不散，所以䐜塞而胀满，常若饱也。有方附于五十七卷。

风 消

《内经》曰：二阳之病发心脾，有不得隐曲，女子不月，其传为风消。夫肠胃发病，传于心脾，心生血，心病则血不流；脾主味，脾病则味不化而精不足，精血不足，故其证不能隐曲，女子不月，既久则传为风消也。盖精血已亏，则风邪胜而真气愈削也。有方附于十三卷。

心 掣

《内经》曰：一阳发病，少气，善咳善泄，其传为心掣。夫心，君火也，三焦，相火也，盖气血和平，三焦升降，则神明泰定。三焦既病，则上咳下泄，少气，致心火胥②应而不宁，其动若掣者，乃其证也。有方附于五十六卷。

---

① 冲：元刻本、日本抄本、文瑞楼本同，明抄本、乾隆本作"中"。

② 胥：副词，表示互相之意。《尔雅·释诂下》："胥，相也。"《尚书·盘庚上》："盘庚五迁，将治亳殷，民咨胥怨。"孔安国传："胥，相也。"

风 厥

《内经》曰：二阳一阴发病，主惊骇背痛，善噫善欠，名曰风厥。夫胃，土也，肝，木也，木克土，故风胜而其证惊骇背痛；土不胜木[①]，故其证善噫；土不制水，则肾气上逆而其证善欠，为风厥也。有方具于十五卷。

结 阳

《内经》曰：结阳者，肿四肢。夫热胜则肿，而四肢为诸阳之本，阳结于外，不得行于阴，则邪热菀于四肢，故其证为肿。况邪在六腑则阳脉不和，阳脉不和则气留之，以其气留，故为肿也。有方附于一百三十五卷。

结 阴

《内经》曰：结阴者，便血一升，再结二升，三结三升。夫邪在五脏则阴脉不和，阴脉不和则血留之。结阴之病，以阴气内结，不得外行，血无所禀，渗入肠间，故便血也。有方附于九十七卷。

厥 疝

《内经》曰：黄，脉之至也，大而虚，有积气在腹中，有厥气，名曰厥疝。女子同法，得之疾使四肢，汗出当风。夫疝脏疾，言隐而难见，阴沉而伏也。今脾虚，风寒客于腹膜之间，不能与胃通行水谷之气，结而成积，使气道厥逆而痛，故谓之厥疝。有方附于九十四卷。

心 疝

《内经》曰：诊得心脉而急，病名心疝，少腹当有形也。心为

---

① 木：原无，元刻本、明抄本、日本抄本、文瑞楼本同，据乾隆本及卷十五"风厥"篇补。

牡脏，小肠为之使，故曰少腹当有形也。夫脏病必传于腑，今心不受邪，病传于腑，故小肠受之，为疝而痛，少腹当有形也。世之医者，以疝为寒湿之疾，不知心气之厥，亦能为疝。心疝者，当兼心气以治之。方具于九十四卷。

解㑊

《内经》曰：冬脉太过，则令人解㑊，脊脉痛而少气不欲言。夫肾为作强之官，精为一身之本，所以动运形体者也。一或受邪，则肾实而精不运，故有脊脉痛、少气不欲言之证。名曰解㑊者，解有解缓之义，㑊则疑于寒，亦疑于热，疑于壮，亦疑于弱，不可必之辞。诊其尺脉缓而涩，亦解㑊也。有方附于五十一卷。

胃疸

《内经》曰：已食如饥者，胃疸也。夫胃热则能消谷，今已食如饥者，以胃气但热而无阴也。然胃为足阳明，阳明之脉，络属于心，阳明得热，则心火上行，阳炎[①]过矣，故已食如饥，心憹[②]烦而身面黄，小便赤色也。有方附于六十卷。

蛊病

《内经》曰：脾风传之肾，病名曰疝瘕，少腹冤热而痛，出白，一名曰蛊。夫脾受风邪，传于肾经，邪热内烁，故其证少腹冤热而痛。真精不守，故其证溲出白液，病曰蛊。以邪热内烁，真精不守，久而弗治，适以丧志也。水之精为志，志丧则精从之。《左传》谓惑以丧志为蛊者如此。有方见于九十四卷。

瘈病

《内经》曰：蛊弗治，肾传之心，病筋脉相引而急，病名曰

---

① 炎：诸校本同，卷六十"胃疸"篇作"火"。
② 憹（cáo 曹）：乱。《玉篇·心部》："憹，乱也。"

癥。夫精属肾，筋属肝，脉属心，精盛则滋育诸筋，荣灌诸脉，故筋脉和柔。今也风客于肾，病蛊出白，则精已亏矣。《经》所谓风客淫气、精乃亡、邪伤肝者如此。其证筋脉燥急、相引而癥是也。有方具于四十三卷。

劳 风

《内经》曰：劳风法在肺下，其为病也，使人强上冥视[①]，唾出若涕，恶风而振寒。夫劳风之病，肾劳则根虚于下，《经》所谓根弱则茎叶枯矣，故目视不明而背反强也。然肾之脉入肺中，故因皮毛感风而振栗也。肾主唾，故津液凝结，唾如涎涕。治之以救其俯仰者，戒其劳动也[②]，所以谓之劳风者如此。有方附于十三卷。

痹 气

《内经》曰：人身非衣寒也，中非有寒气也，寒从中生者何？是人多痹气也。阳气少，阴气多，故身寒如从水中出。夫阳虚生外寒，阴盛生内寒，人身阴阳偏胜，则自生寒热，不必外伤于邪气也。痹气内寒者，以气痹[③]而血不能运，阳虚而阴自胜也，故血凝泣而脉不通，其证身寒如从水中出也。有方附于二十卷。

骨 痹

《内经》曰：人有身寒，汤火不能热，厚衣不能温，然不冻栗。是人者，素肾气胜，以水为事，太阳气衰，肾脂枯不长，一水不能胜两火，肾者水也，而生于骨，肾不荣[④]，则髓不能满，故寒甚至骨也；所以不能冻栗者，肝一阳也，心二阳也，肾孤脏也，一水不能胜二火，故不能冻栗。病名曰骨痹，是人当挛节也。夫骨者肾之余，髓者精之所充也，肾水流行，则髓满而骨强。迨夫

---

① 冥视：目眩。《素问识》："盖冥视即目眩之谓。"
② 也：元刻本、日本抄本、文瑞楼本同，明抄本、乾隆本此后有"唾如涎涕"。
③ 气痹：元刻本、日本抄本、文瑞楼本同，明抄本、乾隆本作"痹气"。
④ 荣：诸校本同，《素问·逆调论》作"生"。

天癸亏而凝涩，则肾脂不长，肾脂不长，则髓涸而气不行，骨乃痹，而其证内寒也。虽寒不为冻栗，则以肝心二气为阳火，一水不能胜之，特为骨寒而已。外证当挛节，则以髓少而筋燥，故挛缩而急也。有方附于二十卷。

肉苛

《内经》曰：人之肉苛者，虽近衣絮，犹尚苛也，荣气虚，卫气实。夫血为荣，气为卫，气血均得流通，则肌肉无不仁之疾。及荣气虚，卫气实，则血脉凝涩，肉虽如故，而其证瘖重为苛也。有方附于九卷。

肺消

《内经》曰：心移寒于肺，为肺消。肺消者，饮一溲二，死不治。夫病必有传，传有顺逆，传其所生者顺也，顺则易治；传其所胜者逆也，逆则难已。心火受邪，传之于肺，是为逆传。盖寒随心火，内烁金精，肺脏消烁，气无所持，故其证饮少而溲多也。当始病之时，宜去寒邪，使不得乘心火而[1]害于肺。至于肺消，则当补肺金，平心火。有方具于四十八[2]卷。

涌水

《内经》曰：肺移寒于肾，为涌水。涌水者，按之腹不坚，水气客于大肠，疾行则鸣濯濯[3]如囊裹浆，水之病[4]也。夫肾为肺之子而主水，大肠为肺之腑而为传道之官，肺受寒邪，宜传于肾，然肾受寒邪，则其水闭郁而不流，水无所归，故客于大肠而不下。且水性流下，今乃客于大肠，不得宣通，而其证涌溢，如囊裹浆

---

① 而：诸校本同，本书卷四十八"肺脏门"之"肺消"篇此后有"移"。

② 四十八：原作"五十八"，诸校本同，与实际卷数不合，据实际卷数改。

③ 濯（zhuó 浊）濯：肠鸣如水激荡之声。王冰注《素问·气厥论》曰："肠鸣则濯濯有声。"

④ 病：元刻本、日本抄本、文瑞楼本及《素问·气厥论》同，明抄本、乾隆本作"状"。

也。有方附于七十九卷。

鬲消

《内经》曰：心移热于肺，传为鬲[①]消。夫心肺二脏皆居鬲上，心火既炽，移以烁金，二脏俱热，熏蒸鬲间，而血气消烁也。心主血，肺主气，俱受邪热，宜不息而消，故久则引饮为消渴之疾。有方附于四十九卷。

口糜

《内经》曰：膀胱移热于小肠，鬲肠不便，上为口糜。夫小肠之脉络心循咽，下膈抵胃，阴阳和平，水谷入胃，小肠受之，通调水道，下输膀胱。今热气厥逆，膀胱移热于小肠，胃之水谷，不得传输于下，故鬲塞不便，上则令口生疮而糜烂也。大抵心胃壅热，则必熏蒸于上，不可概用傅药，求其本而治之。有方具于一百十七卷。

虙瘕

《内经》曰：小肠移热于大肠，为虙瘕。夫小肠者，受盛之官，化物出焉，大肠者，传道之官，变化出焉，二者皆以传化为事。今也小肠受热，移于大肠，则阴气虚而津液耗，津液既耗，不能滑利，故糟粕内结，沉伏而为瘕聚，肠间菀结，大便秘涩是也。有方附于五十卷。

食亦

《内经》曰：大肠移热于胃，善食而瘦入[②]，谓之食亦。胃移

---

① 鬲：元刻本、日本抄本、文瑞楼本及《素问·气厥论》同，明抄本作"膈"，乾隆本作"隔"。鬲，通"膈"。《洪武正韵·陌韵》："膈，胸膈心脾之间。通作鬲。"《素问·五脏生成论》："心烦头痛，病在鬲中，过在手巨阳、少阴。"

② 入：元刻本、文瑞楼本及《素问·气厥论》同，明抄本、乾隆本、日本抄本作"人"。

热于胆，亦曰食亦。夫胃为水谷之海，所以化气味而为荣卫者也。胃气冲和，则食饮有节，气血盛而肤革充盈。若乃胃受邪热，消烁谷气，不能变精血，故善食而瘦入也。病名食亦，言虽能食，亦若饥也。胃移热于胆，亦曰食亦。以胆为阳木，热气乘之，则烁土而消谷也。有方附于四十七卷。

鼻渊

《内经》曰：胆移热于脑，则辛頞鼻渊。鼻渊者，浊涕下不止也。夫脑为髓海，藏于至阴，故藏而不泻。今胆移邪热上入于脑，则阴气不固，而藏者泻矣，故脑液下渗于鼻。其证浊涕出不已，若水之有渊泉也。治或失时，传为衄蔑①、瞑目。有方附于一百一十六卷。

衄 蔑

《内经》曰：胆移热于脑，则辛頞鼻渊，传为衄蔑、瞑目。夫血得热则涌溢，得寒则凝泣，胆受胃热，循脉而上，乃移于脑。盖阳络溢则血妄行，在鼻为衄，在汗空为蔑，二者不同，皆热厥血溢之过也。今之治衄蔑者，专于治血。不知血之行留，气为之本，犹海水朝夕②，阴阳之气使然也。明夫经络逆顺，则血气俱流通，而无妄行之患矣。有方具于七十卷。

鼓 胀

《内经》曰：有病心腹满，旦食则不能暮食，名为鼓胀。夫水谷入口，则胃实肠虚，食下则肠实胃虚。若乃饮食不节，寒温失宜，胃满气逆，聚而不散，大肠无以传道而变化，故心腹满，气鼓而胀也。旦食不能暮食，则以至阴居中，五阳不布，水谷化迟

---

① 蔑（miè 灭）：鼻出血。《篇海类编·身体类·血部》："蔑，鼻出血。"
② 朝夕：元刻本、明抄本、日本抄本、文瑞楼本同，乾隆本作"潮汐"。朝夕，通"潮汐"。宋·王禹偁《昆山县新修文宣庙记》："郡之属邑，昆山出其右，杂以鱼盐之利，溉乎朝夕之池。"

而然也。有方附于五十七卷。

血　枯

《内经》曰：有病胸胁支满者，妨于食，病至则先闻腥臊臭，出清液，先唾血，四肢清，目眩，时时前后血，病名血枯。此得之年少时有所大脱血，若醉入房中，气竭肝伤，故月事衰少不来也。夫肝藏血，受天一之气以为滋荣者也，其经上贯膈布胁肋。今脱血失精，肝气已伤，故血枯涸而不荣。胸胁支满，以经络所贯然也。妨于食，则以肝病传脾胃。病至则先闻腥臊臭，出清液，以肝病而肺乘之。先唾血，四肢清，目眩，时时前后血，皆肝病血伤之证也。有方附于一百五十三卷。

伏　梁

《内经》曰：病有少腹盛，上下左右皆有根，病名曰伏梁。裹大脓血，居肠胃之外，不可治。治之，每切按之至死。又曰：人有身体髀股胻皆肿，环脐而痛，病名伏梁，此风根也。夫气之所聚名曰聚，气之所积名曰积。聚，阳气也，故无所留止；积，阴气也，故有形。伏梁，心之积也，起于脐上，故少腹盛；上下左右皆有根，裹大脓血，居肠胃之外，故环脐而痛。此为风水之病，故身体髀股胻皆肿，取名伏梁，以其若梁之隐伏也。其病证有浅深，居脐上为逆，以邪气之逆上行也；居脐下为从，以其邪气之顺下行也。治法不可动，动之为水溺涩之病。论在刺法中。方具于七十一卷。

喑　俳

《内经》曰：内夺而厥，则为喑俳[①]，此肾虚也。喑俳之状，舌

---

① 俳（pái 牌）：废，废瘘。《素问·脉解篇》："内夺而厥，则为喑俳，此肾虚也。"王冰注："俳，废也。肾气内夺而不顺，则舌喑足废。"

暗不能语，足废不能用。盖肾脉侠①舌本，肾气内夺，气厥不至舌本，故不能语而为暗；肾脉循阴股循行骨内踝，入足下，肾气不顺，故足废而为俳。有方附于五十一卷。

厥 逆

《内经》曰：有病膺肿颈痛，胸满腹胀，病名厥逆。夫阴阳升降，则气流而顺，若上实下虚，则气厥而逆。今阳气有余于上，壹郁于胸腹间，故膺肿颈痛，胸满腹胀，而为气逆之证。治法不可灸焫，亦不可针石。惟调顺阴阳，使升降②无碍，则病自愈。有方附于五十六卷。

风成寒热

《内经》曰：因于露风，乃生寒热。始感于腠理，腠理开则洒然寒，闭则热而闷。其风入于胃经，寒则物不化，故衰食饮；热则气内烁，故消肌肉；寒热相合，交争于中，所以怢栗③振动而不能食也。故《内经》曰病成而变，风成为寒热。有方附于十三卷。

风成寒中

《内经》曰：风气与阳明入胃，循脉而上至目内眦。其人瘦则外泄而寒，为寒中而泣出。风邪客于胃中，胃脉者，足阳明之脉也，起于鼻交頞中，下循鼻外，风气循脉至于目内眦，人瘦则腠理开疏，风邪投虚而津液化，故为目泪泣出也④。有方具于十三卷。

---

① 侠：《灵枢·经脉》作"挟"。侠，通"挟"。《汉书·叔孙通传》："殿下郎中侠陛，陛数百人。"颜师古注："侠与挟通，挟其两旁。"
② 升降：原作"降升"，文瑞楼本同，据元刻本、明抄本、乾隆本、日本抄本乙转。
③ 怢（tū突）栗：卒然振寒战栗的样子。王冰注《素问·风论》"故使人怢栗而不能食"曰："怢栗，卒振寒貌。"
④ 风邪投虚……目泪泣出也：此15字元刻本、日本抄本、文瑞楼本同，明抄本、乾隆本及卷十三"风成寒中"篇作"风邪投虚而入，故津液化而为目泪泣出也"。

风成热中

《内经》曰：风气与阳明入胃，循脉而上至目内眦。其人肥则风气不得外泄，为热中而目黄。夫风者阳气也，善行而数变，风气客于胃中，内不得通，外不得泄，蒸郁于中，故谓之热中。然阳明之脉起于鼻交頞中，下循鼻外，热气循入，故令人目黄也。有方附于十三卷。

脑　风

《内经》曰：风气循风府而上，则为脑风。夫风生高远，始自阳经，然督脉阳维之会，自风府而上至脑户。脑户者，督脉、足太阳之会也。又太阳之脉，起于目内眦，上额交巅，上入络脑。今风邪客搏其经，稽而不行，则脑髓内弱，故项背怯寒，而脑户多冷也。有方附于十五卷。

首　风

《内经》：新沐中风，则为首风。首风之状，头面多汗，恶风，当先风一日则病甚，头痛不可以出内，至其风日则病少愈。夫诸阳之脉，皆会于头，平居安静，则邪无自而入。新沐之人，皮腠既疏，肤发濡渍，不慎于风，风邪得以乘之，故客于首而为病。其证头面多汗，恶风，头痛不可以出内者，以邪气之客也。当先风一日则病甚，至其日则少愈者，阳之气以天地之疾风名之，风行阳化，头者诸阳之会，与之相应也。有方具于十五卷。

目风眼寒

《内经》曰：风入系头，则为目风眼寒。夫五脏六腑之精气皆上注于目，血气与脉并上属于脑。今风入系头，则血脉凝泣，不能上注于目。又肝主目而恶风，肝受血而能视，今风寒客之，故令目风眼寒。有方附于一百七卷。

漏 风

《内经》曰：饮酒中风，则为漏风。漏风之状，或多汗，常不可单衣，食则汗出，甚则身寒喘息恶风，衣裳濡，口干善渴，不能劳事。又曰：身热解堕①，汗出如浴，恶风少气，病名酒风。夫酒所以养阳，酒入于胃，与谷气相薄，热盛于中，其气慓悍，与阳气俱泄，使人腠理虚而中风，令人多汗恶风，不可单衣。其喘息而少气者，热熏于肺，风客于皮毛故也；口干善渴者，汗出多而亡津液故也；解堕而不能劳事者，精气耗竭，不能营其四肢故也。谓之漏风者，汗出不止，若器之漏。久而不治，转为消渴。有方附于十三卷。

胃 风

《内经》曰：胃风之状，颈多汗，恶风，食饮不下，膈塞不通，腹善满，失衣②则腹胀，食寒则泄③，诊形瘦而腹大。夫胃者，水谷之海，五脏六腑之大源。因于食寒失衣，则风邪易感，故其证颈多汗，恶风者，以人迎之上④，胃脉之所动也；食饮不下，膈塞不通，腹善满者，其经循腹里，其病在中焦也；失衣则腹胀者，重感于风邪，伤肌肉也；食寒则泄者，风寒交伤于胃也；形瘦者，精不营也；腹大者，气不通也。有方具于十七卷。

行 痹

《内经》曰：风寒湿三气杂至，合而为痹，其风气胜者为行

---

① 堕：通"惰"。怠惰。《荀子·宥坐》："今之世则不然，乱其教，繁其刑，其民迷惑而堕焉。"《文选·枚乘·七发》"血脉淫濯，手足堕窳"，李善注引郭璞《方言注》："堕，懈堕也。"

② 失衣：衣服减少。

③ 泄：元刻本、日本抄本、文瑞楼本及《素问·风论》同，明抄本、乾隆本及卷十七"胃风"篇作"泄注"。

④ 之上：元刻本、明抄本、日本抄本、文瑞楼本同，乾隆本及卷十七"胃风"篇无。

痹。夫气之在人，本自流通，所以痹者，风寒湿三气合而为病也。然三气之中，各有阴阳，风为阳气，善行而数变，故风气胜则为行痹。其证上下左右，无所留止，随其所至，气血不通是也。治法虽通行血气，宜多以治风之剂。有方附于十九卷。

痛　痹

《内经》曰：寒气胜者为痛痹。夫宜通而塞则为痛，痹之有痛，寒气入经而稽迟，泣而不行也。痛本于寒气偏胜，寒气偏胜，则阳气少，阴气多，与病相益。治宜通引荣卫，温润经络，血气得温则宣流，自无壅阏^①也。有方附于十九卷。

著　痹

《内经》曰：湿气胜者为著痹。夫地之湿气，感则害人皮肉筋脉。盖湿，土也，土性缓^②，荣卫之气与湿俱留，所以湿胜则著而不移也。其证多汗而濡者，以阴气盛也。治宜去寒湿、通经络则差。有方附于十九卷。

周　痹

《黄帝针经》曰：周痹者，在于血脉之中，随脉以上，随脉以下，不能左右，各当其所。夫风寒湿之为痹，本痹而不通，今乃能周身上下者，以其邪中于血脉之间，与脉流通，随气上下，升降无碍也。故痛从上下者，先刺其下以遏之，后刺其上以脱之；痛从下上者，先刺其上以遏之，后刺其下以脱之。除刺法附于针灸门外，以^③药治之。有方附于二十^④卷。

---

①　阏（è 饿）：阻塞。《说文·门部》："阏，遮拥也。"段玉裁注："古书壅遏字多作拥阏。"
②　缓：诸校本同，卷十九"著痹"篇作"重缓"。
③　以：诸校本同，卷二十"周痹"篇此前有"宜徐"。
④　二十：原作"二十二"，诸校本同，据实际卷数改。

胞痹

《内经》曰：胞痹者，少腹膀胱按之内痛，若沃以汤，涩于小便，上为清涕。夫膀胱为州都之官，津液藏焉，气化则能出矣。今风寒湿邪气客于胞中，则气闭而不能化出，故胞满而水道不通。其证少腹膀胱按之内痛，若沃以汤，涩于小便，以足太阳经不得下流，故热而痛也；上为清涕，以足太阳经，其直行者，从巅入络脑，脑气下灌，出于鼻窍，则为清涕矣。有方附于五十三卷。

肠痹

《内经》曰：肠痹者，数饮而出不得，中气喘争，时发飧泄。夫大肠者，传导之官，其所以传导者，皆冲和之气。今风寒湿三气乘虚客于肠间，则邪气留而和气闭矣。故其证数饮而出不得，中气喘争，时发飧泄。大小肠气痹，水道不通，故虽多饮而不得溲便。并气于大肠，使糟粕不化，故中气喘争，时发飧泄。有方附于二十卷。

热痹

《内经》曰：其热者，阳气多，阴气少，阳遭阴，故为痹热。盖腑脏壅热，复遇风寒湿三气杂至，客搏经络，留而不行，阳遭其阴，故㾓痹熻然而热闷[①]也。有方附于二十卷。

白淫

《内经》曰：思想无穷，所愿不得，意淫于外，入房太甚，宗筋弛纵，发为筋痿，及为白淫。夫肾藏天一，以悭[②]为事，志意内治，则精全而啬出。思想外淫，房室太甚，则固者摇矣，故淫泆[③]

---

① 熻（xī 西）然而热闷：诸校本同，卷十五“热痹”篇作“熻热而闷”。熻，热，《玉篇·火部》：“熻，热也。”

② 悭（qiān 牵）：原指吝啬，此指固护之意。

③ 泆（yì 溢）：放荡，淫乱。《广韵·质韵》：“泆，淫泆。”

不守，随溲而下也。然本于筋痿者，以宗筋弛纵故也。有方附于
九十二卷。

胃脘痈

《内经》曰：人病胃脘痈者，当候胃脉，其脉沉细，沉细者气
逆，逆者人迎甚盛，甚盛则热。人迎者，胃脉也。逆而盛，则热
聚于胃口而不行，故胃脘为痈也。夫阴阳升降则荣卫流通，气逆
而隔则留结为痈。胃脘痈者，由寒气隔阳，热聚胃口，寒热不调，
故血肉腐坏。以气逆于胃，故胃脉沉细；以阳气不得下通，故颈
人迎甚盛；令人寒热如疟，身皮甲错，或咳或呕，或唾脓血。观
伏梁之病，亦有侠胃脘内痈者，以其裹大脓血，居肠胃之外故也。
有方附于一百二十九卷。

阳　厥

《内经》曰：有病怒狂者，生于阳也。阳气者，因暴折而难
决，故善怒也，病名曰阳厥。夫阴阳偏胜则气逆，阳厥者，阳胜
而气逆之谓也。盖阳气暴折，则郁而不散，故多怒而狂。怒则气
上，故颈①动而大疾者，为阳厥之证也。其治夺食即已。盖食入于
阴，长气于阳，阳盛故厥逆怒狂。夺食者，所以平其气也。有方
附于六十七卷。

息　积

《内经》曰：病胁下满，气逆，二三岁不已，病名曰息积。夫
消息者，阴阳之更事也。今气聚胁下，息而不消，积而不散，故
满逆而为病。然气客于外，不干胃腑，故不妨食，特害于气息也。
其法不可灸刺，宜导引服药。药不能独治者，盖导引能行积气，
药力亦藉导引而行故也。有方附于五十七卷。

---

① 颈：诸校本同。卷六十七"阳厥"篇作"颈脉"，义胜。

疹 筋

《内经》曰：人有尺脉数甚，筋急而见，病名疹[1]筋。是人腹必急，白色黑色见则病甚。夫热则筋缓，寒则筋急，今也肝气内虚，虚则生寒，故筋急而见。其尺脉数甚者，盖尺里以候腹中，其人腹急，则尺脉见数。数亦为虚，以腹内气虚故也。其证筋急而见疹[2]筋。视其色白黑为病甚者，气既寒而筋急，其色又见白黑，是为寒甚之证。有方附于四十二卷。

厥逆头痛

《内经》曰：厥逆头痛者，头痛齿亦痛，数岁不已是也。盖脑为髓海，系于头，齿为骨余，属于肾。因犯大寒，寒气内著骨髓，髓以脑为主，脑逆，故令头痛齿亦痛也。有方附于五十一卷。

脾瘅

《内经》曰：有病口甘者，此五气之溢也，名曰脾瘅。夫食入于阴，长气于阳，肥甘之过，令人内热而中满，则阳气盛矣，故单阳为瘅也。其证口甘，久而弗治，转为消渴，以热气上溢故也。有方附于四十五卷。

胆瘅

《内经》曰：有病口苦，名曰胆瘅。夫胆为中正之官、清净之府，十一脏之所取决，咽为之使。若数谋虑不决，则胆虚，气上溢而口为之苦；胆主藏而不泻，今数谋不断，则清净者浊而扰矣，故气上溢而其证为口苦也，《经》所谓是动则病口苦，以气为是动也。有方附于四十二卷。

---

① 疹：指疾病。《集韵·屑韵》："疹，疾也。"《文选·张衡·思玄赋》"思百忧以自疹"，李善注引旧注："疹，疾也。"
② 疹：诸校本同，卷四十二"疹筋"篇此前有"为"字。

濡 泻

《内经》曰：湿胜则濡泻。《甲乙经》曰：寒客下焦，传为濡泻。夫脾为五脏之至阴，其性恶寒湿。今寒湿之气内客于脾，故不能埤①助胃气，腐熟水谷，致清浊不分，水入肠间，虚莫能制，故洞泄如水，随气而下，谓之濡泻。有方附于七十四卷。

鹜 溏

《脉经》曰：脾气衰则鹜溏。盖阴中之至阴，脾也，为仓廪之官。若脾胃气虚弱，为风冷所乘，则阴气盛，阴气盛则脏寒，糟粕不化，故大便色黑，状如鹜溏也。又大肠有寒，亦令人鹜溏。有方附于七十四卷。

三焦约

《黄帝三部针灸经》曰：少腹肿痛，不得小便，邪在三焦，病名曰三焦约，内闭，发不得大小便。夫三焦者，水谷之道路，气之所终始也。上焦如雾，中焦如沤，下焦如渎，三者流行，荣卫致养，则腐熟水谷，分别清浊，以时而下，无复滞留。若荣卫弗调，风邪入客，则决渎之官，约而不通，所以不得大小便也。刺法，取足少阴、太阳之经，辅之汤剂，则当疏导三焦，分别清浊。有方具于五十四卷。

胃寒肠热

《黄帝针经》：病有腹胀而泄者，为胃寒肠热。胃受寒，则气收不行而为胀满；肠间客热，则水谷不聚而为泄注。病本浊寒之气在上，清热之气在下，故胀而且泄。有方附于四十七卷。

---

① 埤（pí 皮）：增益，加于。《诗经·邶风·北门》："政事一埤益我。"《说文·土部》："埤，增也。"

胃热肠寒

《黄帝针经》：肠胃相通，疾病相连，人因饮食不节，寒温失宜，致肠胃受邪，有冷有热，疾证俱见者，则善饥，少[1]腹痛胀，为胃热肠寒之病。胃热则消谷，故善饥；肠寒则血凝脉急，故少腹痛。又寒则气聚，故痛而且胀。有方附于四十七卷。

控 睾

《甲乙经》曰：少腹控睾引腰脊，上冲心肺，邪在小肠也。又曰小肠病者，少腹痛，腰脊控睾而痛。夫小肠者，连睾，系属于脊，贯肝肺，络心系。其经虚不足，则风冷乘间而入，邪气既盛，则有厥逆之证。其气上冲肝肺，客冷散于肓，结于脐，控引睾丸，上而不下，痛引少腹，甚则冲于心胸，盖其经络之所系属然也。有方附于九十四卷。

阴 疝

《黄帝针经》曰：足厥阴之脉，环阴器，抵少腹，是动则病丈夫癫疝，即阴疝也。夫人嗜欲劳伤，肾水涸竭，无以滋荣肝气，故留滞内结，发为阴疝之病。世俗论阴疝者为肾余气，殊不知邪实又本于肝经也。治法宜泻邪气之实，补肝经之虚。有方附于九十四卷。

---

① 少：文瑞楼本同，元刻本、明抄本、乾隆本、日本抄本作"小"。本段下文"少腹痛"亦然。

卷第四

治法

治神　治宜　平治　本标　通类　逆从　奇偶　轻重　补益
汤醴　汗　吐　下　渍浴　祝由　熨引　按摩　导引　灸刺
砭石

治　法

治　神

《内经》曰：心者，君主之官，神明出焉。又曰：心者，生之
本，神之变也。四气调神于起居动作之间，每以志意顺四时为急
务，追其感疾，亦察精神志意存亡得失，以为治法。盖谓有生之
本，荣卫气血也，诸血皆属于心。气之升降舒结，又因乎喜怒悲
忧恐之变，病有至于持久不释，精气弛坏，荣泣卫除者，岂特外
邪之伤哉，神不自许也。是以黄帝论气之行著，必分勇怯；论病
之苦乐，必异形志；论芳草石药，必察缓心和人。至于贵贱贫富
异居，男女离合异情，又以不知为粗工之戒。故扁鹊、华佗治病，
忌神明之失守；叔和论脉，辨性气之缓急。孙思邈之用药，则以
精神未散为必活；褚澄之问证，则以苦乐荣悴为异品，治目多矣。
而张湛以减思虑、专内视，为治目之神方。至若陈藏器草木之论，
又有以和养志，以禳去祟，以言笑畅情怀，以无为驱滞著，岂专
于药石针艾之间哉！盖上古恬淡，治病之法，祝由而已。追夫忧
患既攻，巧诈复起，邪之感人也深，医之用功也倍，专持毒药而
不问其情，则精神不进，志意不治，故病不可愈。《内经》所以有
闭户塞牖数问其情，《针经》所以有临病人问所便者，不治其形，
治使其形者也。且以病之一二言之，隔塞闭绝，气窒之病也，原
其本，则得于暴忧，不治其气，而释其忧可也；女子不月，血滞
之病也，原其本，则得于心气不得下通，不治其血，而通其心可

也；劳极惊悸者，过伤之病也，每本于心气之不足，使心气内和，则精神莫得而动也；颈瘘者，风毒之病也，每得于愁忧思虑之不止，使志意和适，则气血莫得而逆也。然则阳盛梦火，阴盛梦水，五脏虚实，皆形于梦寐之先，而后病从之。凡以形体之乖和，神先受之。则凡治病之术，不先致其所欲，正其所念，去其所恶，损其所恐，未有能愈者也。

治　宜

人生天地中，随气受病；医之治病，从气所宜。统论之，阴阳殊化，有东南西北之异气，《内经》所谓地有高下，气有温凉，高者气寒，下者气热，故曰气寒气凉，治以寒凉，气温气热，治以温热。又曰，东方之民治宜砭石，西方之民治宜毒药，北方之民治宜灸焫，南方之民治宜微针，中央之民治宜导引按跷。然则从气所宜而治之，固可知也。至如岭南多瘴，江湖多湿，山阴水野砂石之气，生病悉异，为治之方，安可一概！又况《内经》论一州之气，生化寿夭各不同，则知地有小大，小者小异，大者大异，唯圣人能杂合以治，各得其所宜。

平　治

昔人概举万病，亦颇有不治自愈者。盖欲药石无妄投，针灸无妄用，使五脏安平，不相干扰①，无拏卷伧囊②之伪为也。姑摭一二证之，肝脉骛暴，有所惊骇，脉不至，若喑，不治自已；心脉搏坚而长，舌卷不能言，其软而散者，当消环自已③；脉至如数，

圣济总录

二〇二

---

① 针灸无妄用……不相干扰：此14字日本抄本、文瑞楼本同，明抄本、乾隆本无。

② 伧（cāng 仓）囊：混乱的样子。《汉书·贾谊传》"国制抢攘"，晋灼注曰："抢音伧，吴人骂楚人曰伧。伧攘，乱貌也。"明·方以智《通雅六·释诂》："抢攘，一作伧囊。"

③ 消环自已：源自《素问·脉要精微论》。但《甲乙经》卷四第一中、《脉经》卷六第三、《太素》卷十五"五脏脉诊"作"消渴自已"。《太素》注："消渴以有胃气，故自已。"

使人暴惊，三四日自已；重身而喑^①，十月当复；阳厥之病，要在夺食则已。是数者备见于经，苟能缘类而知，则不治而瘳者，率皆了然于胸次。倘不察此，必以毒药攻其内，针石汤火烁其外，胶胶扰扰^②，力不暇给，奚足以议平治之道。

本 标

病有本标，治有缓急，知所先后，乃得其宜。凡言本标，其说有三：有气之本标，若六气为本，三阴三阳为标是也；有病之本标，若百病之生，或生于本，或生于标，或生于中气是也；有治之本标，若取本而得，取标而得是也。三者虽若不同，要之皆以所因为本，所应为标。是故有病伤寒者，因寒而得，即以寒为本，随其变传所在，或客于阳，或客于阴，即以阴证阳证为标，以至风暑燥湿，饮食劳倦，喜怒忧恐，皆可类举。然邪气所伤，如风雨寒暑之类，本自外至；腑脏生病，如喜怒忧惧之类，本由内生。及病成而变，有先表后里者，治法皆当治其本；唯先病而后中满，及大小^③不利之病，则治其标。此无他，以救里为急故也。故曰病非其本，得标之病；治非其本，得标之方；审究逆从，以施药石；标本相得，邪气乃服。病者知此，则病以许治为本；治者能此，则治以适当为工。是以《内经》又言，病为本，工为标。

通 类

治寒以热，治热以寒，工所共知也。治寒以热而寒弥甚，治热以寒而热弥炽，殆未察五脏有阴阳之性，各因其类而取之耳。《经》不云乎寒之而热者取之阴、热之而寒者取之阳。假有病热，

---

① 重身而喑：因怀孕而喑哑不能语。重身，妇人怀孕。《素问·奇病论》："人有重身，九月而喑。"王冰注："重身，谓身中有身，则怀妊者也。"

② 胶胶扰扰：杂乱之貌。《庄子·天道》"胶胶扰扰乎"，成玄英疏："胶胶、扰扰，皆扰乱之貌也。"王夫之《庄子解》："言己之用心徒劳耳。"

③ 大小：日本抄本、文瑞楼本同，明抄本、乾隆本作"大小便"。

施以寒剂，其热甚者，当益其肾，肾水既滋，热将自除；人有病寒，施以热剂，其寒甚者，当益其心，心火既壮，寒将自已，此所谓察阴阳之性、因其类而取之也。《经》又曰：有者求之，无者求之；盛者责之，虚者责之。于有无言求，于盛虚言责，何耶？夫求者，求其所以治，与夫所以致益也；责者，责其所当泻，与夫所宜补也。假有或热或寒，治须汗下，此所谓有者求之。寒甚而热之，或不热，则致益其心；热甚而寒之，或不寒，则致益其肾，此所谓无者求之。假有心实生热，必泻其心；肾强生寒，必泻其肾，此所谓盛者责之。假有心虚多寒，必补其心；肾虚多热，必补其肾，此所谓虚者责之。大抵五行①之理，互有盛衰，而补泻消长，在通其伦类而已。

逆 从

病有小大，则以感于邪者，有浅有深；治有逆从，则以达于理者，有正有权。盖微者逆之，逆者正治，此理之正也；甚者从之，从者反治，此理之权也。假有疾势未亟，要在折其气而排去之，惟能知治寒以热，治热以寒，则相为制伏者易为功；假有疾势过甚，要在顺其性而调和之，惟能知热因寒用，寒因热用，则气体相求者得其宜。且逆者正治，其为制伏，自有差数；从者反治，则一同二异，二同三异，又有从少从多之不齐。然则裁制方剂者，固宜深思之、熟计之也。

奇 偶

阳数奇，阴数偶，善用药者，性理有畏恶，气味有薄厚，须其相当，然后合而服之。气之高下，病之远近，证之中外，势之缓急，随宜致用，则所施无不当矣。古人有奇偶之制，君臣赞助之意也。又有小大之殊，或单行，或复用，数止一二者，其制小；一三五而成者，其制中；一三九而后备者，其制大。小则数多而

---

① 行：日本抄本、文瑞楼本同，明抄本脱，乾隆本作"脏"。

气味厚，大则数少而气味薄。以奇治近，以偶治远，顺阴阳也。汗者不以奇，下者不以偶，和阴阳也。补上治上制以缓，补下治下制以急，治之常也。近而奇偶，必小其服；远而奇偶，必大其服，所以从权也。用奇偶而至于从权，则方制本奇，而轻重之数偶者，尤其所宜。故曰奇之不去则偶之，偶之不去则反佐以取之，所谓寒热温凉，从其病也。

轻　重

治法有以五毒攻其病者，其用毒之约，大毒治病，十去其六；常毒治病，十去其七；小毒治病，十去其八；无毒治病，十去其九。是则有毒虽善，曾不若无毒之为全也。或不得已而用毒攻毒者，亦在权其轻重而已。故曰因其轻而扬之，因其重而减之。可汗可下，不可妄施；可越可引，不可倒置。制有奇偶，虽在审其远近，然奇之不去则偶之，偶之不去则反佐以取之，犹不可执一也；性有温凉，虽在适其寒热，然治寒以热，必凉而行之，治热以寒，必温而行之，又欲其调和也。以至服有小大，用有多寡，随宜制权，以适事为故，惟通变者能之。

补　益

形不足者，温之以气，气为阳，天之所以食人者也；精不足者，补之以味，味为阴，地之所以食人者也。人受天地之中以生，阴阳不可偏胜，有偏胜斯有不足，于是有补养之法。然必适平而止，不可太过，过则复为有余，亦非中道也。常人大①情，知补养为益，而不知阴阳欲其平均。故言补者，必专以金石灸焫为务，名曰补之，适以燥之也，是岂知补虚扶羸之道哉！夫男子肾虚，水不足也，凡补虚多以燥药，是不知肾恶燥也；女子阴虚，血不

---

① 大：元刻本、文瑞楼本同，明抄本、乾隆本、日本抄本作"之"。

足也，凡补虚多以阳剂，是不①知阳胜而阴愈亏也。况补上欲其缓，补下欲其急，五脏之虚羸，其补必于其母，运气之主客，其补各有其味。非通乎天地阴阳消息盈虚之道者，未易语此。

汤醴

邪之伤人有浅深，药之攻邪有轻重。病之始起，当以汤液治其微。病既日久，乃以醪醴攻其甚。是故病人色见浅者，汤液主治；其见深者，必齐②主治；其见大深者，醪醴主治。又有形③数惊恐，经络不通，病生于不仁者，治以④醪药。以此见受邪既深，经脉闭滞，非醪药散发邪气，宣通血脉，安能必愈。然则汤液者，取其荡涤邪气；醪醴者，取其宣通闭滞。凡病始作，多以汤液，盖取其荡涤之功甚于丸散。病久日深，乃以醪醴，其法众者，以夫受邪坚牢，取差或迟，是故服饵之方，用酒醴者十常六七。大法醪醴之方，冬三月宜用，立春后宜止。服饵之家，不问有疾，冬三月宜常得酒药两三剂，至立春勿服，故能使百疾不生。又况酒性酷热，主行药势，所以病人素有血虚气滞，陈寒痼冷，偏枯不随，拘挛痹厥之类，悉宜常服，皆取其渐渍之力也。又古法服药多以酒者，非特宣通血气而已，亦以养阳也。

汗

《经》曰：其有邪者，渍形以为汗；其在皮者，汗而发之。又曰：体若燔炭，汗出而散。又曰：其未满三日，可汗而已。举是四者，盖其在表，不可使之深入，要当以汗去之。然汗有起于过

① 不：日本抄本、文瑞楼本同，明抄本、乾隆本作"岂"。
② 必齐：当为"火齐"之误。《札迻》卷十一注《素问·玉版论要篇》"必齐主治"句，曰："必齐主治，于文为不顺矣……火齐主治者，治以和煮之毒药也。"火齐，和煮汤药。齐，通"剂"，药剂。《韩非子·喻老》："在肠胃，火齐之所及也。"王先慎集解："火齐汤，治肠胃病……《新序》作'大剂'者，'齐'、'剂'古通，'大'乃'火'字之误。"
③ 形：王玉川注《素问·血气形志篇》"形数惊恐"句，曰："疑'形'下当有'志'字，方与下文'是谓五形志'合。"
④ 以：诸校本同，《素问·血气形志篇》此后有"按摩"。

用而为常者，有忽于畏护而为患者。有汗之太过，遂漏不止者，阳气虚而表弱也；有汗之不及者，则邪气复与正气交争，昔人论汗出不彻因转属阳明是也。如此则阴阳不得平均，荣卫不得调和矣。虽然病有表里，汗有宜否，若不须汗而强与汗之者，将耗其津液；须汗而不与汗之者，使邪气深而经络传变，势如风雨，何可当也！载诸方籍，类多矣。大概可汗之证，则身热脉浮，太阳与阳明证是也。其不可汗之证，在经则少阳与厥阴，在病则厥与逆，以至血衄疮淋之属，皆为不可汗。或邪气在表而脉沉迟者，虽汗之，亦不能解矣。非特此也，太阳固可汗也，有因发汗而为痉[1]者，脉浮体痛，固当以汗解也，假令尺中脉迟，则亦不可汗，是又不可不知也。

吐

三焦为决渎之官，升降冲气而不息者也。病在胸中，上焦气壅，必因其高而越之，所以去邪实而导正气也。况上脘之病，上而未下，务在速去。不涌而出之，则深入肠胃，播传诸经，可胜治哉。故若宿食有可吐者，未入于肠胃者也；痰疟有可吐者，停蓄于胸膈者也；食毒忤气可吐者，恐其邪久而滋甚也；肺痈酒疸可吐者，为其胸满而心闷也。大抵胸中邪实，攻之不能散，达之不能通，必以酸苦之药涌之，故得胃气不伤而病易以愈。古人大法，春宜吐，盖以春气高而在上，上实下虚，其治宜高故也。又以寸口脉浮之类可吐，盖以病在膈上，气不下通，其脉浮故也。审此二者，则吐法之用，不可妄施。

下

昔人论治疗，每以实实虚虚为戒，诚能察此，则可下不可下之理，岂不较然[2]。大抵可下之法，当以里实为先。谓如伤寒之病，

---

① 痉：元刻本、乾隆本、日本抄本、文瑞楼本同，明抄本作"痓"。

② 较然：元刻本、明抄本、文瑞楼本同，乾隆本作"皎然"，日本抄本误作"软"。较，通"皎"，明显。《史记·平津侯主父列传》："身行俭约，轻财重义，较然著明，未有若故丞相平津侯公孙弘者也。"

其满三日者，下之而愈，为病在里故也。又大法秋宜下，亦人气在里也。故《经》曰：中满者，泻之于内。又曰：实则泻之，坚者削之，留者攻之。不知审此，是益其有余者也。且下之法多矣，有以汤液荡涤者，有以丸药者，近世又有蜡和剂者，皆随其缓急浅深而导利之尔。诸病之中，若水病之人，百脉俱实，脚弱之疾，气不欲上，是二者尤宜于利下，不可不知也。

渍 浴

渍浴法，所以宣通形表，散发邪气。盖邪之伤人，初在肌表，当以汗解。若人肌肉坚厚，腠理致密，有难取汗者，则服药不能外发。须藉汤浴，疏其汗空，宣导外邪，乃可以汗，《内经》所谓其有邪者渍形以为汗是也。有因大饮中酒，恐毒气内攻于脏者；有服五石发动，气攻于阳者。若此之类，皆以浴法治之，凡欲使邪毒外泄故也。

祝 由

上古移精变气，祝由而已。盖其俗淳，其性朴，其病微，至诚不二，推病由而祝之，以通神明，故精可移而气可变也。其或舍信愨①为疑惑，指祝由为无益之术，而精气不纯，邪毒②深蓄，虽有祝由，不能已者。非古今异术，人心异也。善医者察病浅深，虽不概以此治，至于病有鬼神之注忤，虫兽之螫毒，必归于祝由。是以周官疡医，掌众疡祝药劀③杀之齐，必先之以祝。盖医之用祝尚矣，疡尤宜焉。大抵意使神受，以正驱邪则一也。

熨 引

因药之性，资火之神，由皮肤而行血脉，使郁者散，屈者伸，

---

① 信愨（què 确）：诚实。《荀子·哀公》："故弓调而后求劲焉，马服而后求良焉，士信愨而后求知能焉。"

② 毒：元刻本、日本抄本、文瑞楼本同，明抄本、乾隆本作"气"。

③ 劀（guā 刮）：刮去，割。后作"刮"。《说文·刀部》："劀，刮去恶创肉也。"

则熨引为力多矣。引取舒^①伸之义，以熨能然。《血气形志论》曰：病生于筋，治以熨引。《玉机真脏论》曰：痹不仁，肿痛，可汤熨及火灸刺之。盖病生于筋，则拘急挛缩，痹而不仁，则经血凝泣。二者皆由外有所感，熨能温之，血性得温则宣流，能引其凝泣也。

按　摩

可按可摩，时兼而用，通谓之按摩^②。按之弗摩，摩之弗按。按止以手，摩或兼以药。曰按曰摩，适所用也。《血气形志论》曰：形数惊恐，经络不通，病生于不仁，治之以按摩^③，此按摩之通谓也。《阴阳应象论》曰：其慓悍者，按而收之。《通评虚实论》曰：痛不知所，按之不应，乍来乍已，此按不兼于摩也。华佗曰：伤寒始得一日，在皮肤，当摩膏火灸即愈。此摩不兼于按，必资之药也。世之论按摩，不知析而治之，乃合导引而解之。夫不知析而治之，固已疏矣，又合以导引，益见其不思也。大抵按摩法，每以开达抑遏为义，开达则壅蔽者以之发散，抑遏则慓悍者有所归宿。是故按一也，有施于病之相传者，有施于痛而痛止者，有施于痛而无益者；有按之而痛甚者，有按之而快然者，概得陈之。风寒客于人，毫毛毕直，皮肤闭而为热，或痹不仁而肿痛，既传于肝，胁痛出食，斯可按也；肝传之脾，名曰脾风，发瘅，腹中热，烦心，出黄，斯可按也；脾传之肾，名曰疝瘕，少腹冤热而痛，出白，一名为蛊，斯可按也，前所谓施于病之相传有如此者。寒气客于脉外，则脉寒，寒则缩蜷，缩蜷则脉^④络急，外引小络，卒然为痛，又与热气相薄，则脉满而痛。脉满而痛，不可按也。寒气客于肠胃之间，膜原之下，血不得散，小络急引，是痛也，按之则血气散而痛止。迨夫客于侠脊之脉，其藏深矣，按不能及，

---

　　① 舒：日本抄本、文瑞楼本同，元刻本、明抄本、乾隆本作"纾"。义皆通。

　　② 摩：原作"攣"，文瑞楼本同，据元刻本、明抄本、乾隆本、日本抄本及标题"按摩"改。

　　③ 摩：诸校本同，《素问·血气形志篇》此后有"醪药"。

　　④ 脉：元刻本、日本抄本、文瑞楼本同，明抄本、乾隆本无。

故按之为无益也。风雨伤人，自皮肤入于大经脉，血气与邪并客于分腠间，其脉坚大，若可按也，然按之则痛甚。寒湿中人，皮肤不收，肌肉坚紧，荣血泣，卫气除，此为虚也，虚则聂辟气乏，惟按之则气足以温之，快然而不痛。前所谓按之痛止，按之无益，按之痛甚，按之快然有如此者。夫可按不可按若是，则摩之所施，亦可以理推矣。养生法，凡小有不安，必按摩挼①捺，令百节通利，邪气得泄。然则按摩有资于外，岂小补哉！摩之别法，必与药俱。盖欲浃于肌肤，而其势駃②利。若疗伤寒，以白膏摩体，手当千遍，药力乃行，则摩之用药，又不可不知也。

导　引

一气盈虚，与时消息，万物壮老，由气盛衰。人之有是形体也，因气而荣，因气而病，喜怒乱气，情性交争，则壅遏而为患。炼阳消阴，以正遣邪，则气行而患平。矧夫中央之地，阴阳所交，风雨所会，其地平以湿，其民食杂而不劳，其病多痿厥寒热，故导引按跷之术，本从中央来。盖斡旋气机，周流荣卫，宣摇百关，疏通凝滞，然后气运而神和，内外调畅，升降无碍，耳目聪明，身体轻强，老者复壮，壮者益治。圣人谓呼吸精气，独立守神，然后能寿敝天地；调和阴阳，积精全神，然后能益其寿命。盖大而天地，小而人物，升降出入，无器不有。善摄生者，惟能审万物出入之道，适阴阳升降之理，安养神气，完③固形体，使贼邪不得入，寒暑不能袭，此导引之大要也。

灸

灸有补泻，不可轻议。大率沉结寒冷④之疾，施之为宜。盖阴

---

① 挼（ruó）：元刻本、文瑞楼本同，明抄本、乾隆本、日本抄本作"按"。挼，两手互相搓摩。

② 駃（kuài 快）：用同"快"。《说文·马部》"駃"，徐铉曰："今俗与'快'同用。"

③ 完：元刻本、日本抄本、文瑞楼本同，明抄本、乾隆本作"定"。

④ 沉结寒冷：元刻本、日本抄本、文瑞楼本同，明抄本、乾隆本作"沉冷结寒"。

寒湿气，凝留血脉，汤剂熨引，不能独治，方是时，唯火艾足以烁其势。岂非火能运行阳气，祛逐阴邪，其效有速于药石者邪[①]！然老壮不同，强弱异禀，灼治之法，夫岂一端。故多有逾于数百壮，少或止于三五七九之数，要皆详审而行之。若夫阳病灸之，则为大逆。是以论伤寒者，谓微数之脉，既汗之后，脉浮热甚，三者悉不可灸。唯少阴背恶寒，吐利，脉不足，与夫脉从[②]、手足厥之类，三者为可灸焉。通明[③]乎此，触类以往，又安有灸炳之妄也。故曰不须灸而强与灸之者，令人火邪入腹，干错五脏，重加其烦；须灸而不与灸之者，使冷结重冰，久而弥固，气上冲心，无地消散。可不鉴哉！

刺

其病挛痹，其治宜微针。形乐志苦，病生于脉，治以灸刺。明九针之用，经络补泻之法也。故荣卫异刺，以分血气之虚实；井荥异刺，以分五行之子母；募俞异刺，以分背腹之阴阳；春夏异刺，以分人气之浅深。大抵虚补实泻，无过不及之伤，以辅其平者，刺法之大要也。然有病势未深，可刺而即愈者，所谓病之始起，可刺而已，或痹不仁、肿痛，可灸刺而去之是也；有病传诸经，必上下俱[④]刺者，所谓刺热刺疟，病甚为五十九刺是也。然刺之为言，同于击刺之刺，以为利也，害在其中，黄帝谓徐人[⑤]安静，手巧而心审谛者，可使行针艾，张机谓针能杀生人，不能起死人，凡以用之，不可不慎也。况九针异体，取病有殊；十二节异法，用有轻重。必明日月星辰、四时八正之在天，寒暑燥湿、

---

① 邪：乾隆本、文瑞楼本同，元刻本、明抄本、日本抄本作"耶"。义皆通。

② 从：元刻本、日本抄本、文瑞楼本同，明抄本、乾隆本作"伏"，《伤寒论·辨厥阴病脉证并治第十二》作"促"，原文小字注"促，一作纵"。或以作"促"为胜。

③ 明：元刻本、日本抄本、文瑞楼本同，明抄本、乾隆本无。

④ 俱：元刻本、日本抄本、文瑞楼本同，明抄本、乾隆本作"诸"。

⑤ 徐人：诸校本同，《灵枢·官能》作"语徐而"。

经水盈虚之在地，肥瘠壮弱、虚实盛衰之在人，然后呼吸补泻，出入迎随，惟意之从。岂特知募腧部分、皮肉筋骸、饥饱劳逸而已哉！故曰见微得过，用之不殆。

砭 石

上古针法垂[①]布于天下，制砭石有小大者，乃随病所宜。用石代针，一曰针石，二曰砭石，三曰镵石，其实一也。破坚决肉，砭射肿热者，则决之以砭石。良由邪气暴戾，则微针不能及。况又病有气血盛实、逆于肉理、蓄结痈肿之类，非砭石则不能射之，此所谓血实宜决之。又形乐志乐，病生于肉者，治之以砭石。东方之民，多病痈疡，其治宜砭石，砭石之来，始自于此。扁鹊有云，病在血脉者，治以砭石。是故一切肿疾，悉宜镰割足小指下横文间，肿在左则割左，在右则割右，血少出则差。以至丁肿、痈疡、丹毒、瘰疬、代指、瘑病、气痛、流肿之类皆须出血者，急以石砭之。大抵砭石之用，其法必泻。若在冬时，人气闭塞，则用药而少针石。所谓少针石者，非痈疽之谓也。痈疽不得顷时回，苟缓于针石，则毒气内攻，腐坏筋骨，穿通腑脏矣。治石丁疮，则忌瓦砾砖石之类；治刀镰丁疮，则忌铁刃伤割。若是者，可以药治也。《素问》又曰人病颈痈，或石治之，或针灸治之而皆已，此盖同病异治也。夫痈疽之气息者，宜针开除去之；气盛血聚者，宜石而泻之。若然则砭石九针之用，各有所利。善治血脉之变、痈肿之病者，当审轻重而制之。

---

① 垂：原作"乖"，文瑞楼本同，形近而误，据元刻本、明抄本、乾隆本、日本抄本及文义改。